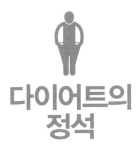

다이어트의 정석

다이어트의 정석

THE
ESSENCE OF
DIET

수피 지음

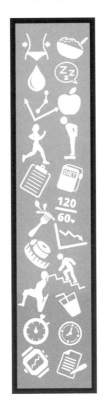

한문화

살 빼기 말고 체중 관리를

지금 다이어트를 하고 있나요? 이 책을 펼쳐든 분이라면 어떤 식으로 든 다이어트를 하고 있거나 최소한 다이어트를 해볼까 생각이라도 하고 있을 듯합니다.

시중에는 이미 수없이 많은 다이어트 정보들이 범람하고 있습니다. 그 중 상당수는 드라마틱하게 살을 뺀 누군가의 경험담, 또는 단편적인 다이어트 '비법'을 알려주는 내용입니다. 정작 다이어트의 원리를 종합해 설명하고 여러 방법들을 객관적으로 비교·분석한 자료는 찾기 어렵습니다.

이유는 간단합니다. 원리 자체는 시시할 만큼 쉬우니까요. '덜 먹고 많이 움직여라' 이 한마디면 끝나기 때문입니다. 다만 대다수가 원치 않는 진실이니 문제입니다. 대개는 '누가 그걸 모르냐?'라는 시큰둥한 반응을 보이지만 정작 현실에서 곧이곧대로 따르기도 쉽지 않습니다. 인간의 본능이 이를 거부하고, 설상가상으로 이 원리를 피해갈 수 있다고 주장하는 달콤한 비법과 경험담이 너무도 많기 때문입니다.

《다이어트의 정석》에서는 원치 않는 진실을 있는 그대로 파고들려고 합니다. 살 빼기 비법이 아닌, 체중을 관리하는 실전 전반에 관한 기본기를 다룹니다. 전작인 《헬스의 정석》이 운동과 식단 이론을 다룬 개론서라면, 이 책은 체중 감량·증량·유지를 위한 실전 가이드북입니다.

《다이어트의 정석》에는 실컷 먹고도 살찌지 않는 기적의 식단이나 힘들이지 않고 살을 빼는 놀라운 운동법 따위는 없습니다. 제가 알려드릴 수 있는 건 원리를 활용해 효율적으로 체중을 관리할 수 있는 여러 수단들입니다.

세간에는 특정 다이어트법을 과할 만큼 신봉하는 사람들도 있지만 모두에게, 모든 상황에 다 맞는 신통방통한 다이어트법은 세상에 없습니다. 다이어트법은 고집스레 충성할 대상이 아니고 언제든 내버렸다가 필요하면 다시 주워 쓸 수 있는 수많은 도구 중 하나에 불과합니다. 제가 드릴 수 있는 건 그 도구들과 기본적인 사용법입니다.

이 책은 3부로 구성되어 있습니다.

1부 〈다이어트 A to Z〉에서는 다이어트를 어렵게 만드는 인간의 심리와 몸에 대한 이해, 영양과 식단에 관한 기본 지식, 여러 다이어트 트렌드와 그 역사까지, 궁금했지만 한곳에서 몰아 보기는 어려웠던 내용들을 차례로 짚어봅니다.

2부 〈다이어트와 운동〉에서는 체중 관리에서 빼놓을 수 없는 장기 투자로서 운동을 다룹니다. 체중 관리에 특화된 운동법과 프로그램을 짜는 법을 설명합니다.

3부 〈맞춤형 다이어트 전략〉에서는 가장 실전적인 내용을 다룹니다. 1부와 2부 내용들을 종합해 '다이어트 계획＋식단＋운동'을 각자의 상황에 따른 패키지로 제시합니다. 추가로 많은 분들이 가장 애를 먹는 다이어트 후 마무리와 관리까지 큰 그림을 그릴 수 있게 구성했습니다.

개인적으로는 이 책이 독자들의 다이어트를 성공으로 이끌 수 있기를 바라지만, 분명한 건 이론과 지식만으로는 절대 체중관리를 할 수 없다는 점입니다. 다이어트의 90%는 실천이고, 그건 여러분의 몫입니다.

2018년 7월

수피

CONTENTS

02 다이어트와 운동

Chapter 05 체중 관리를 위한 운동 이론

01

다이어트

THE ESSENCE OF
DIET

A to Z

다이어트만큼 정보가 넘쳐나는 분야는 없을 겁니다. 그 한편으로는 다이어트만큼 엉터리 정보가 한가득한 곳도 없습니다. 사실 살을 빼는 일은 그토록 많은 정보가 필요한 것도 아니고, 어마어마하게 복잡한 이론을 바탕으로 하는 것도 아닙니다. 다이어트에서는 얼마나 많이 아느냐보다는 얼마나 '제대로 아느냐'와 '추진력'이 더 중요합니다.

《다이어트의 정석》에서 소개할 내용들은 엉터리 정보의 홍수 속에서 유용한 정보를 가려낼 수 있고 다이어트를 하는 동안 자신의 심리를 제어할 수 있는 최소한의 기본 틀과 도구입니다. 모든 새로운 시도가 그렇듯이, 최소한의 기본이라도 알고 시작하는 것은 중요합니다. 아주 사소하게라도 처음부터 방향을 잘못 잡으면 이후에 큰 차이를 만들어내니까요.

이제부터는 온라인 검색, 일부 선정적인 방송 프로그램, 친구의 귀띔 등을 통해 토막토막 알고 있던, 진위가 의심스러운 잡지식들은 잠시 내려놓기를 바랍니다. 그리고 가장 밑바탕이 되는 정석적인 내용부터 짚어보겠습니다. 제목 그대로 다이어트의 정석입니다.

Chapter
01
다이어트 심리학

다이어트는 본능과의 싸움입니다. 내 이성은 덜 먹고, 더 움직이라고 명령하지만 내 본능은 더 먹고, 덜 움직이고 싶어 합니다. 이런 본능을 달래거나 제어하지 못하면 다이어트는 실패의 구렁텅이로 빠질 수밖에 없습니다.

심리를 제어하는 문제는 단순히 실천 여부뿐만이 아니라 어떤 정보를 믿고 받아들일지에도 영향을 미칩니다. 내 본능은 진실보다는 달콤한 엉터리 정보로 이끌기가 더 쉽습니다. '다이어트의 심리학'을 첫 번째로 다루는 것도 그 때문입니다. 뒤에 나올 그리 달콤하지 못한 진실과 과제들을 정면으로 마주하려면 머리도 몸풀기 운동이 필요할 테니까요.

01
다이어트 잔혹사

다이어트diet라는 말 자체는 '식이요법'을 뜻하는 일반명사입니다. 단어 자체에는 살을 뺀다는 의미가 없습니다. 운동선수에게 다이어트는 경기력 향상, 당뇨 환자에게 다이어트는 혈당 관리, 마른 사람에게 다이어트는 체중 증가(!)가 목표입니다. 하지만 대부분의 일반인들에게는 체중 감량을 위한 식사관리를 의미하죠. 체중 감량으로 시선을 좁혀보면 그 대상은 비만한 일반인, 혹은 체중은 정상이지만 비정상적으로 마르고 싶어 하는 일부 사람들일 겁니다.

다이어트는 패션만큼이나 유행을 많이 탑니다. 극단적이고, 선정적인 방법일수록 빠르게 유행을 탔다가 빠르게 사라지곤 하죠. 대부분 다이어트법의 수명은 짧으면 한두 달, 길어야 일이 년이 보통이다 보니 몇몇 귀가 얇은 분들은 안 해본 다이어트가 없어서 세상의 모든 다이어트법을 줄줄 외고 다닐 정도입니다. 그리고 다음 유행에 여지없이 또 휩쓸리죠.

체중 감량이 현대인만의 고민은 아닙니다. 고대 남녀의 이상적인 몸매를 담았던 그리스 석상만 봐도 당시 사람들의 워너비가 지금과 크게 다르지 않았다는 것을 알 수 있습니다. 운동선수나 특정 목적을 가진 사람들이 아닌 일반인을 대상으로 지난 수백 년간 명멸한 이런저런 '구식 다이어트'를 한번 훑어보고자 합니다.

지금 생각해도 황당한 다이어트

풍만한 몸이 부의 상징이던 시기가 지나고 마른 몸이 본격적으로 유행하기 시작한 건 20세기 초입니다. 고전 영화 '바람과 함께 사라지다(1939년)'에도 뚱뚱한 흑인 노예의 도움을 받아 코르셋을 꽉꽉 조이는 여주인공 스칼렛 오하라(비비안 리)의 깡마른 모습이 나옵니다. 당시 상류층 여성의 로망은 그와 비슷한 모습이었죠. 그렇게 마른 몸이 유행하면서 별의별 웃지 못할 다이어트 방법이 돌았습니다. 체지방과 나이를 씻어낸다는 놀라운 효능(?)을 지닌 비누를 비롯해 터무니없는 사기성 물품도 많이 팔렸습니다.

　그 중 눈에 띄는 건 우리에게 '필로폰(히로뽕)'으로 더 잘 알려진 메스암페타민입니다. 메스암페타민은 19세기 말 일본에서 개발한 물질로, 제조가 쉽고 강력한 각성 효과가 있어 2차 대전 무렵까지도 군인들이 작전 중 졸음을 쫓거나 노동자들을 착취하는 데 널리 쓰였습니다. 한편으로는 살 빼는 약으로도 쓰였는데, 지금 들으면 기겁할 노릇이지만 당시에는 필로폰의 유해성과 부작용이 일반인에게는 잘 알려지지 않았고 규제도 매우 약했습니다.

　이 외에도 공업용 염색약, 각종 마약류까지 살 빼는 약으로 무분별하게 쓰였으니, 다이어트 관점에서는 흑역사라고도 할 수 있습니다. 그것들 중 심지어 일부는 아직까지도 암시장에서 유통되고 있죠. 합법적인 무대에서도 마찬가지인데, 한방 다이어트의 단골손님 마황이나 다이어트 클리닉의 '살 빼는 약' 처방에 들어가는 슈도 에페드린도 화학적으로 암페타민과 유사 물질이니 큰 틀에서는 명맥을 유지하고 있는 셈입니다.[1]

더 엽기적인 방법으로는 기생충인 촌충(tapeworm) 알을 먹는 요법도 있습니다. 서구권 일부에는 지금까지도 이 방법이 암암리에 남아 있으니 역시나 다이어트법의 수명은 질기고도 질깁니다.

현대적인 다이어트법 등장

이런 어처구니없는 방법들에 비하면 지금부터 언급할 다이어트 방법은 나름 과학적이고 근거도 있습니다. 현재까지 자리를 바꿔가며 유행하는 다이어트법 대부분이 여기에서 비롯했다고 해도 과언이 아닙니다. 근사한 논문과 이론으로 무장한 현대의 다이어트 방법들도 따지고 보면 이때 등장한 방식들의 모습을 조금씩 바꾸어 재탕, 삼탕, 사탕한 것들입니다.

그레이엄 다이어트

1830년대에는 탄수화물 위주 다이어트의 선구자인 '그레이엄 다이어트'가 등장합니다. 보수적인 개신교 목사였던 실베스터 그레이엄은 자신이 개발한 그레이엄 빵과 채식 위주의 금욕적인 식단을 신도들에게 권장했습니다. 통밀을 주원료로 하고 첨가물이나 당분이 최소로 들어간 그레이엄 빵과 크래커는 서구권에서 지금까지도 건강식으로 널리 팔리고 있지만 당시에 비하면 많이 변형되어 원형과는 다소 거리가 있습니다.

초창기의 그레이엄 다이어트가 동물 학대를 반대하거나 체중 감량을 염두에 둔 건 아니었습니다. 식욕과 성욕 같은 소위 '그릇된 욕구'를 억제하면서 원기를 보존하자는 것이 궁극적인 목표인지라, 술과 카페인 등도 사악한 음료로 규정해 배격합니다. 단순히 다이어트법이라기보다는 종교적인 생활 방식입니다. 그레이엄 식단은 이후 탄수화물 기반의 채식 다이어트로 이어집니다.

밴팅 다이어트

1863년에는 그레이엄 다이어트와는 정반대 관점의 육류 위주 다이어트인 밴팅 다이어트가 등장합니다. 당시 영국의 장의사였던 윌리엄 밴팅은 고기와 생선 위주의 식이요법으로 168cm, 92kg의 몸에서 약 20kg 가까이를 줄였습니다. 지금 보면 그리 엄청난 감량은 아니지만 심한 당뇨로 시력과 청력을 잃어가던 65세 노인이 그런 감량에 성공하고 감각을 회복했다는 것이 큰 화제가 되었죠. 이후 탄수화물을 끊는 극단적인 다이어트를 뜻하는 '밴팅(banting)'이라는 신조어를 탄생시켰을 만큼 이후 등장하는 유사 다이어트법의 효시가 됩니다. 지금까지도 영어권에서는 저탄수화물 다이어트를 하는 이들을 가리켜 밴터Banter 라고 하죠.[2]

1920년대에는 밴팅 다이어트법을 재탕한 '육류＋무탄수화물' 다이어트인 코플랜드 다이어트가 고도비만인을 대상으로 폭발적인 인기를 얻었는데, 초반에는 감량이 되지만 줄어든 체중을 유지하는 경우가 거의 없어 결국은 퇴출됩니다.

밴팅 다이어트는 당시에는 명확한 과학적 근거를 제시하지 못했지만 이후 인슐린과 렙틴, 비만의 연관관계가 이슈가 되면서 저탄수화물 다이어트의 사실상 시초로 자리매김합니다. 밴팅과 코플랜드 다이어트에서 비롯한 극단적인 방식의 저탄수화물 다이어트는 이후 애트킨스 방식으로 이어집니다.

플래처 다이어트

20세기가 시작될 무렵에는 최대한 많이 씹어서 포만감을 자극한다는 플래처 다이어트가 세상을 한바탕 풍미합니다. 호레이스 플래처가 제안한 이 방식에서는 모든 음식을 최소한 서른두 번 이상 씹어야 합니다. 많이 씹을수록 포만감이 높아지고 식사 시간이 길어져 먹는 양이 줄어드는 건 사실이므로, 방법 자체는 지금 관점에서도 매우 합리적입니다. 최근에도 의사들은 가능한 한 많이 씹어서 식사 시간을 늘리는 것이 유리하다고 권하고 있죠. 다만 입에 남은 것은 삼키지 말고 뱉어내라는 등 지금 보면 다소 황당한 내용도 있습니다.

피셔 다이어트

20세기 초반에는 단식 등으로 끼니를 줄이는 것이 중요하다는 피셔 다이어트를 비롯해 절식형 다이어트들이 등장합니다. 이 역시 이후 단식원과 1일1식, 간헐적 단식 등 '끼니를 끊거나 조절하는' 방식의 체중관리법으로 변모합니다.

원푸드 다이어트

1930년대는 원푸드 다이어트의 원조격인 자몽 다이어트가 유행합니다. 식전에 1/2개의 자몽을 먹은 후 샐러드와 달걀 정도의 소식을 하는 방법으로, 궁극적으로는 적게 먹어서 살을 뺀다는 큰 틀을 벗어나지는 못했습니다. 이 방법은 이후에 아예 자몽만 먹거나, 자몽과 샐러드만 먹는 식으로 세부적으로는 조금씩 바뀌어가며 계속 존속합니다. 자몽 원푸드 다이어트는 1970년대에 재차 대유행을 한 후 다시 시들해지지만 포도 다이어트, 사과 다이어트, 레몬 디톡스 다이어트 등 수많은 아류들이 지금까지도 심심하면 등장하곤 합니다.

이후에 등장하는 다이어트법은 크게 새로운 것이 없습니다. 기존 다이어트법이 약간씩 방법과 배경 이론만 바꿔가며 번갈아 유행을 탑니다. 무탄수화물 다이어트인 코플랜드 다이어트 이후에 원푸드 다이어트인 자몽 다이어트가, 그 뒤엔 다시 고탄수화물 저지방의 곡류 다이어트가 …… 지금까지 계속 그렇게 자리를 바꿔가며 이어져 왔습니다.

　과거나 지금이나 다이어트가 유행을 타는 패턴은 거의 비슷합니다. 소수 학자의 가설로 시작해 일부의 성공담이 담긴 베스트셀러나 다큐멘터리가 열풍을 일으킵니다. 100% 거짓말은 안 통해도 일부라도 진실이 섞였으면 감량에 목마른 사람들은 쉽게 속습니다. 검증된 연구 결과가 나오기까지 몇 년은 걸리기 때문에 그 전까지는 이 다이어트의 세상입니다. 신봉하는 집단도 나타나고, 누군가는 돈도 법니다.

　하지만 끝은 있습니다. '제대로 실험해 보니 딱히 다를 거 없더라'라는 사실이 밝혀지고, 그간 숨죽이고 있던 실패자들이 하나 둘 '나도 해봤더니 안 됐어'를 외치고 나서면서 결국 유행은 사그라지는 수순을 밟습니다. 그때쯤이면 또 다른 가설이 '약간의 진실'을 담고 새로이 등장합니다. 지금까지의 다이어트들은 거의 예외 없이 이런 순서로 돌고 돌았죠.

　이는 주기적으로 새 옷을 유행시켜야 매출이 생기는 패션 업계의 생리와도 비슷합니다. 유행이라는 게 없으면 의류 업체도 굶고, 다이어트 업자도 굶습니다.

　20세기 후반에 들어와 이런 다이어트 방법들은 비교적 과학적인 데이터로 무장하고 새로운 전쟁을 시작합니다. 그 시작을 연 '맥거번 리포트'와 '애트킨스 다이어트'는 4장에서 자세히 다루겠습니다.

02
제발 먹어도 된다고 말해주세요

유명한 심리 이론 중에 '인지부조화'가 있습니다.[3] 사람이 자신의 믿음과 현실이 어긋날 때 믿음을 바꾸기보다는 현실을 부정해버린다는 이론이죠. 예를 들면, 종교나 정치집단의 열렬한 신도나 지지자들은 교주나 리더가 명백히 잘못을 저질렀다는 사실이 밝혀져도 누명이라고 믿거나 자신이 모르는 심오한 이유가 있을 것이라 생각하며 계속 지지합니다.

인지부조화는 제삼자가 보기엔 앞뒤 꽉 막히고 몰상식해 보이지만 인간이라면 대부분이 지니고 있는 심리기전입니다. 누가 봐도 죄가 명백한 정치인이 끝까지 잘못을 부인하며 터무니없는 변명을 하는 것도 합리적인 사람을 설득하려는 게 아닙니다. 그저 인지부조화 상태에 있는 열혈 지지자들이 이탈하지 않도록 울타리를 치는 것이죠. 산토끼는 못 잡더라도 이미 잡은 집토끼는 놓치지 않겠다는 전략입니다.

운동이나 건강, 다이어트에도 비슷한 예가 많습니다. 애연가들은 담배가 몸에 나쁘다는 사실을 항상 접하면서도 못 끊습니다. 담배에도 나름의 장점이 있다거나 금연은 너무너무 어려워 어차피 불가능하다고 믿거나, 담배를 피고도 장수한 소수의 사례처럼 담배를 계속 피울 수밖에 없는 이유를 찾아내 스스로의 믿음을 공고히 만들어갑니다. 이를 '확증 편향'이라고도 하는데, 근거에 따라 결론을 내리는 게 아니라 결론을 내려놓고 거기에 부합하는 근거만 선별적으로 찾는 것이죠.

여기 다이어트 중인 한 사람이 있습니다. 친구가 유럽 여행에서 사온 최고급 수제 초콜릿 한 박스를 앞에 놓고 먹을지 말지 고민 중입니다. 당장 뚜껑을 닫고 남에게 줘버릴 수 있다면 정말 자기관리가 투철한 사람입니다. '이런 걸 언제 또 먹어보겠어? 내일 좀 뛰지 뭐!'라며 맛있게 먹는 건 어떤가요? 이쯤이면 인간적이고 건전한 사고의 보통 사람입니다. 막상 내일은 귀찮아서 안 뛰는 한이 있더라도 말이죠.

그런데 현실에서는 둘 다 아닌 분들이 많습니다. 상당수는 초콜릿 상자를 옆에 놓은 채 초록색 검색창에 '초콜릿+다이어트'를 쳐 넣습니다. 초콜릿의 열량을 찾는 정도까지는 괜찮습니다. 그런데 초콜릿이 몸에 좋다거나 다이어트에 도움이 된다는 내용이 나올 때까지 계속 페이지를 넘깁니다. 최악의 경우엔 일단 먹어 치운 후, 죄책감을 해소하려고 초록색 검색창에 '초콜릿+다이어트'를 쳐 넣기도 합니다.

당연히 초콜릿은 고칼로리이고, 다이어트의 적이라는 페이지가 화면 가득이지만 모두 무시합니다. 몇 페이지를 넘기다 보니 한 줄기 빛이 짜잔 나타납니다. '초콜릿이 다이어트와 건강에 좋답니다.' 그러나 자세히 보면 전제 조건이 덕지덕지 붙어 있습니다. 설탕이 거의 없는 다크 초콜릿이어야 하고, 양을 조금만 먹어야 하는 등등. 방금 먹은 달콤한 수제 초콜릿과는 일말의 관계도 없지만 중요치 않습니다. 내 눈에는 '초콜릿이 다이어트에 좋을 수도 있다'라는 부분밖에 안 들어옵니다. 아아, 이제 드디어 초콜릿을 먹을 수 있게 되었습니다!

생각해 보면 애당초 그가 원하는 건 올바른 정보가 아니라 달콤한 초콜릿을 먹을 명분이었습니다. 지금은 한물간 유행어인 '답정너(답은 이미 정해졌고, 너는 그 답만 말하면 돼)'처럼 '먹는다'라는 결론은 일찌감치 정해놓은 것이죠. 그리고 '먹어도 됩니다'라는 답을 해줄 누군가를 찾아 인터넷을 헤맵니다. 유명하다는 블로거, 전문가를 찾아 똑같은 질문도 합니다. '초콜릿을 먹으면 살이 찐다'라는 명제를 모르는 것도 아니지만 사실이 아니기를 너무나 강렬히 바란 나머지, 곁가지 이론이나 터무니없는 경험담을 찾아내서라도 이를 부정하고 싶어 합니다.

죄책감을 없애고 싶어 하는 이런 심리를 식품 마케팅에서도 놓치지 않습니다. 주변에는 단호박 떡, 블루베리 머핀, 잡곡이 눈곱만큼 들어간 잡곡빵, 통밀과자처럼 몸에 좋다는 재료나 성분에 조금씩 발을 걸친 '살찌는 음식'들이 많습니다. '건강에 좋다'는 멘트는 그게 의미 있는 만큼이든 아니든 구매자의 죄책감을 지우는 데는 특효약입니다. 모 패스트푸드점에서는 샐러드 메뉴를 추가했더니 그걸 먹은 사람들은 죄책감을 버리고 전보다 더 큰 사이즈의 햄버거를 구매했고, 다이어트 콜라를 마신 사람들은 평소보다 더 많은 피자를 먹었습니다.

다이어트 업계에는 유명한 격언이 있습니다.

People love to hear good news about their bad habit.
(사람들은 자신의 나쁜 습관에 대해서는 좋은 말을 듣고 싶어 한다.)

공부하기 싫은 아이는 공부 안 하고도 성적 올릴 비법에 혹하고, 넘치는 식욕을 버티기 힘든 사람들은 실컷 먹고도 살 안 찌는 비법에 혹합니다. 그래서 수많은 다이어트 방법들이 '우리 다이어트법에서는 배부르게 먹어도 살이 안 찐다'라는 멘트를 꼬리표로 달고 나옵니다. 물론 그런 기적의 다이어트법은 아직 발견되지 않았습니다. 배가 안 고프면서 살을 빼는 법도 당연히 없습니다.

하지만 지금까지 그래왔듯 앞으로도 '우리 다이어트는 달라요'라는 말이 끊임없이 사람들을 현혹할 테고, '배부르게 먹어도 살 안 찐다'라는 멘트도 영원할 겁니다. 저를 포함해 세상 모든 사람이 자신들의 나쁜 습관에 대해서는 좋은 말을 듣고 싶어 하니까요.

'한 줌'의 속임수

식품에 대한 자료를 접할 때 가장 싫어하는 문구가 바로 '견과류 한 줌, 주먹만 한 고구마, 만두 한 개' 등등의 눈대중 계량법입니다. 이런 제시가 대충의 감을 얻을 때는 유효할지 몰라도 실제로 먹을 양을 결정할 때는 최악의 방법입니다. 지금부터 그 이유를 짚어보겠습니다.

부피는 길이의 세제곱

아이 주먹만 한 고구마가 대체 몇 그램이나 될까요? 여기서 알 수 있는 건 최소한 머리통만 한 왕고구마는 아니라는 정도죠. 답을 알려면 갓 걸음마를 배운 두세 살 아이의 주먹인지, 초등학교 6학년생의 주먹인지부터 알아야 합니다. 둘의 몸무게 차이는 대여섯 배는 날 테니 주먹 크기도 마찬가지겠죠. 결국 아이 주먹만 한 고구마 한 개는 다이어트 식품이 될 수도, 살을 찌우는 급행열차도 될 수 있습니다.

자, 그럼 이건 어떤가요? 야구공만 한 감자와 테니스공만 한 감자가 있습니다. 둘 중에서 뭐가 더 클까요? 답을 정했나요? 규격에 따라 약간씩 차이는 있지만 야구공은 지름이 약 7.2cm이고, 테니스공은 6.7cm입니다. 그러니까 야구공이 조금 더 크죠. 하지만 사람들은 대부분 야구공만 한 감자와 테니스공만 한 감자를 각각 따로 보면 구분도 못 합니다.

눈대중으로는 그놈이 그놈인데 부피는 어떨까요? 구의 부피를 재는 공식은 $V=4/3\pi r^3$입니다. 수학 시험을 보자는 건 아니니 공학용 계산기를 꺼내실 필요까지는 없습니다. 답부터 알려드리면 야구공의 부피는 약 195.4ml, 테니스공은 157.5ml로 야구공의 부피가 무려 24%나 큽니다. 세제곱의 효과죠. 모양에 상관없이 부피는 1차원(선)을 세 번 곱한 수치를 바탕으로 계산하니까 눈대중 크기가 얼추 비슷해도 부피 차이는 엄청나게 커집니다. 거의 비슷해 보이는 야구공만 한 감자와 테니스공만 한 감자도 열량은 24%나 차이가 납니다. 이 정도면 날씬한 아가씨와 건장한 남자의 하루 권장 열량 차이에 해당합니다.

일반적으로 감량 식단에서는 평소 섭취량의 20~30%를 줄이라고 권고하는데, 그 말은 야구공만 한 감자를 먹던 사람이 테니스공만 한 감자를 먹는 것만으로도 다이어트가 된다는 말이죠. 반대로 테니스공만 한 감자를 끼니로 먹던 사람이 야구공만 한 감자로 바꿨다면 본인은 차이를 거의 모르겠지만 야금야금 살이 오르겠죠.

결국은 엿장수 마음대로

모 기사를 보니 견과류를 하루에 한 줌 먹으면 다이어트에 도움이 된답니다. 이게 대체 무슨 말인가요? 꽉 쥐어서 한 줌인가요? 아니면 대충 헐렁하게 쥐어서? 아니면 손바닥에 수북이 쌓아서? 누군가는 끼니마다 작은 고구마 한 개만 먹으라고 합니다. 대체 얼마나 작은 걸 말하나요? 길거리에서 사람을 붙들고 물어보면 저마다 몇 배씩은 다른 기준으로 대답할 겁니다. 테니스공과 야구공은 비슷하기라도 하죠. 이건 근사치조차 없는 의미 없는 헛소리입니다.

이런 엉터리 계측이 인지부조화와 만날 때 사람들은 무의식중에 양을 조작하려 합니다. 먹성 좋은 사람(아마도 이미 뚱뚱한 사람)은 아몬드를 손바닥에 수북이 쌓아 한 줌이라 생각할 테고, 견과류를 싫어하는 사람은 주먹에 집히는 몇 알 가지고도 한 줌이라고 하겠죠. 그러니 '한 줌' 따위의 표현은 집어치우고 '00그램이요!'라고 확실히 정리하기 바랍니다.

그릇 크기만 줄여도 살이 빠진다?

배부르다고 느끼는 이론적인 설명에는 렙틴에 그렐린, 인슐린, ASP 등 등 갖가지 어려운 용어들이 등장하지만, 가장 현실적인 건 '먹을 만큼 먹었다'라는 심리입니다. 포만감은 뱃속의 센서에만 작동하는 게 아니라 눈앞의 그릇이 비어 있다는 시각 정보의 영향도 크게 받습니다.

예를 들어 400cc 그릇에 밥을 먹던 사람에게 따로 설명 없이 10% 적은 360cc 그릇의 밥을 주면 대부분은 별 생각 없이 한 그릇 먹었다고 여길 겁니다. 야구공만 한 감자를 먹던 사람이 어쩌다 테니스공만 한 감자를 먹게 되어도 따로 말을 해주지 않는 한 그러려니 할 겁니다. 반대로 평소 먹던 양의 밥이 이번엔 큰 냉면그릇에 담겨 나왔다면 왠지 허전함을 느낄 겁니다.

실제로 특수 장치로 밑에서 몰래 다시 채워지는 그릇에 수프를 받은 피험자들은 자신들이 수프를 평소보다 두 배 가까이 먹을 때까지도 전혀 인식하지 못했습니다.[4] 반대로 겉보기는 똑같지만 아랫부분을 불룩하게 만들어 부피를 줄인 그릇에서는 정말로 금세 포만감을 느껴 덜 먹었습니다. 대부분은 그릇 바닥이 드러날 때까지가 한 그릇이라는 인식이 박혀 있으니까요. 같은 이유로 제과회사에서 과자 한 봉지의 양을 야금야금 줄여도 대부분의 소비자는 봉지에 쓰인 그램 수를 눈으로 확인하기 전까지는 모릅니다.

밥 양을 줄이기가 너무 힘든가요? 당장 밥공기부터 '약간만' 작은 것으로 바꿔보세요. 그렇다고 20~30% 이상 너무 확 줄이지는 마세요. 너무 터무니없으면 뇌도 안 속습니다. 과도하게 양이 적어지면 그때는 거꾸로 '에이, 한 그릇 더 먹지!'라는 역효과가 날 수도 있으니까요. 숟가락을 아주 작은 어린이용으로 바꿔도 한 번에 입에 들어가는 양을 줄이고 식사 시간을 늘려 식사량을 줄이는 데 도움이 됩니다.

보조제보다 주방 저울부터

운동으로 몸을 만들겠다고 마음을 먹었다면 저울 두 개는 반드시 있어야 합니다. 하나는 체중계이고, 하나는 주방 저울입니다. 식사 관리는 내 입에 들어가는 모든 것을 기록하고 관리하는 것으로 시작합니다. 끼니와 간식 외에 물과 각종 음료도 모두 포함해서요.

이런 이야기를 하면 많은 분들이 '그런 걸 귀찮게 다 재가며 먹느냐?'라는 반응을 보입니다. 실제로 처음에는 짜증 나고 번거로운 일입니다. 그런데도 무조건 저울부터 마련하라는 데는 이유가 있습니다.

우선 생각 없이 먹던 음식들이 실제 얼마만큼의 양이었는지를 깨닫게 됩니다. 체중이 줄거나 늘지 않는다고 불평하던 사람들 대부분은 그동안 자신이 얼마나 많이(혹은 적게) 먹었는지 알고 놀라곤 합니다. 그리고 저울에 무게를 재다 보면 양에 대한 감각을 얻게 됩니다. 처음에는 매번 측정을 해야 하지만 여러 번 측정해 본 식재료는 나중에는 눈

대중이나 손의 감각만으로도 대강의 양을 파악할 수 있죠. 일단 그런 감각이 생기고 경험이 쌓이면 외식이나 다른 가정에서 식사를 할 때도 스스로 양과 열량을 어림할 수 있습니다.

짜증 나고 번거로운 단계가 처음에 걱정했던 만큼 오래가지는 않습니다. 평소 잘 먹는 식재료가 한정적이기 때문에 한두 달이면 감이 생겨 그 뒤로 저울의 사용 빈도는 확 줄어듭니다. 꼼꼼한 분들은 양을 모르고 먹는 것을 더 불안하게 느끼기까지 합니다. 그때쯤 되면 식사 관리가 훨씬 쉬워질 겁니다.

04
식이장애

다이어트를 말할 때 빼놓을 수 없는 심리적인 문제가 식이장애입니다. 식이장애의 대표적인 증상은 음식을 거부하는 '거식증'과 매우 많은 음식을 통제 불능의 상태로 먹어대는 '폭식증'입니다. 여기에 최근 새로이 주목받는 한 유형으로 '보상적 운동 강박'이 있습니다.

일단 거식증과 폭식증은 정반대 증상인 것 같지만 다이어트로 유발된 거식증에서 폭식증도 동시에 보이는 경우가 많습니다. 대개는 무리한 다이어트가 시발점이 되어 어느 순간 통제력을 잃고 폭식을 하고, 폭식을 보상하기 위해 거식을 합니다. 그러다가 또 폭식이 터지는 상황이 무한 반복되죠. 이 때문에 폭식 성향을 아예 거식증의 부작용 중 하나로 보기도 합니다.

특이한 건 거식증, 폭식증은 뚱뚱한 사람과 마른 사람 모두에게서 나타난다는 점입니다. 뚱뚱한 사람이 다이어트와 폭식을 번갈아 하는 전형적인 예도 있지만, 저체중 수준으로 마른 사람이 더 마르고 싶어 무리한 다이어트를 하다가 거식-폭식증을 앓는 경우도 많은데 이때는 생명까지 위협받곤 합니다. 이쯤 되면 멀쩡한 자신의 외모를 실제와는 다르게 왜곡해서 인식하는 신체이형장애(Body Dysmorphic Disorder, BDD)라는 정신과적 문제와 이어집니다. 거식-폭식증과 신체이형장애는 원인이 거의 같은 만큼 치료법 또한 비슷합니다.

이런 문제들의 구체적인 진단이나 치료법은 이 책의 범위를 벗어나므로 일반적인 정보만 다루겠습니다. 관련 문제가 의심된다면 반드시 전문가의 진단을 받아보기 바랍니다.

거식증

통계에 따라 차이는 있지만 거식증은 남성보다 여성이 10배 이상 많습니다. 사회적으로 여성에게 요구하는 신체 조건이 좀더 가혹한 면도 있고, 매스컴이 제공하는 왜곡된 이미지도 문제입니다. 원래 여성의 몸 자체가 남성보다 체지방을 많이 갖도록 되어 있어서 다이어트가 더 어렵다는 것도 여성들이 남성보다 체중 문제에 강박감을 느끼는 원인입니다.

미국 정신의학회가 제시하는 기준에 따르면 거식증의 기준은 다음과 같습니다.

① 건강한 표준체중을 받아들이기를 거부하고, 의학적인 저체중 수준을 고집하려는 성향이 있다.
② 이미 저체중인데도 체중 증가를 심각하게 두려워한다.
③ 체중과 체형을 평가하는 기준이 왜곡되어 저체중의 문제점을 지적해도 핑계를 대며 받아들이지 않으려 한다.
④ 3회 이상 월경이 없다.
⑤ 폭식 성향이 함께 나타날 수도 있다.

이 기준을 적용한다면 최소한 ①, ③ 항목에는 대한민국 인구의 상당수가 포함될지도 모르겠습니다. 키 165cm의 젊은 여성에게 '원하는 체중'을 물으면 절반 이상이 48kg이나 심지어 그 아래로 대답합니다. 상당수 연예인들의 공식 프로필상 체중이 그 비슷한 수준이니까요. 그 키에 건강하고 이상적인 표준체중은 58kg이지만 아마도 현실에서 그 체중에 손뼉을 치는 여성은 드물 겁니다. 10% 줄인 소위 '미용 체중'이라는 것도 있는데 이 역시 52~53kg입니다. 하물며 50kg 이하는 의학적인 저체중 범위입니다. 한마디로 한국 여성 대부분이 저체중을 원한다는 말이죠.

거식증과 폭식증의 공통적인 증상은 식이장애가 있다는 사실을 부정하고 감추려 하고, 합리적으로는 설득이 되지 않는다는 것입니다. 위에 말한 58kg이 건강한 체중이라는 건 당연히 못 받아들이고, 백 보 양보해 52kg 역시 이론은 이론일 뿐 역시 뚱뚱하다고 여깁니다. 심지어 롤모델로 삼았던 연예인 공식 프로필이 거짓이라는 사실을 알았다 해도 롤모델을 바꾸는 한은 있어도 기준만은 못 바꿉니다. 생리가 끊기고, 건강에 문제가 생겨도 말 그대로 죽을 지경이 되기 전까지는 목표를 바꾸지 않습니다. 의사나 트레이너 같은 전문가들까지 거식증이나 폭식증에 걸리는 걸 보면 지식의 문제가 아닙니다. 이성적인 설득이 안 통하는 점에서는 인지부조화의 한 측면이기도 합니다.

거식증은 정신과 의사들도 어려움을 겪는 질환으로 꼽습니다. 거식증은 아예 의지와 무관하게 몸이 반응할 때가 많기 때문입니다. 때로는 음식이 너무 쓰거나 달게 느껴져 먹을 수가 없고, 억지로 삼켜도 구역질이 나고, 두드러기나 복통까지 일어납니다. 동반된 골다공증, 호르몬 질환 등의 문제도 거식증을 우선 해결하지 않는 한 치료가 어렵습니다. 보통 상담이나 집단치료를 하고, 필요한 경우 항우울제나 호르몬 처방을 하기도 합니다.

폭식증

폭식증은 거식증에 동반될 수도 있고, 거식증과 무관하게 생기기도 합니다. 다이어트와 연관해서 생각해 보면 무리한 다이어트 도중 갑자기 의지력이 무너지기도 하고, 기초대사량 저하를 막는다는 빌미로 실시하는 치트밀(몸에 '지금 다이어트 중이 아니다'라는 거짓 신호를 보낼 의도로 종종 많은 양의 음식을 먹는 것)이나 간헐적 단식·칼로리 사이클링이 변질되어 폭식이 되기도 합니다. 식사량을 그때그때 바꾸는 다이어트 방식은 통제력이 좋은 사람에게는 약이 될 수 있지만, 식욕 제어능력이 약한 이들에게는 폭식의 방아쇠가 되곤 합니다. 따라서 고도비만인들에게는 다소 위험합니다.

폭식증의 기준은 다음과 같습니다.

- 특정한 시간대나 조건에서 일반인보다 '매우' 많은 양을 급하게 먹으며, 양을 조절하지 못한다.
- 폭식 후 금식과 과도한 운동으로 이를 보상하려 한다. 심한 경우 구토, 설사, 관장과 같은 위험한 행위도 반복적으로 실시한다.
- 체중과 체형에 과민해진다.

거식증에 동반된 폭식증은 거식증 해결이 우선입니다. 이와 달리 거식증은 없고 때때로 폭식만 하는 경우는 대개 일시적인 스트레스가 원인이므로 폭식을 일으키는 방아쇠 요인을 찾아야 합니다.

우선 스트레스, 주말이나 월요일 같은 특정 시기, 특정인과의 만남과 같은 환경적인 요인이 있습니다. 변화나 스트레스에 대한 사람의 반응은 식욕을 잃거나 폭식을 하거나 양극단입니다. 대개 마른 사람들은 전자가, 비만인 중에는 후자가 많죠. 이런 사람들은 스트레스를 해소할 다른 관심사를 만드는 게 필요합니다. 뭐니 뭐니 해도 주변의 도움이 절실합니다.

환경 요인 외에도 일단 손대면 폭식이 되는 트리거 푸드Trigger Food가 있습니다. 빵이나 술, 패스트푸드처럼 누구나 아는 건강하지 않은 식품도 있지만, 고구마나 단호박, 잡곡밥 등 흔히 건강식품으로 아는 것들도 폭식이 되기 쉽습니다. 이런 식품은 많이 먹어도 살이 안 찔 것이라는 잘못된 생각에 죄책감이 사라지기 때문입니다. 본인의 트리거 푸드를 파악했다면 그 식품만은 반드시 피해야 합니다.

여성의 경우는 생리 시작을 전후한 폭식도 흔합니다. 생리전증후군을 억제하는 여러 치료법이 나와 있으니 병원을 찾아보시는 게 좋습니다. 폭식증은 원인을 줄이고, 보상행동을 스스로 억제하면 비교적 치료가 잘 되는 편입니다.

보상적 운동 강박

거식증과 폭식증을 운동으로 해결할 수 있을까요? 제 블로그에도 많은 분들이 거식-폭식증을 운동으로 해결하는 방법을 문의합니다. 알고 보면 운동선수도 상당수 식이장애를 앓고 있습니다. 특히 체조나 피트니스 모델, 피겨스케이팅처럼 미적인 측면이 강조되는 종목에서는 일반인보다도 식이장애가 더 심각합니다. 적당한 운동이 스트레스 해소에는 도움이 될지 몰라도 그 이상의 기대는 금물입니다. 운동을 하면 식욕이 낮아지는 사람이 있는 반면, 비만인의 상당수는 운동 후 폭식이 터지기도 합니다.

　운동과 식이장애가 만났을 때 벌어지는 최악의 조합은 폭식 후 죄책감을 운동이나 단식과 같은 보상행동으로 모면하려는 것입니다. '폭식-보상행동-폭식-……'의 악순환을 더 심각하게 만들 수 있습니다. 폭식의 문제는 폭식 자체가 아닙니다. 폭식 후 이어지는 무리한 운동이나 단식 등이 또다시 폭식을 불러오고 몸을 망가뜨리기 때문입니다. 차라리 폭식을 머릿속에서 지워버리고 보상행동 없이 일상대로 이어나가는 편이 옳은 대처법입니다. 뒤에서 자세히 다루겠지만 우리 몸은 폭식 한 번으로 갑자기 살이 확 찌지는 않습니다.

다이어트 중 '거식-폭식증'을 예방하는 방법

거식증이나 폭식증이 무리한 다이어트의 부작용인 경우가 많은 만큼 다이어트를 시작하기 전에 다음 두 가지를 미리 유념하는 게 좋습니다.

현실적인 목표를 세운다

'두 달 만에 20kg 빼서 45kg 만들어야지!'라는 식의 욕심은 화를 불러옵니다. 그런 생각으로 이 책을 샀다면 잘못 골랐습니다. 공부를 열심히 하겠다는 욕심은 크게 잡아도 최소한 손해 볼 건 없지만, 살을 빼겠다는 욕심이 과하면 몸이 망가집니다. 심각한 고도비만이나 초단기 다이어트인 미니 컷을 제외하면 감량 속도는 한 달에 본인 체중의 3% 이내가 현실적입니다.

평생 먹을 수 있는 식단을 짠다

시중에는 수많은 다이어트 대용식이 팔리고 있습니다. 일부 트레이너들은 닭가슴살, 고구마, 바나나, 샐러드로 삼시 세끼를 때우는 식단을 권하기도 합니다. 이런 식단은 대개 직업 보디빌더나 모델들이 일시적으로 쓰는 '커팅용 식단'으로, 단기적으로는 살을 뺄 수 있을지 몰라도 다이어트 마무리와 이후 체중 관리를 더 어렵게 합니다.

다이어트는 살을 빼는 기간이기도 하지만 살을 뺀 후 어떻게 관리할지를 훈련하는 기간이기도 합니다. 커팅용 식단과 같은 방법은 살을 빼고 난 이후에 어떤 식단으로 어떻게 시작해야 할지에 대해 탈출구가 없는 상황에 직면하게 합니다. 남은 평생 대용식이나 닭가슴살, 고구마만 먹고 살 게 아니라면 다이어트식은 끝난 후에도 남은 평생 계속 먹을 음식을 기반으로 해야 합니다. 그래야 이후에도 관리하기 쉽고, 극도의 식이 스트레스도 예방할 수 있습니다.

쉬어가기

다이어트 뉴스는 한 귀로 흘리자

뉴스나 각종 건강 프로그램, 다큐멘터리에서는 '체중 관리의 비밀을 드디어 찾았다!'라는 눈이 확 뜨이는 정보가 하루가 멀다 하고 나옵니다. 그런 내용만 모아도 세상에 살찐 사람은 없을 것 같은데, 어찌 된 게 뉴스는 뉴스로만 끝나고 '인류를 구원할 기적의 다이어트법'으로 등극한 사례는 볼 수가 없습니다. 왜 그런 정보와 연구 결과들은 항상 소리 소문 없이 기억 속에서 사라질까요?

결론부터 말하면, '진짜 다이어트'는 뉴스감이 안 되기 때문입니다. '개가 사람을 무는 건 뉴스가 아니다. 사람이 개를 물어야 뉴스지'라는 우스갯소리가 있습니다. 다이어트의 진리인 '덜 먹기'는 누구나 다 아는 상식이라 떠들어봤자 옆 동네 똥개가 행인을 물었다는 수준의 뉴스 정도도 안 된다는 것이죠.

대중의 관심을 끌려면 사람이 개를 물어뜯었다는 수준으로 상식을 벗어나야 합니다. 당연히 터무니없고 선정적인 연구 결과일수록 뉴스도 더 많이 탑니다. 대중은 뉴스에 나왔다는 이유만으로 신뢰하기 쉽지만 백에 아흔아홉은 시청자의 머리만 복잡하게 만드는 전파 공해에 불과합니다.

그렇게 뉴스를 뜨겁게 달구었다가 사라진 전형적인 사례가 2014년 미국에서 있었던 생커피 원두 추출물 사건입니다. 당시 미국은 물론 우리나라 공중파 뉴스에서도 기적의 다이어트 성분으로 화제가 되었는데, 결국 논문에 문제가 있었음이 밝혀지면서 논문은 철회되고 미 연방 거래위원회(FTC)에서 거액의 벌금과 배상 판결을 내립니다. 하지만 그 소식은 국내 뉴스에서는 볼 수 없었죠. 이렇게 소리 소문 없이 묻히는 다이어트 뉴스는 헤아릴 수 없이 많습니다. 그러니 '귀가 확 열리는' 뉴스일수록 아직 검증되지 않았음을 명심하고 한 귀로 흘리는 편이 낫습니다.

식욕과 포만감은 체중 관리에서 가장 중요한 요소입니다. 다이어트를 하려는 사람은 폭발하는 식욕 탓에 먹어도 먹어도 포만감이 안 와서 괴롭고, 반대로 마른 사람들은 식욕도 안 생기는데 조금만 먹어도 배가 불러 아무것도 더 들어가지 않아 죽을 지경입니다.

체중 관리에 대해서는 별의별 학설과 연구 결과가 넘쳐나지만 대전제는 '먹는 것과 쓰는 것의 불균형'입니다. '쓰는 것'은 바꿀 여지가 크지 않다는 게 문제죠. 하루 두세 시간을 골병들도록 운동해도 일일 소비량의 30%를 늘리기도 힘듭니다. 사실상 먹는 것이 체중을 결정하는 것이죠. 그러니 식욕과 포만감만 관리해도 비만과 저체중 문제는 90%는 해결됩니다. 덜 먹고도 포만감을 더 얻거나, 반대로 포만감을 조금이라도 덜 느낄 방법이 없을까요?

식사 습관은 훈련할 수 있다

특정한 시간에 식사나 간식을 하는 행위는 우리 몸에 기록으로 남습니다. 몸은 그때에 맞춰 밥을 달라고 떼를 씁니다. 예민한 사람들은 현기증에 손발 떨림까지 옵니다. 몇몇 사람들은 '당糖 떨어졌다'라는 터무니없는 표현도 쓰지만 그건 당분 중독의 전형적인 증상일 뿐입니다. 당 중독도 마약 중독과 비슷해서 당이 떨어졌다는 핑계로 단것을 집어 먹을수록 다음에 당이 떨어지는 현상은 더 심해질 겁니다. 차라리 3대 영양소와 섬유소를 고루 갖춘, 소화와 흡수가 느린 보통 식사를 제대로 한 끼 먹는 편이 낫습니다. 살찐다며 식사는 엉터리로 해 놓고, 중간에 당이 떨어졌다며 초콜릿이나 과자로 때운다면 결국 더 많은 열량을 먹게 됩니다.

혹시라도 정말로 혈당에 문제가 있다면 그때는 서랍 속 초콜릿보다 가까운 병원부터 찾아야 합니다.

특이한 건 이런 식욕은 대개 일시적이라는 점입니다. 30분 이상 주인을 보채던 몸은 그래도 음식이 들어오지 않으면 '어, 이번엔 아닌가 봐?' 하면서 더는 주인을 괴롭히지 않습니다. 앞에서 말한 '당 떨어졌다'도 마찬가지죠. 전형적인 가짜 식욕입니다.

가짜 식욕을 없애는 데는 무언가를 마시는 것이 가장 좋습니다. 맹물도 좋지만 홍차나 녹차, 허브차 등 미각과 후각을 자극하는 차 종류를 마시면 가짜 허기는 더 쉽게 사라집니다. 당분이 없는 순수한 차여야 하는 건 당연지사고요. 최근에는 탄산수를 마시는 분들도 많습니다. 차를 마시고 30~60분을 참아봐도 계속 배고프다면 그게 진짜 식욕입니다.

끼니 말고 간식부터 줄이자

비만인의 상당수는 끼니보다는 가짜 식욕을 참지 못하고 집어먹는 군것질, 외식, 배달음식이 원인입니다. 과거에는 근육을 지키면서 살을 빼려면 최대한 끼니를 나눠 먹으라는 이야기도 있었지만 대부분의 일반인은 하루 먹는 총량이 같다면 나눠 먹는다고 근 손실이 줄거나 살이 덜 찌는 건 아닙니다. 다만 운동선수나 보디빌더처럼 몸이 크고 운동량도 많아 필요한 영양소도 많고, 세 끼니만으로는 다 섭취하기 버거울 때 여러 끼니가 유리할 뿐입니다. 그러니 원칙적으로는 조금씩 자주 먹든 정상적인 양을 하루에 두세 번 먹든 본인이 선택하면 됩니다.

하지만 당장 살을 빼고 유지하는 게 목표라면 세 끼니 말고는 음식에 입을 대지 않는 편을 권합니다. 잦은 간식은 열량이 높든 낮든 몸에 잘못된 식사 패턴을 새겨서 장기적으로 골칫거리가 됩니다. 사람이 일평생 다이어트 때의 긴장 상태를 유지할 수는 없습니다. 당장은 몇 알의 견과류로 간식을 때워도 나중에는 그 자리를 과자와 치킨이 대신할지 모릅니다. 식사가 부실해서 간식이 끌린다면 차라리 끼니에 충분한 단백질을 더해 든든하게 먹는 게 낫습니다. 끼니를 부실하게 먹고 그것을 간식으로 벌충하는 만큼 미련한 짓은 없습니다.

가짜 허기가 없어지고 새로운 식사 패턴이 몸에 익숙해지는 데는 대개 15~30일 정도 걸린다고 알려져 있습니다. 병이 있는 사람이 아니라면 눈 딱 감고 한 달만 버텨보세요. 세상이 달라질 겁니다.

마르고 입이 짧거나 체중과 근육량을 늘리는 게 주목적인 사람들은 정반대입니다. 끼니를 작게 쪼개고 횟수를 늘려 특정 시간에 먹는 것에 익숙해져야 합니다. 그래야 처음에는 억지로 쑤셔넣던 음식도 입맛이 돌아 먹게 됩니다. 간식은 이런 분들에게 필요합니다.

소화는 삼키기 전부터 시작된다

우리 몸에는 '식사 전 반응'이라는 게 있습니다. 파블로프의 개 실험처럼 눈으로 음식을 보고 냄새를 맡는 순간, 침과 같은 소화액을 분비하고 췌장에서는 미량이지만 인슐린까지 분비합니다. 입에 음식을 넣고 씹을 때는 입 안의 수용체들이 이놈은 지방이 많은지, 당분이 많은지 등을 파악해 소화기에 흡수할 준비를 명령하고 포만감도 자극합니다.

입에서 절반쯤 분쇄되어 내려간 음식은 소화기를 통과하면서 점점 더 잘게 분쇄되는데, 이 과정에도 긴 시간이 걸리고 많은 에너지를 소모합니다. 일부는 다 흡수되지도 않고 장을 지나 배설되기도 합니다. 이 때문에 음식은 고체 상태에서 충분한 시간을 두고 씹어 먹는 편이 포만감도 오래 가고 체중 관리에도 당연히 유리합니다.

갈거나 잘게 다져놓은 음식이나 다이어트 쉐이크 등을 준비 없이 씹지도 않고 들이부으면요? 몸은 깜짝 놀라 다량의 인슐린을 분비합니다. 순간적으로 혈당이 오르지만 아주 잠깐의 포만감이 스쳐간 후 인슐린의 역풍으로 혈당은 더 빨리 떨어집니다. 물리적인 소화 과정이 필요 없으니 소화에 에너지를 쓸 일도 없고, 그만큼 더 빨리 뱃속을 통과해 쉽게 배가 고파집니다. 대용식으로 끼니를 때우는 게 유독 고통스러운 건 이런 탓입니다.

급하게 먹을 때 더 많이 먹는 이유

음식이 뱃속에 들어가면 포만감을 자극하는 각종 호르몬과 신경 반응이 일어납니다. 이것들이 실제 반응을 보이기까지는 다소 시간이 걸립니다. 식사를 시작하고 10~30분은 지나야 무언가 먹었다는 포만감을 본격적으로 느끼기 시작합니다. 그 전에는 배부른지도 모르고 말 그대로 흡입하게 되죠. 그러니 살을 빼려면 밥을 천천히 먹어야 합니다.

열량이 매우 낮은 샐러드나 채소류와 충분한 물을 식전에 먹고 최소

10분 이상 기다린 후 본 식사를 시작하는 것도 좋은 방법입니다. 섬유소가 많은 식품은 충분한 양의 물이나 차와 만났을 때 부피가 더 잘 늘어나 포만감이 극대화됩니다.

입맛과 다이어트

입맛도 다이어트 방법을 선택하는 데 영향을 줍니다. 입맛은 통계적인 경향은 있지만 그래도 사람마다 차이는 있으니까요.

누군가는 기름진 음식은 많이 먹을 수 있지만 탄수화물이나 단 음식은 좋아하지 않습니다. 대개 인슐린 민감성이 높은 사람인데, 살이 쪄도 대개 전신비만이 됩니다. 반대로 기름진 음식은 조금밖에 못 먹지만 단것이나 밥은 끊임없이 들어가는 사람이 있습니다. 비만으로 건강을 해치는 분들 가운데는 이 경우가 많고 배가 나온 복부비만이 흔합니다. 대개 인슐린 민감성도 낮습니다.

이 글을 보는 분들도 정도만 조금씩 다를 뿐 이 중 어느 한쪽에 속할 겁니다. 이미 살이 찐 분이라면 기름진 것과 단것 둘 다 좋아한다고 생각하겠지만, 실제 식사 일기를 보면 같은 비만이어도 탄수화물형 비만과 지방형 비만은 분명 갈립니다.

그렇다면 다이어트할 때의 선택은 분명해지죠. 본인이 금세 배가 부르는 쪽을 먹으면 됩니다. 당장 단맛에 중독된 사람에게 무조건 탄수화물부터 줄이라고 하면 얼마 못 가 포기할 가능성이 큽니다. 그러니 탄수화물을 줄이는 동시에 같은 열량의 단백질과 지방을 늘립니다. 이런 분들에게는 애트킨스나 케토제닉 같은 극단적인 신종 방법도 통할수 있습니다. 열량 관리는 당분에 대한 갈망부터 줄인 뒤에 시작해도 됩니다.

　반대로 기름진 음식을 좋아한다면 지방부터 줄이고 단백질과 양질의 통곡물 섭취를 늘리는 편이 낫습니다. 즉 전통적인 저지방 다이어트법이 더 잘 맞습니다.

식욕과 운동

운동과 식욕의 관계는 다소 복잡합니다. 운동의 종류에 따라, 사람에 따라 운동에 반응하는 양상이 제각각이죠.

- 걷기나 가벼운 자전거 타기 같은 저강도 유산소운동은 대개 일시적으로 식욕을 높입니다. 하지만 30분~1시간 정도 지나면 식욕은 정상을 되찾습니다.
- 추운 곳에서의 운동, 수영 같은 물속에서 하는 운동은 심부체온을 떨어뜨려 식욕을 높입니다. 따뜻한 곳으로 가서 체온이 정상화되면 식욕이 줄어듭니다.
- 전력달리기, 인터벌 트레이닝, 근력운동처럼 단시간에 하는 고강도 운동은 거꾸로 식욕을 떨어뜨립니다. 아드레날린, 코르티솔 등으로 인해 일시적으로 혈당도 올라갑니다.
- 인슐린이나 렙틴 민감성이 낮고, 당뇨가 있거나 비만한 사람일수록 운동 후 식욕을 강하게 느끼는 경향이 있습니다. 건강하고 체중이 정상인 사람일수록 운동 후 식욕 폭발이 적습니다.
- 운동 중이나 운동 후에 따뜻한 물을 마시면 식욕을 더는 데 도움이 됩니다.

위의 문제들 때문에 운동을 하고도 거꾸로 살이 찌는 사람들이(특히 여성 가운데) 유독 많습니다. 대개는 숨이 많이 차는 고강도 운동이나 근력운동보다는 저강도의 유산소운동을 선호하고, 체질적으로도 폭식에 취약하기 때문이죠. 아무리 운동을 많이 해도 먹어서 들어오는 열량은 감당 못 합니다. 1시간 죽어라 걸어봤자 라면 1개를 먹으면 태운 양보다 더 먹는 셈이니 운동해서 살을 빼는 게 아니라 살을 붙이는 꼴이 됩니다.

따라서 비만하고, 유산소운동 위주로 살을 빼려 한다면 운동 중에 미지근한 물을 많이 마시고, 운동 후에 식욕이 폭발한다면 바로 음식에 손을 대기보다는 일단 물배부터 채워보는 게 좋습니다.

쉬어가기

샐러드가 끼니 대용이 될까?

살을 빼기 위해 채소, 샐러드를 끼니 대용으로 먹는 분들이 많죠. 식사에 샐러드를 곁들이는 것까지는 이해하겠는데 샐러드 자체도 끼니가 될까요? 샐러드라고 해서 모두 저열량은 아닙니다. 첫 번째 원인은 소스입니다. 시판하는 샐러드 소스의 상당수는 다이어트라는 말이 무색할 만큼 고열량입니다. 두 번째 원인은 재료 자체입니다. 살을 뺄 때 먹어야 할 샐러드는 푸른 잎채소만으로 된 샐러드입니다. 고구마나 단호박, 감자, 아보카도, 견과류 등 고탄수화물, 고지방 재료를 버무린 것에도 샐러드라는 단어가 붙지만 실제로는 드레싱까지 합치면 보통의 한 끼니보다 고열량일 수도 있습니다.

우리가 샐러드라고 부르는 범주에는 저열량부터 초고열량까지 모두 포진해 있는 만큼 '샐러드는 무조건 저열량'이라 잘못 알고 먹는 일은 없어야 합니다. 다이어 트가 목적이라면 딱 잎채소만으로 구성한 샐러드에 오리엔탈 드레싱이나 발사믹 드레싱 등 그나마 열량이 적은 것을 '최대한 적게' 사용하는 것이 원칙입니다.

개인적으로는 샐러드를 끼니 대용으로 먹는 것은 권하지 않습니다. 영양소 균형 도 맞지 않고 포만감도 금세 사라지기 때문입니다. 굳이 먹어야 한다면 가장 문 제가 되는 게 포만감과 단백질 부족인 만큼 달걀이나 생선, 고기, 저열량 치즈처 럼 양질의 단백질과 지방을 함께 먹는 게 좋습니다. 시판 샐러드의 상당수는 이 런 재료가 들었다 해도 양이 적어 영양적으로는 별반 도움이 안 될 수도 있으니 필요하다면 이런 재료를 별도로 추가해 먹는 것도 방법입니다.

06
적게 먹은 것 같은데 왜 안 빠질까?

식사량과 체중 사이의 불일치는 다이어트를 하는 상당수가 호소하는 내용입니다. 심지어 감량을 연구하는 학자나 트레이너들도 피실험자의 설문이나 고객들의 식사 기록이 실제 체중 변화와 도무지 맞지 않아 골머리를 앓습니다. 대체 그 원인이 뭘까요?

사람들의 말을 들어보면 마치 적게 먹어도 살이 안 빠지게 하는 진짜 악당이 하나쯤 있을 것도 같습니다. 사람들의 이런 심리를 다이어트 업계에서 놓칠 리 없습니다. 그래서 순환이 나빠서 안 빠지고, 정체모를 독소 때문에 안 빠지고, 붓기 어쩌고 때문에 안 빠지는 등 당신의 군살을 붙들어놓는 진짜 악당을 잡아낸 것처럼 이야기합니다. 당장 살이 안 빠져 애가 타는 사람은 '내가 지금까지 그것 때문에 안 빠졌구나!'라고 생각하며 악당을 때려잡기 위해 기꺼이 지갑을 엽니다. 하지만 그게 진짜 원인일까요? 아니면 그냥 곁다리로 변죽만 울리고 있는 걸까요?

사실 그 답은 이미 20세기에 나왔고, 지금도 수많은 연구로 거듭 검증되고 있습니다. 그저 다이어트로 먹고 사는 사람들이 말하기 꺼리고, 다이어트를 해야 하는 본인들도 듣고 싶지 않아 하는 '불편한 진실'일 뿐이죠. 적게 먹은 것 같은데 안 빠지는 진짜 이유는 거울을 보면 나옵니다. 바로 자기 자신입니다.

미국에서 실시한 유명한 다이어트 심리 실험이 있습니다.[5] 본인이 먹었다고 기록하거나 설문에 대답한 양과 실제 식사량과의 차이를 확인한 것이죠. 한편 본인이 생각하는 운동량과 실제 운동량과의 차이도 함께 연구했습니다.

이런 당혹스러운 실험을 한 이유는 아주 단순합니다. 인권에 대한 기준이 지금과는 사뭇 달랐던 20세기 초의 다이어트 실험들은 대개 피험자들을 외부와 차단된 수용 시설에 두고 급식을 하거나 병원에 입원시켜 실시했는데, 대표적인 사례가 1944년의 미네소타 기아 실험입니다.[6] 이런 실험들에선 일관되게 굶으면 빠지고 먹으면 늘었습니다. 체질이니 정체기니 뭐니 별의별 탓을 해도 실제 결과에서 개인별 차이는 미미했습니다. 현대의 동물 실험이나 드물게 잘 통제한 소수의 실험도 그렇습니다.

하지만 지금은 인간을 대상으로 이런 실험을 하기는 매우 어렵습니다. 대부분 피험자나 본인의 식사 기록, 운동 기록이나 설문에 의존할 수밖에 없죠. 그런데 뚱뚱한 사람들이 작성한 기록을 보면 분명 덜 먹고 많이 움직였다는데 당최 안 빠지고, 반대로 마른 사람들은 많이 먹었다고 주장하는데 도무지 체중이 늘지 않는 난감한 상황을 마주하게 됩니다. 엄격하게 통제한 실험이었다면 절대 이럴 수가 없죠.

보다 보다 못해 '정말 제대로 답변을 하고 있는 건지 확인 좀 해보자'며 두 팔 걷고 나선 실험이 있습니다. 결과는 예상대로였죠. 일반인 피험자들은 식사량을 47%나 실제보다 낮춰 대답했고, 운동량도 51%나 과장해서 기록했습니다. 하루 1,200kcal밖에 안 먹었는데도 살이 쪘다고 주장하던 사람이 실제로는 2,200kcal 이상을 먹었으니 당연히 실험이고 상담이고 정확할 수가 없습니다. 이후로 이를 검증하기 위해 수많은 유사 실험들을 했는데 약간씩의 차이만 날 뿐 일관되게 비슷한 결과를 보였습니다. 살을 빼야 하는 사람들은 적게는 20%부터 높게는 거의 50%까지 식사량을 축소하고 운동량은 과장해서 인식하고 있었죠.

그들에게 특별한 악의가 있어서 잘못 말한 건 아닙니다. 그저 입에 들어가는 모든 것에는 열량이 있다는 것을 몰랐거나, 너무나 먹고 싶은 자신의 본능에 속아서 선택적인 망각이 일어났을 뿐입니다. 가장 큰 피해자는 본인입니다.

대부분은 자신이 먹는 음식의 무게를 아예 모르거나 과소평가했습니다. 간식이나 음료, 술 등은 누락했습니다. 그러면서도 살이 안 빠지는 이유를 선천적인 문제나 호르몬의 불균형, 다이어트로 인한 기초대사량 감소 등 '불가항력적인 이유'로 전가하려 들었죠. 하지만 그들의 실제 기초대사량은 체중과 근육량으로 추산한 이론치에서 5~10% 남짓밖에 차이가 나지 않았습니다. 미미한 속도 차이 정도는 있을 수 있지만 그것 때문에 안 빠진다는 건 애당초 말이 안 되는 핑계였던 거죠.

불편한 진실을 굳이 말하자면 '적게 먹었는데 안 빠졌다'가 아니고 '먹을 만큼 먹었으니 안 빠진 겁니다.' 해독이니 뭐니 찾기 전에 식사량부터 생각하는 게 순리입니다. 불편하더라도 이걸 받아들이지 않고는 내년에도, 그 다음 해에도 계속 같은 불평을 반복하고 있을 겁니다.

Chapter
02
다이어트 상식사전

1장에서 다이어트를 대하는 심리를 다뤘다면, 2장은 다이어트의 과

학이라고 할 수 있겠습니다. 제목은 거창하지만 사실 다이어트를 하

며 알아야 할 과학적인 기본은 이미 학교에서 배운 생물 교과서 수

준 이상을 넘지 않습니다. 세간의 다이어트 방법들이 일반인이 이해

하기 어려운 내용을 들먹이며 새로운 비법이라도 있는 양 치장하려

들기 때문에 괜히 어렵게 들릴 뿐입니다.

이전에 한 번쯤 들어 보았을 테지만 피상적으로만 알 뿐 원리를 몰

라 실제 생활에서는 전혀 활용을 못 했던 지식들을 현실적인 차원에

서 알아보겠습니다.

01
다이어트 개론

다이어트에 대해 본격적으로 들어가기 전에, 가장 기본이 되는 사항들을 먼저 짚어 보겠습니다. 상당 부분은 학교에서 배운 내용이겠지만 학교에서 억지로 공부한 내용들이 대개 그렇듯 실생활로 연결시켜 응용하는 건 별개의 문제가 되곤 합니다. 졸업하고 몇 년쯤 지나면 까맣게 잊어버리는 경우도 비일비재하죠. 간단하게 요약해서 몇 가지만 짚고 가겠습니다. 이미 다이어트에 관해서는 도통했다고 생각한다면 그냥 넘어가도 됩니다.

열량이란?

1kcal는 물 1리터의 온도를 1℃ 올리는 데 필요한 에너지의 양을 말합니다. 원래 물 1g에 적용하는 1cal라는 단위가 있지만 실생활에서 쓰기는 너무 작아 그 1천 배를 뜻하는 kcal를 씁니다.(kcal 대신 대문자 C를 써서 Cal로 표기하기도 합니다.)

식품에서의 열량은 포함한 영양소를 몸에서 태울 때 내는 에너지의 양을 말합니다. 탄수화물과 단백질은 g당 4kcal, 지방은 9kcal, 알코올은 7kcal로 산출합니다. 탄수화물 중에도 당알콜[7]은 종류에 따라 0~2.4kcal, 섬유소는 2kcal로 산출하죠. 우리 몸은 섬유소를 직접 소화, 흡수하지 못하지만 일부는 장내 미생물에 의해 지방산 등으로 전환되므로 열량이 아주 없다고는 할 수 없습니다. 영양 성분표에 나오는 총열량 수치는 이 모두의 합입니다.

해외에서는 열량을 표시할 때 줄Joule(J)단위를 쓰기도 합니다. 1kcal=4.2kJ이니까 4.2로 나누면 우리에게 익숙한 단위가 됩니다.

빠진 체중이 의미하는 것

몸에서 줄어드는 무게는 체지방일 수도 있고, 화장실에서 대소변을 보거나 침을 뱉어서일 수도 있고, 땀을 많이 흘려서일 수도 있습니다. 심지어 호흡을 할 때도 몸에 있는 수분(수증기)이 이산화탄소와 함께 빠져나가며 약간의 무게가 줄죠. 아무것도 안 하고 몇 시간 멍 때린 후 체중을 재도 약간은 빠집니다.

다이어트에서 말하는 체중 감소는 원칙적으로 체지방을 줄이는 것입니다. 먹는 에너지보다 쓰는 에너지가 더 많아 몸이 자신의 체지방 일부를 태워 부족분을 충당한다는 의미죠. 이때 피치 못하게 근육이나 다른 조직이 함께 줄기도 합니다. 대소변, 땀, 수분 변화 등으로 생기는 체중 변화는 곧 원위치하므로 별 의미가 없습니다.

질량 보존·에너지 보존의 법칙

다이어트 책에서 웬 물리학이냐 싶겠지만 많은 분들이 기본 중의 기본을 잊곤 합니다. 체중 60kg의 철수가 라면 120g, 국물 550cc, 밥 210g, 달걀 60g, 김치 50g을 먹었다면 체중이 61kg이 되었을 겁니다. 늘어난 1kg은 뱃속의 음식물일 뿐 체지방이나 근육과 아직은 아무 관계도 없습니다. 배부른 철수가 화장실에 가서 소변 500cc, 대변 500g을 보면 도로 60kg이 될 테죠. 이렇듯 체중은 누구나 계속 변합니다. 대개 대변을 보고 난 아침의 체중이 하루 중 가장 적고, 몸 크기에 따라

1~3kg 정도는 하루 중에도 오르내립니다.

　에너지 보존의 법칙도 마찬가지입니다. 30분 걷기로 200kcal를 태우나 15분 달리기로 그만큼을 태우나 그 에너지는 몸 어딘가에서 무언가를 태워야 나옵니다. 과거에 걷기가 지방을 태우고, 달리기가 탄수화물을 태우니 걸으라는 이야기가 횡행했지만 상식적으로 생각해도, 실험 결과로도 넌센스입니다. 몸은 항상 같은 상태를 유지하려 하므로 운동으로 체지방을 태웠다면 나머지 시간엔 지방을 덜 태우고, 운동으로 탄수화물을 태웠다면 나머지 시간엔 탄수화물을 아끼고 지방을 태웁니다. 결국 도긴개긴입니다.

　먹는 것도 마찬가지입니다. 지방을 많이 먹으면 몸은 지방을 많이 태우고, 탄수화물을 많이 먹으면 탄수화물을 많이 태웁니다. 결과적으로 살을 빼는 방법은 무엇이든 덜 먹거나 많이 태우거나 둘 중 하나입니다. 복잡하게 생각해봤자 머리만 아픕니다.

몸이 에너지를 얻는 방법

영양소의 연소 과정은 석유나 석탄 같은 화석연료를 불에 태우는 것과 기본적으로 같습니다.

$$탄수화물, 지방 + 산소 \rightarrow 에너지 + 물 + 이산화탄소$$

유일한 차이라면 불 에너지는 대부분 열과 빛의 형태로 날아가지만 몸에서는 ATP라는 매개체를 통해 생명활동 에너지로 전환된다는 것이죠. 두 반응 모두 부산물인 물과 이산화탄소는 밖으로 빠져나갑니다. 타서 줄어든 조직의 무게가 내 몸을 떠나는 최종 단계는 부산물이 빠저나가는 호흡이나 소변, 땀 등입니다.

성인의 일일 권장 열량

성인의 권장 열량은 시대가 바뀌고 사람들의 체형이 커지면서 조금씩 변해왔습니다. 2017년 기준 한국인의 권장 열량은 기관에 따라 차이가 있지만 성인 남성 2,000~2,700kcal, 성인 여성은 1,800~2,000kcal 입니다. 이는 3대 영양소인 탄수화물과 단백질, 지방을 모두 에너지로 환산한 수치입니다.

하지만 이 수치는 어디까지나 참고치일 뿐 체격, 나이, 활동량이나 선천적인 요소 등에 따라 개인별로 크게 달라집니다. 가장 정확한 수치는 자신의 체중을 유지하는 수준에서의 식사량입니다.

BMI와 체중 단계별 분류

현재 비만은 의학적으로도 질병으로 구분되어 나름의 코드(E66)까지 갖고 있습니다. 현재까지 공식적인 기준으로 가장 널리 쓰이는 기준치 는 체질량지수(BMI : Body Mass Index)입니다.

$$BMI = 몸무게(kg) \div 키(m)^2$$

예를 들어 키 165cm 여성의 체중이 54kg이라면 BMI는 19.8(54÷1.65²)이 나옵니다.

BMI 18.5 미만은 저체중, 18.5~24.9까지는 정상치, 25~29.9까지 는 과체중(경도비만), 30~34.9까지는 고도비만, 35이상은 초고도비만 으로 분류합니다. 근육이 아주 많은 보디빌더나 중량급 운동선수들이

키	155cm	160cm	165cm	170cm	175cm	180cm	185cm
18.5미만 저체중	45kg	47kg	50kg	53kg	57kg	60kg	63kg
22 평균치	53kg	56kg	60kg	64kg	67kg	71kg	75kg
BMI 25이상 과체중	60kg	64kg	68kg	72kg	77kg	81kg	86kg
30이상 고도비만	72kg	77kg	82kg	87kg	92kg	97kg	103kg
35이상 초고도비만	84kg	90kg	95kg	101kg	107kg	113kg	120kg

체질량지수와 비만도

비만이나 고도비만으로 분류되는 아이러니도 있다 보니 일부에서는 체지방률을 기준으로 해야 한다는 주장도 있지만 아직은 키나 체중처럼 정확한 측정이 어려워 공식적인 기준으로 삼기는 어렵습니다.

동적 평형, 정적 평형

다소 낯선 용어일 수 있지만 몸을 바꿀 때 반드시 잊지 말아야 할 대원칙입니다. 정적 평형은 우리가 아는 보통의 평형 상태입니다. 탁자에 올려놓은 벽돌이 안 움직이는 것과 같은 상태죠. 하지만 살아 있는 생명체에게서 정적 평형이 적용되는 경우는 거의 없습니다.

흔히 근육, 뼈, 체지방, 피부 등이 일단 만들어지면 다치지 않는 한 그대로 유지된다고 생각합니다. 하지만 살아 있는 조직은 끊임없이 변합니다. 대부분의 세포는 수명이 있어서 때가 되면 죽어 없어지고 다른 젊은 세포가 대신합니다. 예를 들어, 피부 세포의 수명은 20일 남짓에 불과해서 한 달 전 사진의 피부는 지금의 내 피부와는 다른 세포, 다른 물질, 다른 조직입니다. 평생을 함께한다고 알려진 뇌세포도 구성 물질을 계속 교환하기 때문에 한 달 정도면 '완전히 새로운 물질로 구성된 옛날 그 세포'가 됩니다.

이렇게 몸은 끊임없이 변하지만 없어지는 것과 새로 생기는 것의 양과 성질이 거의 같기 때문에 변화를 눈치채지 못합니다. 이를 동적 평형이라고 합니다.

체지방 감량도 분해되는 양이 생성되는 양보다 많도록 평형을 무너뜨리는 일입니다. 평상시에도, 심지어 다이어트 중에도 몸 어디에서는 새로운 체지방이 생성되고 있습니다. 그저 태워 없애는 양보다 적을 뿐이죠. 그럼 방법은 두 가지입니다.

첫째, 분해되는 지방을 늘리기(운동)

둘째, 생성되는 지방을 줄이기(식이요법)

둘 중 어느 쪽이 더 쉬울까요? 말할 것도 없이 식이요법이 쉽고 빠릅니다. 뺄 체지방이 얼마 안 된다면 몰라도 식이요법 없이 운동만으로 체중을 빼려다가는 십중팔구 실패하거나 골병만 떠안습니다. 그런데도 왜 운동을 해야 하냐고요? 신진대사량 유지와 몸매 관리 때문입니다. 식이요법이 당장의 살 빼기라면 운동은 장기적인 투자인 셈이죠.

비만과 호르몬

최근 들어 다이어트와 관련해서 뜨거운 화젯거리가 되는 것이 호르몬과 비만의 관계입니다. 비만과 관련해 가장 유명한 호르몬은 '인슐린'입니다. 당분, 그 중에서도 포도당이나 그 결합체인 녹말을 먹어 혈당이 상승했을 때 췌장에서 분비하는 호르몬입니다. 인슐린은 당분 외에 다른 요소에도 미약하게 영향을 받습니다. 단백질, 특히 류신에 의해서도 분비되고 합성 감미료처럼 열량이 없는 단맛이나 음식의 냄새만으로도 미량 분비됩니다. 인슐린은 근육과 지방세포 속으로 당분을 들여보내고, 지방세포가 지방을 혈액 속으로 분비하는 것을 막아 더 많은 지방을 저장하게 합니다. 한편 근육 등의 단백질이 분해되는 것도 막는 역할을 합니다. 종합적으로 보면 혈액 속의 영양소를 세포 안으로 넣는 숟가락, 그것도 제일 큰 숟가락입니다.

선천적으로 인슐린이 정상 분비되지 않는 사람들을 1형 당뇨라고 합니다. 인슐린이 분비된다고 해도 몸에서 얼마나 민감하게 반응하는지는 사람마다 조금씩 다릅니다. 민감도가 심하게 떨어지는 것을 인슐린 저항성이 크다고 하고, 인슐린이 제 역할을 못 할 만큼 저항성이 커서 혈당이 제대로 관리되지 않으면 2형 당뇨가 됩니다.

최근의 다이어트 방법들에서 인슐린이 단골로 등장하는 건 탄수화물 섭취를 제한해 인슐린을 낮게 유지하면, 즉 세포에게서 숟가락을 빼앗아버리면 새로운 지방이 합성되지 않는다는 '탄수화물-인슐린 가설(Carbohydrate-Insulin Hypothesis)' 때문입니다. 이후 저탄수화물 고지방 다이어트의 열풍과 함께 인슐린은 비만을 부르는 악마로 낙인찍히기도 했죠.

이와 관련해 최근 2~3년간 여러 연구 결과가 나왔는데, 인슐린은 당분을 대사하는 중립적인 호르몬일 뿐 비만의 주범으로 볼 수는 없다는 사실이 밝혀지며 차츰 오명을 벗고 있습니다. 이에 대해서는 4장에서 자세히 다루겠습니다.

이 외에도 인슐린은 나트륨 같은 전해질이 배출되는 것을 막아 몸을 붓게 만들고 일시적으로 체중을 늘리기도 합니다. 하지만 이건 체지방과는 무관한 물의 문제입니다.

인슐린에 이어 사람들의 관심을 받고 있는 호르몬은 '렙틴'입니다. 렙틴은 주로 체지방이나 위에서 분비하는 호르몬으로 포만감을 주고 신진대사를 높인다고 알려져 있죠. 많이 먹어서 배가 부르면 분비되기 때문에 '포만감 호르몬'이라고도 합니다.

렙틴은 식욕 저하나 신진대사 상승 등의 긍정적인 작용 덕분에 한때 살을 빼는 기적의 호르몬으로 관심을 받았습니다. 하지만 후속 연구 결과 사람마다 렙틴에 대한 반응이 달라 렙틴 수치만으로 비만을 판단할 수는 없으며, 상당수의 비만인은 렙틴이 있어도 제대로 작동하지 않는 '렙틴 저항성'을 지녔음이 밝혀졌습니다. 결국 모두에게 살을 빼주는 기적의 호르몬 같은 건 아직 발견되지 않은 것이죠.

단, 다이어트로 인한 렙틴 감소가 식욕 관리를 어렵게 하는 건 사실입니다. 장기간의 다이어트로 견디기 힘든 허기를 느끼거나 신진대사가 떨어졌을 때, 렙틴이 이론적으로는 이를 해소하는 데 도움이 됩니다. 특히 탄수화물을 많이 먹으면 렙틴 수치가 가장 빠르게 상승하기 때문에 이를 근거로 주기적으로 열량을 높여주는 칼로리 사이클링도 등장합니다. 하지만 렙틴의 메커니즘은 아직 밝혀지지 않은 부분이 더 많고 논란도 뜨겁습니다.

마지막으로 '코르티솔'입니다. 코르티솔은 근육을 분해하는 나쁜 호르몬으로 운동인들에게는 악명이 높지만 실상 여러 얼굴을 지닌 복잡미묘한 호르몬입니다. 코르티솔은 스트레스와 피로 상황에서 분비되는 호르몬으로, 때로는 신진대사와 운동능력을 높이면서 체중 조절에 도움이 될 수도 있습니다. 한편으로는 근육 손실을 유발할 수 있고, 몸에 수분을 잡아두어 혈압을 높이고 일시적인 체중 증가를 불러오기도 합니다. 폭식을 유발한다는 주장도 있습니다. 영화로 치면 나쁜 놈 같기는 한데 완전히 악당은 아닌, 애매모호한 캐릭터입니다.

다이어트 자체가 몸에는 스트레스이기 때문에 코르티솔이 높아지는 경향이 있습니다. 특히 성격이 예민하거나 심한 스트레스 상황에 있는 분들은 다이어트로 체중이 줄기는 고사하고 일시적으로 늘기도 하는데 주범이 이놈입니다. 이건 체지방과는 무관한 물의 장난입니다. 이럴 때는 잠시 다이어트를 풀고 휴식기를 가지면 그동안 안 빠졌던 체중이 몰아서 확 빠지기도 합니다.

탄수화물, 지방, 단백질

지금부터 영양의 기본인 3대 영양소를 하나씩 따져보겠습니다. 3대 영양소에 대한 이론적인 분석은 전작인《헬스의 정석》이론편에서 자세하게 다뤘으니 이번에는 다이어트 관점에서 실용적으로 다루겠습니다.

3대 영양소 중 탄수화물과 지방은 주로 에너지원으로, 단백질은 몸의 구성 성분이나 조절 물질로 쓰입니다. 이 셋을 스포츠 영양에서는 매크로macros라고 하고, 비타민이나 미네랄은 마이크로micros라고 합니다. 크로뮴이나 셀레늄처럼 극미량 필요한 영양소를 트레이스traces 영양소로 따로 부르기도 하죠.

탄수화물

탄수화물은 여러 종류의 당분을 부르는 총칭입니다. 설탕도, 밀가루도, 쌀도, 심지어 섬유소도 화학적으로는 모두 탄수화물입니다. 수많은 탄수화물 중 인체가 직접 에너지원으로 쓸 수 있는 건 포도당과 과당으로 1g당 4kcal를 냅니다.

이 중에서 포도당은 인간을 포함한 지구상 거의 모든 생명체가 에너지대사의 기본 연료로 몸 전체에서 쓸 수 있는 다재다능한 연료입니다. 반면 과당은 간에서밖에 못 쓰는 반쪽짜리 연료입니다. 다행히 간의 에너지 소비량이 워낙 많기 때문에 적절한 과당 섭취는 문제가 되지 않지만 과도하게 섭취하면 내장지방, 비알코올성 지방간, 고지혈증, 인슐린 저항성 등으로 악영향을 줄 수 있다는 가능성도 제기되고 있습니다.[8] 요산 수치도 높이기 때문에 과거 통풍을 앓았거나 가족 중에 통풍 환자가 있다면 과당에 주의해야 합니다.

과당의 안전치로 하루 50~100g 이내를 권장하는데, 일상적으로 먹는 과일 몇 개나 조리에 쓰는 소량의 설탕 정도는 문제되지 않습니다. 이보다는 콜라나 주스 등 가공음료를 통해 들어오는 다량의 과당이 문제가 되곤 합니다.

포도당 위주의 식품	곡류(쌀, 밀, 보리, 귀리, 옥수수 등), 고구마, 감자, 엿
포도당:과당 비율이 비슷한 식품	바나나, 포도 등 일부 과일, 액상과당(HFCS44/55)이나 이를 활용한 음료, 설탕, 꿀, 메이플 시럽
과당을 많이 함유한 식품	결정과당(100%), 대부분의 과일, 액상과당(HFCS90), 아가베 시럽(90%)

식품별 포도당과 과당 비율

포도당과 과당은 그 상태로 존재하기보다는 둘 이상이 뭉쳐 다당류로 존재할 때가 많습니다. 밥과 빵은 수많은 포도당으로 쪼개지고, 설탕·꿀·시럽 등은 포도당과 과당으로 쪼개지고, 우유의 갈락토오스는 몸속에서 포도당처럼 행세합니다. 반면 섬유소나 일부 당알코올은 탄수화물이어도 몸에서 소화를 못 시켜서 장내세균의 먹이가 되거나 대변으로 빠져나갑니다.

영양 성분표에 나오는 당류(Sugars)는 영문 표기도 비슷한 설탕(Sugar)과 혼동하기 쉬운데, 설탕·포도당·과당·액상과당·유당 등 분자 크기가 작은 탄수화물을 모두 일컫습니다. 당류라고 모두 달달하지는 않습니다. 예를 들어, 흰 우유에는 설탕도 단맛도 없지만 유당 때문에 100ml당 5g 내외의 당류를 표기합니다. 이렇게 식품에 원래 있는 당류를 천연당이라고 합니다.

한편 대부분의 가공식품에는 천연당 외에 설탕이나 액상과당 등 단맛을 내는 당류를 첨가하는데, 이때는 천연당과 첨가한 당류의 합계를 당류로 표시합니다. 일부 식품에서는 천연당과 첨가당(added sugars)을 별도로 나눠서 표기하기도 합니다.

탄수화물 평가하기

탄수화물의 특성을 판정하는 대표적인 기준은 당 지수(GI : Glycemic Index)입니다. 순수 포도당을 먹었을 때의 혈당 상승을 100으로 보고, 다른 식품으로 같은 양의 당분을 먹으면 혈당이 얼마만큼 단시간에 올라가는지를 측정한 결과입니다. 혈당이 빨리 올라갈수록 인슐린이 많이 분비되어 혈당이 요동치기 쉽습니다.

앞에서 말했듯이 대부분의 탄수화물 식품은 포도당이나 과당, 유당의 결합이죠. 탄수화물의 구성 비율에서 포도당이 많을수록, 분자가 단순할수록 대체로 빨리 소화되어 혈당도 빠르게 올라갑니다.

한때 GI가 낮은 식품을 먹기만 하면 다이어트가 된다고 믿었지만 최근 들어 감량에서 GI의 중요도는 점점 떨어지고 있습니다.

다음의 표만 봐도 지금까지 흔히 알려진 다이어트 식품이나 살찌는 식품에서 알려진 것과 다른, 당혹스러운 수치를 발견하셨을 겁니다. 가장 큰 차이는 조리 방법입니다. 온라인 등의 수치는 주로 조리 전 원물의 GI이기 때문이죠. 예를 들어, 단맛이 전혀 없는 생고구마는 GI가

식품	GI지수	식품	GI지수
흰쌀밥	76	사과	40
현미밥	62	오렌지	45
귀리, 보리죽	65	바나나	50
삶은 감자	80	설탕	60
삶은 고구마	75	포도당	100
군고구마	94	과당	20
단호박	75	엿당, 덱스트린	110
파스타	60	밀크초콜릿	50
식빵	75	삶은 당근	40
국수	80	우유	30
포도	48	콜라	63

＊ 출처 : 시드니대학교 국제GI데이터베이스(http://www.glycemicindex.com)

대표적인 일상 식품의 당 지수

60이 안 될 만큼 낮지만 고온에서 익히면 탄수화물 분자가 작아지고 단맛이 강한 엿당으로 전환되면서 GI가 높아집니다. 달콤한 군고구마 쯤 되면 다른 웬만한 식품을 압도해 버립니다. 같은 현미도 알곡으로 먹을 때보다 가루로 먹을 때 혈당이 훨씬 빨리 오르고, 심지어 현미가루도 거칠게 빻았을 때보다 곱게 빻았을 때 혈당이 더 빨리 오릅니다. 한마디로 재료의 이름만 가지고 GI를 판단하는 건 어불성설입니다.

또한 GI는 그 식품만 먹었을 때의 수치인 데 반해 현실 식단에서는 여러 식품을 같이 먹습니다. 흰쌀밥의 GI가 약간 높아도 고기, 채소 같은 단백질이나 섬유소를 많이 함유한 식품과 함께 먹으면 GI가 낮은 식단이 됩니다. 반대로 GI가 매우 낮은 버섯도 당분을 넣은 달달한 버섯탕수가 되면 GI는 확 올라갑니다.

또 한 가지는 '식품이 포함한 일정 당분량'을 기준으로 하기 때문에 육류, 유제품, 녹황색 채소처럼 당분이 거의 없는 식품에서는 의미가 없습니다. 예를 들어, 당근의 GI는 제법 높지만 중량당 당분은 매우 적어서 토끼처럼 당근만 먹지 않는 한 혈당에는 거의 영향이 없습니다. 반대로 초콜릿이나 아이스크림은 카카오버터나 유크림 때문에 GI는 낮을 수 있지만 실제로는 당분의 밀도가 높아 조금만 먹어도 혈당치는 크게 올라갑니다. 튀김류 역시 당분보다는 지방이 많죠. 따라서 GI는 비만에서 큰 관건이 아닙니다.

또한 포도당보다는 과당이 많을수록 GI는 낮아집니다. 과당은 앞에서 말했듯이 많이 섭취해서 결코 좋을 것도 없는데 GI가 낮은 탄수화물을 찾다 보면 과당이 많은 식품이 잡히는 모순에 빠져버립니다. 과당이 90%인 아가베 시럽이 GI가 낮아 살이 안 찐다며 유행을 타는 해프닝이 벌어진 것도 당시에는 이런 한계를 미처 몰랐기 때문이죠.

따라서 GI는 그 수치 하나만 그대로 믿고 따르기는 어렵고, 여러 변수를 동시에 감안해야 하는 반쪽짜리 수치로 봐야 합니다.

탄수화물 권장량

대부분의 중요 영양소는 권장 섭취량 또는 최소 섭취량이 정해져 있는데 탄수화물만은 권장량이 없습니다. 그저 장 건강을 위해 섬유소를 하루 최소 20~25g 이상 먹으라는 게 전부입니다. 이론적으로는 탄수화물을 거의 먹지 않아도 지방과 단백질을 충분히 먹으면 생존 자체에는 지장이 없습니다. 몸은 지방이나 단백질을 분해해서 포도당을 스스로 만들어낼 수 있거든요. 심지어 일부에서는 탄수화물을 3대 영양소에서 빼야 한다고도 말합니다.

하지만 운동능력 면에서 탄수화물은 지방보다 적은 양의 산소로도 폭발적인 연소가 가능한 양질의 에너지원입니다. 지방과 탄수화물 중 어느 쪽이 출력 면에서 유리한지 수많은 연구가 있었지만 공통적으로 탄수화물이 충분할 때 강한 힘을 보였습니다.

쉬어가기

어떤 탄수화물이 체지방 축적에 영향이 클까?

탄수화물은 기본적으로 열량이 같습니다. 당알코올이나 올리고당 같은 변형 탄수화물도 있지만 일상에서의 탄수화물은 대개 포도당이나 과당 또는 둘의 조합 중 하나니까요. 그러니 특정 탄수화물이 살이 덜 찌는 것은 아닙니다. 단, 탄수화물이 어떤 영양소와 함께 들어 있느냐에 따라 소화 속도가 달라지고 포만감에 영향을 미쳐 결과적으로는 덜 먹어서 살 빼기에 도움을 줄 수는 있습니다.

● **살이 잘 찌는 탄수화물** 대개 GI가 높은 식품일수록 많이 먹기 쉽습니다. 음료나 소스에 들어간 감미료의 당분도 단맛이 잘 느껴지지 않고 포만감도 적어서 부지불식간에 많은 양을 먹게 합니다. 설탕 세 큰술(27g, 112kcal)을 녹인 설탕물을 마시려면 고역이겠지만 같은 양의 당분이 든 콜라 한 캔(210ml)은 기쁘게 한자리에서 비울 수 있죠. 주스도 당에서는 탄산음료나 거기서 거기라 살이 안 찐다는 건 순전히 착각입니다.

단맛 음료는 햄버거, 과자, 피자, 치킨 등 고지방 식품과 같이 먹을 때 식욕을 자극하는 효과까지 있습니다. 지방의 느끼한 맛과 강한 단맛은 단독으로는 얼마 못 먹지만 둘이 만나면 서로의 맛을 상쇄해 더 먹게 합니다. 당분과 지방의 콤보는 살을 찌우는 최상의 짝꿍입니다. 설탕이나 액상 과당처럼 정제된 당분은 그 자체의 열량도 문제지만 고지방 메뉴와 세트로 먹을 때 특히 체지방으로 가는 급행열차가 됩니다. 같은 열량이라면 콜라, 감자튀김, 작은 햄버거로 구성된 세트를 먹느니 큰 사이즈 단품 햄버거에 다이어트 콜라가 낫습니다.

● **살이 덜 찌는 탄수화물** 탄수화물이라면 기본적으로 얼마만큼 체지방으로 갈지는 별 차이가 없습니다. 빵이든, 밥이든, 고구마든 마찬가지죠. 다만 GI가 낮은 현미 같은 통곡물은 다른 곡물에 비해 소화가 느리고 포만감이 높아 덜 먹게 되고, 인슐린도 덜 자극합니다. 자, 여기까지는 신문이나 각종 다이어트 책에서 지겹게 본 일반론인데 정말 그렇던가요? 찐 살을 고민하며 이 책을 들쳐본 분들 상당수는 현미밥이든 흰쌀밥이든 먹는 양은 고만고만할 겁니다.(어쩌면 현미밥이 구수해서 더 먹는 분이 있을지도 모르죠.) 통밀 식빵이 살이 안 찐다고 오해해 두 장 먹던 것을 세 장 먹는 분도 있고, 연예인 아무개가 섬유소가 많은 고구마나 바나나를 먹으며 살을 뺐다는 말에 박스로 사다 놓고 먹다 더 쪄버린 사람도 많은 게 현실입니다.

배부를 때까지만 먹고 그만두면 된다는, 정말 모르는 소리를 하는 사람도 있지만 배가 안 부른 걸 어쩌라고요? 이쯤 되면 포만감이 강해 덜 먹게 된다는 건 '입 짧고 마른 것들'에게나 가능한 판타지가 아닐까 싶은 생각까지 들죠. 애당초 식욕이 강한 사람들은 포만감이나 식욕의 기준 자체가 마른 사람과는 다릅니다. 섬유소 몇 그램의 차이 정도로 포만감이 의미 있게 달라지지도 않습니다. 단언하지만 이미 뚱뚱해질 만큼 식욕이 높은 사람이 배도 안 고프면서 살 뺀다는 건 애당초 실현 불가능한 환상입니다.

정작 뚱뚱한 사람들은 차라리 탄수화물을 먹는 방법을 바꾸거나 다른 영양소를 먹는 편이 그나마 '조금이라도 덜 고통스러운' 방법입니다. 전채로 살코기나 채소를 먼저 먹고 잠시 시간이 흐른 뒤 먹거나, 단것이나 빵이 너무너무 당길 때는 무조건 참기보다 일단 물 한 모금 마신 후에 더도 말고 딱 30분만 기다렸다 먹는 것도 좋은 방법입니다. 시간이 지나면 당에 대한 욕구가 줄어들어 덜 먹게 되거든요. 아예 왕창 기름진 삼겹살을 먹거나 밥보다 반찬을 먼저 먹는 방법도 있습니다. 모두 본인의 식욕 중추에 상관없이 식사량을 줄이는 방법입니다. 이 방법들은 4장에서 자세히 다루겠습니다.

지방

지방은 1g당 9kcal로 단위 무게당 가장 많은 열량을 냅니다. 우리가 먹는 지방은 글리세롤 1분자에 지방산 3개가 문어발처럼 붙은 중성지방(tri-glyceride)입니다. 소화가 될 때는 글리세롤과 지방산으로 분해되어 따로 흡수되지만 몸 안에서는 다시 합쳐져 중성지방의 형태가 됩니다.

지방산(포화)

지방산(포화)

지방산
(오메가3에서 불포화)

글리세롤 뼈대

중성지방의 구조

지방 평가하기

지방에서 글리세롤은 그놈이 그놈이지만 지방산의 형태가 제각각이라 그에 따라 종류가 갈립니다. 일단 지방산의 탄소 사슬 길이에 따라 단쇄, 중쇄, 장쇄로 나눕니다. 그리고 탄소 사슬에 수소의 빈자리가 없는지 있는지에 따라 포화지방산과 불포화지방산으로 나눕니다.

우리가 흔히 먹는 지방의 지방산은 대부분 탄소 사슬이 긴 장쇄 지방산으로 실제 식품에는 여러 종류의 지방산이 뒤죽박죽 섞여 있습니다.

포화지방이 압도적으로 많은 식품은 코코넛으로, 약 90% 이상이 포화지방이지만 중쇄지방산을 많이 함유해 빨리 연소되는 특징이 있습

포화지방산			• 지방산의 탄소 사슬이 수소로 채워져 안정적인 상태 • 상온에서는 고체 상태로 열과 변성에 강하고, 고소한 맛이 있음 • 동물성, 식물성 지방에 모두 존재하지만 대체로 동물성 지방에서 비중이 더 높음 • 동물의 비계, 유지방(버터), 코코넛유, 팜유 등에 많음
불포화 지방산	단일 불포화지방산		• 탄소 9개마다 수소가 빠진 형태 • 올리브유, 카놀라유, 돼지기름 등에 많음
	다가 불포화지방산	오메가6	• 탄소 6개마다 수소가 빠진 형태 • 옥수수유, 콩기름, 곡물사육 육류 등에 많음
		오메가3	• 탄소 3개마다 수소가 빠진 형태로 불안정해 변질되기 쉬움 • 어유, 들기름, 카놀라유, 아마씨유, 목초사육 육류 등에 많음
	트랜스지방산		• 불포화지방산의 수소 위치가 바뀌어 뒤틀린 형태 • 조리, 가공, 빛, 자연 산화로 생성 • 산패된 기름, 경화유*, CLA

＊ 과거에는 마가린, 쇼트닝 등의 경화유에 트랜스지방이 많았지만 공정이 발달하여 최근 제품에는 트랜스지방이 거의 없습니다.

지방산의 종류

니다. 버터는 약 70%가 포화지방입니다. 팜올레인에서 추출하는 팜유는 라면이나 과자 등 많은 가공식품에 쓰이는데, 약 50%가 포화지방입니다. 돼지기름은 약 40%가 포화지방입니다.

식용유 중에 콩기름(일반 식용유)은 15%의 포화지방과 85%의 불포화지방으로 구성되고, 불포화지방산은 오메가6와 단일불포화지방산이 2:1 정도입니다. 흔히 건강한 기름으로 불리는 올리브유도 불포화지방이 약 85%인데 대부분 단일 불포화지방산입니다.

한때 지방 전반, 특히 포화지방이 건강의 주적으로 포화를 맞은 때도 있었습니다. 최근에는 지방이나 포화지방이 과거에 알려졌던 만큼 건강을 위협하지는 않으며, 불포화지방의 이점이 과장되었다는 주장이 설득력을 얻고 있죠. 포화지방을 너무 적게 섭취하면 대표적인 남성호르몬인 테스토스테론의 수치도 감소하는 경향이 있습니다. 심지어 케토제닉 다이어트 등에서는 오메가6 섭취를 최소로 줄이고 포화지방과 단일 불포화지방산 섭취를 권장하기도 합니다.

건강 문제는 접어두고, 살이 찌느냐 안 찌느냐의 차원에서는 불포화지방이든 포화지방이든 지방은 그저 지방입니다. 버터를 먹든 올리브유를 먹든 우리 몸에서는 거의 같은 대사 과정으로 연소되고, 내는 열량도 같고, 쌓이는 체지방도 같습니다.

지방은 지방산과 글리세롤의 분해 과정이 오래 걸리다 보니 다른 영양소보다 흡수가 느려 포만감도 오래갑니다. 음식에 따라 흡수율도 제각각인데, 식용유나 올리브유처럼 정제된 지방은 대부분이 빠르게 흡수됩니다. 반면, 견과류나 덩어리 육류처럼 원형을 유지한 식품의 지방은 소화가 덜 된 상태로 대장까지 지나 배설되기도 합니다. 익히지 않은 생견과류는 흡수가 안 되고 대변으로 빠져나가는 지방의 양이

20~30%에 이르기도 합니다.

한편 앞의 표에는 없지만 스테롤(콜레스테롤, 피토스테롤)이라는 게 있습니다. 지방은 아니고, 그보다 조금 넓은 개념인 '지질' 패밀리에 속하는 지방의 사촌쯤 됩니다. 혈관벽이나 틀어막는 천하의 나쁜 놈으로 낙인 찍혀 있지만 실제로는 세포막이나 호르몬을 이루는 몸의 필수 구성 성분입니다. 일부는 먹어서 섭취하지만 대부분은 몸에서 자연적으로 생성됩니다. 사람을 포함해 동물의 몸에서는 콜레스테롤을, 식물은 피토스테롤을 만듭니다.

지방 권장량

탄수화물과 달리 지방은 세포막이나 호르몬 등 몸의 필수 구성 요소입니다. 그래서 총 섭취 열량의 최소 20~30% 정도가 권장량입니다. 몸은 필요한 지방산 대부분을 직접 만들 수 있지만 리놀레산(오메가6의 일종), 알파-리놀렌산(오메가3의 일종)은 식품으로 섭취해야 하기에 '필수지방산'으로 불립니다. 건강보조식품으로 시판하는 DHA와 EPA(오메가3)는 건강에는 도움이 될지 몰라도 필수지방산은 아닙니다.

필수지방산은 흔히 먹는 기름이나 콩, 육류 등에 필요량만큼 충분히 들어 있으니 필수지방산이 문제 되는 경우는 거의 없습니다. 다만 보디빌더들의 커팅 식단처럼 닭가슴살에 고구마, 바나나나 보충제 등만 먹는 편협한 식단으로 장기간 지방을 아예 끊어버린다면 문제가 될 수 있습니다. 과도한 지방 제한도 장기적으로는 지방 연소력을 저해한다는 주장도 있습니다.

지방을 먹으면 체지방으로 쌓일까?

음식으로 먹은 지방은 그대로 체지방으로 쌓일까요? 사람들이 흔히 품는 오해 중 하나입니다. 체지방도 지방이니 지방을 많이 먹으면 체지방도 늘지 않겠냐는 것이죠. 하지만 실제 몸의 에너지대사는 그렇게 간단하지 않아서 당분이 많으면 당분을, 지방이 많으면 지방을 더 태웁니다.

'Train Low, Compete High(훈련 중에는 낮게, 경기할 때는 높게)!'라는 말이 있습니다. 마라톤 같은 지구성 종목의 선수들 사이에 전해지는, 영양에 관련한 격언입니다. 훈련 중에는 탄수화물 섭취를 줄이고 지방을 많이 먹어 지방 연소 능력을 키우고, 경기 직전에는 탄수화물을 많이 먹어 당분의 연소 능력을 올린다는 뜻입니다. 지방 연소에 적응하는 데는 며칠이 걸리지만 당분은 거의 즉각적으로 연소 능력이 올라간다고 해서 과거부터 널리 쓰인 방식이죠.

이론적으로도 지방은 인슐린 분비를 거의 자극하지 않고 탄수화물 식품보다 포만감 면에서 유리합니다. 다만 단위 중량당 열량이 높은 것이 지금까지 지방을 꺼리는 이유였습니다. 그렇다면 무조건 탄수화물이 적을수록 몸 관리에 좋은가 하면 그것도 아닙니다.

인슐린은 근육량을 늘리는 데 결정적인 역할을 하고, 근육 내에 글리코겐 보유량을 높이고, 파워도 높입니다. 체중과 근육량을 늘리려 하거나 강한 힘을 중시하는 종목의 운동선수는 탄수화물을 충분히 섭취해야 합니다. 한마디로 지방과 탄수화물은 각각의 장단점이 분명하니 본인의 운동 목표에 따라 비중을 조절하는 전략이 필요합니다.

단백질

단백질의 주된 역할은 우리 몸을 구성하는 것입니다. 근육, 피부, 머리카락, 손발톱까지 모두 단백질이 주성분이죠.

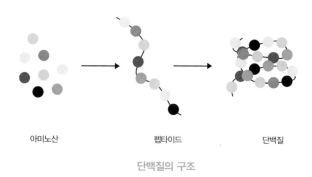

| 아미노산 | 펩타이드 | 단백질 |

단백질의 구조

탄수화물이 포도당이나 과당의 조합인 데 반해 단백질은 무려 20여 종의 제각각 다른 아미노산들이 합쳐진 조립품입니다. 어떤 아미노산이 어떤 방식으로 조립되었느냐에 따라 특성이 달라지죠. 하지만 소화 과정에서는 각각의 아미노산 단위로 쪼개져서 흡수되기 때문에 일단 몸 안에 들어온 뒤에는 어디서 온 아미노산인지는 중요치 않습니다. 콩의 류신이든, 쇠고기의 류신이든 내 몸에 들어오면 인간의 류신이 됩니다.

  단백질은 에너지 관점에서는 불량 연료입니다. 탄수화물과 지방은 탄소, 수소, 산소(C, H, O)뿐이라 태우고 나면 깔끔하게 물과 이산화탄소만 남으니 호흡이나 소변으로 내보내면 됩니다. 반면 단백질은 질소에 황까지 붙어 있어서 이걸 태우면 부산물까지 함께 치워야 합니다.[9] 그래서 탄수화물이나 지방이 부족하지 않은 한 단백질을 에너지원으로 쓰는 경우는 드뭅니다.

아미노산 이름	특징
알라닌 alanine	
시스테인 cysteine	메티오닌, 셀레노시스테인과 변환
아스파르트산 aspartic acid	
글루탐산 glutamic acid	
페닐알라닌 phenylalanine	필수아미노산
글리신 glycine	
히스티딘 histidine	필수아미노산(성장기)
이소류신 isoleucine	필수아미노산, BCAA
라이신 lysine	필수아미노산
류신 leucine	필수아미노산, BCAA
메티오닌 methionine	필수아미노산, 함황아미노산
아스파라긴 asparagine	
피롤라이신 pyrrolysine	
프롤린 proline	
글루타민 glutamine	글루탐산에서 전환
아르기닌 arginine	필수아미노산(성장기)
세린 serine	
트레오닌 threonine	필수아미노산
셀레노시스테인 selenocysteine	시스테인, 메티오닌과 변환
발린 valine	필수아미노산, BCAA
트립토판 tryptophan	필수아미노산
티로신 tyrosine	

인체를 구성하는 아미노산

단백질을 굳이 에너지로 쓴다면 이론적으로는 1g당 4kcal의 열량을
내지만 소화와 연소 단계에서 낭비되는 에너지가 3대 영양소 중에서

가장 많아 효율이 나쁩니다. 뒤집어 생각하면 같은 열량에서도 체지방이 될 가능성은 가장 낮습니다. 열량 대비 포만감도 3대 영양소 중 가장 높기 때문에 (케토제닉 다이어트와 고탄수화물-저지방 다이어트를 제외한) 대부분의 다이어트에서는 단백질의 비중을 높게 잡습니다.

단백질 평가하기

좋은 단백질은 필수아미노산을 충분히 포함하고 있고, 소화를 방해하는 물질이나 독성이 없는 단백질을 말합니다. 여기에는 대부분의 동물성 단백질이 포함됩니다. 육류의 살코기, 생선, 달걀 등은 모두 질이 좋은 단백질입니다.

식물성 단백질은 질에서는 대체로 동물성 단백질에 미치지 못합니다. 개중에는 쌀이나 대두류(대두, 검은콩), 완두, 강낭콩, 대마씨 등이 비교적 질이 좋습니다. 이 중 대두류는 단백질을 가장 많이 함유하지만 소화를 저해하는 물질도 있고 호르몬을 교란한다는 논란도 끊이지 않고 있으니 콩만 극단적으로 많이 섭취하는 건 권장하지 않습니다. 물론 콩밥이나 두부 등 일상적인 섭취는 전혀 문제되지 않습니다.

나이가 많을수록 질 좋은 단백질을 많이 섭취해야 합니다. 고령자들이 '몸에 좋다'며 식물성 단백질을 고집하는 경우도 있지만 정반대입니다. 젊은이보다 단백질 이용 능력이 떨어지므로 질이 좋은 동물성 단백질이 유리합니다.

시판하는 다이어트 대용식 중에 상당수가 표면적으로는 고단백을 표방하지만 다이어트 시 포만감을 만족시키기에는 턱없이 부족한 경우가 많습니다. 저가의 콩단백을 여성용 단백질로 둔갑시켜 비싼 값에 팔아먹기도 합니다. 단백질에는 좋은 단백질과 나쁜 단백질이 있을 뿐 여성용이나 남성용, 일반인이나 운동인용 단백질이 따로 있는 건 아닙니다.

단백질 권장량

단백질 섭취량의 기준은 여러 가지가 있지만 가장 간단한 기준을 제시하자면 다음과 같습니다.

- 운동을 하지 않는 젊은 일반인 : 체중(kg)당 1.0g 이상
- 가벼운 유산소운동을 하는 젊은 일반인 : 체중당 1.2g 이상
- 근력운동을 하는 젊은 일반인 : 체중당 1.5~2g 이상
- 고강도 운동을 하는 준프로, 선수 : 체중당 2.0~2.5g 이상
- 다이어트 중 포만감을 최대화하려면 : 체중당 2.0g 이상
- 건강에 문제가 없는 고령자 : 체중당 1.2~1.5g 이상
- 간이나 신장 등 내과적인 문제가 있는 경우는 미리 의사와 상담할 것

이외에 특수한 형태의 다이어트를 한다면 섭취량이 달라집니다.

- 저탄수화물-고단백, 애트킨스 다이어트 : 체중(kg)당 2.5~3.0g
- 케토제닉 다이어트(LCHF) : 체중당 1.2g 미만
- 고탄수화물-저지방 다이어트(HCLF) : 체중당 0.75g 미만

03

내 체중은 무엇으로 이루어져 있을까?

보건소 등에서 체성분 검사를 받아본 적이 있나요? 검사 결과지를 보면 일반인에게 낯선 용어들이 나옵니다. 다음 그림은 모든 수치가 거의 표준에 가까운 건강한 30대 여성의 실제 체성분 검사 수치입니다. 기계에 따라 차이는 있지만 항목 자체는 대체로 비슷합니다. 각 항목에 대해 하나씩 살펴보겠습니다.

체수분

체수분은 무게를 기준으로 우리 몸의 60~70%를 이루고 있는 주성분입니다. 크게 세포 내액과 세포 외액으로 나눕니다.

세포 내액

세포막 안의 수분입니다. 여기서 말하는 세포는 내장이나 근육, 체지방과 뼈, 혈구 등등 모든 세포입니다. 몸 전체 수분의 2/3 정도를 차지합니다. 세포 내액에는 칼륨이 많습니다.

세포 외액

세포 바깥의 수분입니다. 혈장, 세포와 세포 사이를 채우는 간질 등을 말합니다. 전체 수분의 1/3 정도가 세포 외액입니다. 세포 외액에는

성분분석	측정치 *Measured Values*	체수분 *Total Body Water*	근육량 *Soft Lean Mass*	제지방량 *Fat Free Mass*	체중 *Weight*
세포내액 (L) *Intracellular Fluid*	20.4				
세포외액 (L) *Extracellular Fluid*	10.5	30.9	39.0		
단백질 (kg) *Protein Mass*	8.2			42.0	54.3
무기질 (kg) *Mineral Mass*	2.95	(추정치임)			
체지방 (kg) *Body Fat Mass*	12.3				

측정항목	표준 이하			표준				표준 이상	단위:%
체 중 (kg) *Weight*	55	70	85	100 54.3	115	130	145	160	175
골격근량 (kg) *Skeletal Muscle Mass*	70	80	90	100 22.3	110	120	130	140	150
체지방량 (kg) *Body Fat Mass*	40	60	80	100 12.3	140	180	220	260	300
제지방량 (kg) *Fat Free Mass*	70	80	90	100 42.0	110	120	130	140	150

측정항목	표준 이하			표준				표준 이상	단위:%
BMI (kg/m²) *Body Mass Index*	10	15	18.5	21 20.4	25	30	35	45	50
체지방률 (%) *Percent Body Fat*	8	13	18	23 22.7	28	33	38	43	48
복부지방률 *Waist-Hip Ratio*	0.60	0.65	0.70	0.75 0.77	0.80	0.85	0.90	0.95	1.00

체성분 검사 결과지

나트륨이 많은데, 세포막의 나트륨 펌프가 끊임없이 세포 안의 나트륨을 밖으로 퍼내고 칼륨을 안으로 들여보내기 때문입니다.

세포 내액과 외액은 고정된 것이 아닙니다. 끊임없이 교환이 일어나며 영양소, 노폐물, 각종 이온도 함께 세포 안팎을 들락거립니다. 그런데 어떤 이유로든 세포 외액인 간질이 과도하게 많아지면 흔히 부종이라고 해서 몸이 붓게 되죠. 소금(나트륨)을 많이 먹으면 일시적으로 몸이 붓는 건 세포 외액에 나트륨이 너무 많아져서 몸이 전해질 농도를 맞추기 위해 더 많은 물을 가지려 하기 때문입니다.

체내 수분량은 대체로 일정하지만 부종이 생기거나, 더위나 운동 등으로 일시 탈수가 오거나, 여성의 경우 생리주기에 따라 수분량이 몇 kg씩 오르락내리락해서 잠시 체중을 바꿔놓기도 합니다. 하지만 몸에는 정상 수분치를 유지하려는 센서가 항상 작동하고 있기 때문에 결국 시간이 지나면 체중은 다시 정상치에 수렴하게 되죠.

또한 스트레스 호르몬인 코르티솔은 몸에 수분을 잡아놓는 또 하나의 큰 요인입니다. 수면 부족, 과도한 운동, 과로, 때로는 다이어트 그 자체도 스트레스 요인이 됩니다. 극심한 다이어트 스트레스로 몸에 수분이 늘어 체중이 안 빠지고 몸이 붓는데 살을 빼겠다며 무작정 굶고 운동량만 늘리는 건 오히려 자살골이 됩니다.

단백질

수분을 제외한 우리 몸을 이루는 기본 성분입니다. 피부, 내장, 근육, 혈구나 심지어 머리카락, 손톱 등도 단백질이 주성분입니다. 보통 몸의 15~20% 정도가 단백질로 이루어지는데, 전작인 《헬스의 정석》 이론편에서 언급했듯이 우리 몸은 '단백질로 만든 물주머니'에 가깝습니다.

체성분 검사에서는 '수분+단백질'을 흔히 근육량으로 표시하는데, 뼈와 체지방을 제외한 모든 조직의 무게가 정확한 표현이 아닐까 합니다. 우리가 상식적으로 생각하는 근육 외에 피부와 혈액, 눈·코·입 등 기관까지 모조리 포함한 개념이기 때문이죠.

한 가지 더, 체성분 검사에서 단백질 수치가 낮게 나온 것을 두고 '내가 단백질을 덜 먹었나?'라고 잘못 해석하기도 합니다. 결과지에 적힌 단백질 수치는 '몸을 이루는 단백질이 적다', 즉 몸 크기에 비해 근육이 적다는 의미입니다. 근육을 키우라는 의미이지 단백질을 더 먹으라는 의미는 아닙니다. 단백질을 아무리 많이 먹어도 운동하지 않으면 몸에 근육으로 붙어 고정되지 않고 버려지거나 태워서 사라질 뿐입니다.

무기질

무기질은 탄소(C), 수소(H), 산소(O), 질소(N)를 제외한 무기물질의 양을 말하며, 체중에서 5% 내외를 차지합니다. 가장 많은 양을 차지하는 건 칼슘과 인입니다. 그밖에 나트륨이나 칼륨 등 여러 무기질이 몸 안에서 생체 조절 물질로 중요한 역할을 합니다. 가장 두드러진 무기질 구조는 뼈인데, 뼈도 무기질만으로 이루어진 것은 아니고 단백질과 무기질이 함께 구성되어 있죠. 뼈는 우리 몸이 무기질이 필요할 때 공급해주는 일종의 무기질 창고 역할도 합니다.

체지방

대부분의 체지방은 지방세포라는 기름 주머니에 저장된 중성지방 형태로 존재합니다. 지방은 그 외에도 신경세포 등의 핵심 요소이고, 콜레스테롤이나 스테로이드 호르몬 등 생체 조절 물질로 변신해 활동하기도 하죠. 건강한 성인의 체지방률은 남성 10~19%, 여성 18~24% 사이가 보통인데, 최적의 비율은 몸의 크기에 따라 다소 차이가 있습니다. 뒤에서 다루겠지만 최적의 체지방률은 체중이 많이 나갈수록 낮아지고, 체중이 적을수록 높아집니다.

지방을 저장하는 체지방 세포는 항상 원망의 대상이 되곤 하는데 사실 할 말이 많습니다. 체지방 세포를 하는 일 없이 창고에 처박혀서 먼지가 잔뜩 쌓인 기름 주머니 정도로 생각하기 쉽지만 실제로는 평소에도 왕성하게 활동하는 '스마트 보관함'입니다. 체지방 세포는 몸의 에너지 저장 창고이면서 물리적인 보호막이고, 여러 종류의 호르몬을 분비하는 내분비기관이기도 합니다. 체지방에 대해서는 뒤에서 자세히 설명하겠습니다.

글리코겐

3대 영양소 중 단백질과 체지방이 나왔으니 탄수화물이 남았죠? 체성분 검사표에는 따로 나오지 않지만 체중을 따질 때 반드시 고려해야 할 것이 글리코겐(동물성 탄수화물), 즉 몸에 저장된 탄수화물입니다. 글리코겐은 체지방처럼 별도의 조직이 있는 게 아니라 근육이나 간의 일부로 존재합니다. 때문에 따로 분리해서 수치화할 수가 없습니다.

글리코겐은 에너지가 필요할 때 ATP에 이어 가장 먼저 쓰이는 초단기 에너지원입니다. 어떤 사람들은 글리코겐을 냉장고와 찬장에 든 음식으로, 체지방을 냉동 창고에 든 음식물로 비유합니다. 한마디로 글리코겐은 언제든 손만 뻗으면 먹을 수 있는 영양소죠.

간에는 약 100g, 근육에는 200~400g(근육 무게의 약1%) 정도가 저장되는데, 덤으로 몇 배의 물이 함께 저장되다 보니 실제 글리코겐으로 인한 체중은 2kg이 넘습니다. 무게 대비한 출력은 시원찮아서 글리코겐 상태의 열량은 1,200~2,000kcal 남짓에 불과하죠. 마라톤 같은 장시간 운동을 하거나 몇 끼니 굶으면 글리코겐이 바닥나 그만큼의 체중이 확 줄고, 반대로 식사 몇 번만 제대로 하면 바로 회복됩니다. 그래서 감량이든 증량이든 초반이나 마무리에서 이 정도 체중 변화는 체지방과 무관합니다.

그럼 여기서 문제 하나, 글리코겐은 체성분 검사에서는 어떤 항목에 포함될까요? 예상했겠지만 근육량에 포함됩니다. 한 끼니 거하게 잘 먹고 체성분 검사를 받으면 없던 근육량이 확 늘어서 나오기도 하고, 하루이틀 음주나 과로 후에 재면 근육량이 팍 줄어 나오기도 합니다. 하룻밤 사이에 근육이 뚝딱 생겼다고 좋아할 것도 없고, 근 손실이라며 놀랄 것도 없습니다. 체성분 검사기의 신뢰성을 떨어뜨리는 큰 이슈 중 하나죠. 체성분 검사기의 한계에 대해서는 뒤에서 따로 다루겠습니다.

기타

체중에는 앞에서 적은 것 중 어디에도 속하지 않는 무게가 있습니다. 뱃속에서 소화되고 있는 음식물은 몇 시간 후 대변이 되어 빠져나갈 테고, 방광에 든 소변이나 방금 마신 맹물 한 모금도 마찬가지입니다. 무려 2kg이 넘는 장내 박테리아 외에도 기타 등등 다 집어내기 어려운만큼의 무게가 우리의 체중을 좌지우지합니다. 그런 만큼 사실상 우리 체중은 체지방이나 실질적인 근육량의 증감이 없이도 2~3kg 이상 언제든 늘고 줄고 할 수 있습니다. 적은 양의 체중 변화에 과민할 필요가 없는 게 이 때문이죠.

04

체지방, 넌 누구냐?

이 책이 기본적으로 체지방 관리에 대해 주로 다루는 책이니 이번에는 체지방 한 놈만 파보겠습니다.

체지방에 대한 오해 3가지

첫째, 체지방은 아무리 많아 봤자 기초대사량에 영향을 주지 않는다

기초대사량은 전자 제품의 대기 전력처럼 아무 활동도 하지 않을 때 기본적인 생명 유지에 소모하는 열량을 말하죠. 근육이 많으면 평소에도 에너지를 소모해 기초대사량이 높아진다는 건 대개 상식으로 알고 있는데 체지방세포 역시 평상시에 에너지를 소모합니다. 체지방 종류에 따라 다소 차이는 있지만 1kg당 매일 3~4kcal로 근육의 30% 정도에 불과하긴 해도 분명 에너지를 소모합니다.

또한 체지방의 무게도 무시 못 합니다. 근육질이든, 고도비만이든 체중이 많이 나가는 만큼 몸을 움직이는 데도 많은 에너지가 필요하기 때문이죠. 기초대사량 외에 활동대사량도 뚱뚱한 사람이 당연히 훨씬 높습니다.

둘째, 지방세포는 저장 창고일 뿐 아무 활동도 하지 않는다

지방세포는 항상 바쁘게 움직입니다. 평소에도 혈액 속으로 계속 지방을 내보내고, 한편으로는 남는 에너지를 받아들여 꾸역꾸역 보관합니다. 그래야 혈관을 타고 항상 일정량의 지방이 순환할 수 있기 때문입니다. 물류창고에서 재고품을 먼저 내보내고 새 물건을 받는 것처럼, 지방세포 내에서도 계속 지방이 교환되어 일정 시간이 지나면 세포 안의 지방은 모두 새것으로 교체됩니다. 한편 지방세포는 렙틴, 에스트로겐 등 몇몇 호르몬과 생체 조절 물질을 분비하는 내분비기관이기도 합니다.

셋째, 운동할 때만 체지방을 태운다

지방 연소는 24시간 이루어집니다. 영양이 충분한 평상시엔 적게 태우고, 운동을 하거나 다른 열량이 부족하면 많이 태웁니다. 지방 축적도 하루 종일 이루어집니다. 음식으로 먹은 당분과 지방, 옆 동네 지방세포나 간에서 분비한 중성지방을 다른 지방세포가 주워 담기도 합니다. 운동으로 지방을 많이 소모했다면 회복하기 위해 그만큼 저장도 많이 합니다.

살이 빠지느냐 아니냐는 태우는 양과 축적되는 양의 균형의 문제입니다. 도입부에서 언급한 동적 평형에 따라 좌우되는 것이죠. 태운 양이 더 많았다면 체지방량은 줄 테고, 합성한 양이 많았다면 늘겠죠. 간단한 산수입니다. 대개는 소모량과 축적량이 비슷해 체지방량도 거의 일정합니다.

체지방을 쌓는 방법

탄수화물을 통해

체지방이 되는 첫 번째 경로는 탄수화물입니다. 밥이든 빵이든 우리 몸에 들어온 탄수화물은 바로 태워 없어지거나, 글리코겐이나 체지방이 되거나 둘 중 하나밖에 길이 없습니다.

당분이 인슐린의 도움을 받아 근육 속으로 들어가면 글리코겐으로 저장될 수도 있고, 새로운 근 생성이라는 건설적인 일에 참여할 수도 있습니다. 인슐린이 많아야 근육의 자연적인 손실이 줄어 근육도 잘 늘고, 운동 능력도 강해지고, 회복도 빠릅니다. 일부 약물 보디빌더들이 인슐린을 투여하는 것도 이 때문이죠.

문제는 체지방세포나 간으로 들어가는 당분인데, 이때는 당분을 체지방으로 바꾸는 대사(DNL : De Novo Lipogenesis)가 일어납니다. 인슐린 민감성이 높으면 피하의 체지방 세포에서, 인슐린 민감성이 낮으면 간과 내장에서 지방이 더 왕성하게 만들어집니다.[10] 이런 차이는 전신비만과 복부비만을 가르는 요인이 되기도 하죠.

그런데 지방을 완전히 끊고 순수한 탄수화물만 먹었을 때 새로 생겨나는 체지방은 그리 많지 않아서, 한 달간 최대로 늘어도 몇 백 그램 정도가 한계입니다.[11] 야금야금 살이 찌거나, 장기적으로 지방간이나 ET 체형을 만들지는 몰라도 한 달에 몇 킬로그램씩 불어나는 비만의 주된 원인으로 보기는 너무 양이 적죠. 무언가 다른 큰 원인이 또 있을 것 같습니다.

식사로 섭취하는 지방을 통해

두 번째 체지방 축적의 경로는 혈액 속 지방이 직접 체지방세포에 쏙 들어가는 것입니다. 당분이 체지방이 되는 데는 인슐린이 크게 작용하지만 지방이 체지방으로 축적될 때는 ASP(Acylation Stimulating Protein)라는, 덜 알려진 별도의 호르몬이 큰 역할을 합니다. 아무리 탄수화물을 적게 먹어도 잉여 열량이 있다면 살이 찔 수밖에 없는 건 이 때문이죠.

혈액을 떠도는 지방의 일부는 간에서, 일부는 다른 지방세포에서 토해낸 것이고 일부는 먹은 음식에서 흡수된 것입니다. 이것들은 궁극적으로는 어딘가에서 태워지거나, 지방세포로 들어가 자리를 잡습니다. 태워지는 양이 많다면 체지방이 빠질 테고, 쌓이는 양이 더 많다면 체지방이 늘겠죠. 같은 지방도 혈액을 떠다니며 중성지방 수치를 올리는 것보다는 차라리 지방세포에 얌전히 들어가 있는 편이 건강 면에서는 더 낫습니다.

체지방 대부분은 이 경로로 축적됩니다. DNL이 일어날 정도로 탄수화물이 충분한 상황이라면 몸은 탄수화물은 우선 태워 에너지로 쓰고, 식사로 들어온 지방은 모조리 체지방으로 밀어 넣습니다. 그래서 탄수화물이 직접 체지방이 되는 양은 많지 않아도 결과적으로는 그 때문에 살이 찝니다.

그렇다면 살을 빼는 법은 간단합니다. 쓰는 열량보다 덜 먹는 것이죠. 간단한 물리 원칙입니다. 특정 영양소, 특정 호르몬이 체지방 축적을 가속하네 마네 하는 논란도 에너지가 남아돌 때의 이야기이지 애당초 남는 열량이 없으면 저장할 것도 없습니다. 에너지는 하늘에서 그냥 뚝 떨어지는 게 아니니까요.

문제는 사람들이 '쓰는 것보다 더 먹고도 안 찔 수 있는' 편법을 원한다는 사실입니다. 지방만 압도적으로 많이 먹거나, 탄수화물만 압도적으로 많이 먹거나, 혹은 둘을 섞는 황금 비율이라도 찾아내면 살이 안 찌거나 뺄 수 있지 않을까 하는 기대를 못 버립니다. 여기서 저탄수화물 고지방, 고탄수화물 등등 사람들의 귀를 솔깃하게 하는 수많은 다이어트 방법들이 탄생합니다.

어느 한 가지만 탓할 수 있을까?

체지방 축적은 결국 탄수화물과 지방의 합작품입니다. 탄수화물은 그 자체로는 지방으로 많이 저장되지 않지만 간접적으로 지방의 축적을 가속하고, 지방은 그 자체로는 비만으로 가는 급행열차지만 잉여 열량이라는 전제가 필요합니다.

결국 현실에선 아무리 탄수화물을 줄여도 현실적으로 한계가 있고, 잉여 열량이 있는 한 체지방 축적을 차단할 수는 없습니다. 제아무리 저지방 식단도 지방을 아주 안 먹을 수는 없는 데다 DNL로 축적되는 지방도 존재합니다. 뭐든 많이 먹으면 체중은 증가하고, 덜 먹으면 살은 빠집니다. 갖은 복잡한 이론을 다 들이대도 많이 먹으면 찐다는 대전제는 저지방이나 저탄수화물 모두 적용됩니다.

지방조직의 종류

지방조직은 크게 백색지방(WAT, White Adipose Tissue)와 갈색지방(BAT, Brown Adipose Tissue)으로 나눌 수 있습니다. 백색지방은 지방조직의 대부분을 차지하며 이름 그대로 흰색에 가깝습니다. 지방을 저장하거나 내보내고, 호르몬을 분비하는 전형적인 지방조직입니다.

반면 갈색지방은 내부에 다량의 철분을 함유하고 있어 적갈색을 띱니다. 외부 기온이 낮을 때는 지방을 태워 열을 내는 지방조직이죠. 엄마 뱃속에서부터 백색지방 세포와는 다른 과정에서 발생하기 때문에 지방세포라기보다는 일종의 발열 기관으로 보기도 합니다. 영유아기에는 비중이 많지만 성장하며 차츰 줄어들어 성인이 되면 어깨와 목 주변에 평균 40~50g 정도의 미량만 남습니다. 양은 적지만 최대로 연소하면 하루에 300kcal 이상까지 태울 수 있죠.

대개 마른 사람일수록 갈색지방이 많기 때문에 갈색지방을 늘려 비만을 치료하겠다는 야심찬 계획도 진행되었지만 실제로 체중 관리에 쓰일 만큼 효능이 증명된 약물이나 기법은 발견되지 않았습니다. 추운 곳에서 생활하거나, 찬물 목욕, 극저온에 노출시키는 방법 등이 갈색지방을 활성화한다는 견해도 있지만 효능은 미지수입니다.

최근에는 백색, 갈색지방 말고도 중간 형태에 해당하는 베이지색 지방조직이 있다는 주장도 등장했습니다. 베이지색 지방은 원래 백색지방이었다가 근육이 내는 특별한 호르몬(irisin)에 의해 갈색지방처럼 발열 기관으로 변모한다고 합니다. 일종의 성인 버전 갈색지방이라고 할 수 있는데, 새로운 비만 치료법으로 관심을 받고 있지만 아직은 많은 연구가 필요한 단계입니다.[12]

지방조직의 위치

지방조직은 어디에 위치하느냐에 따라서 역할과 구조, 축적되는 방식이 조금씩 다릅니다. 크게 보면 내장지방과 피하지방이 대부분을 차지하고, 이와는 별도로 근육 사이에도 근간지방, 근내지방이 소량 존재합니다.

내장지방

간과 창자 등 내장 주변에 분포하며, 장간막이라는 막에 주로 달라붙어 있습니다. 손질이 안 된 곱창을 보면 얇은 막에 노란 지방이 덕지덕지 붙어 있는 것을 볼 수 있습니다. 장간막은 수많은 혈관이 복잡하게 뒤엉켜 몸 곳곳에 영양소를 보내는 허브로, 도시로 치면 대형 마트나 백화점이 있는 도심지의 도로 역할을 합니다. 그래서 내장지방은 피하지방보다 왕성하게 지방 분비와 축적의 교환이 일어납니다.

백화점 정기세일을 할 때마다 주변에 교통 체증이 벌어지는 것처럼 내장지방은 조금만 늘어도 혈중 중성지방이나 콜레스테롤에 직접적인 영향을 주지만 지방 흡입술로는 제거할 수도 없습니다. 내장지방을 없애려면 장간막이 손상될 테니까요. 마치 백화점 하나를 헐어내려고 명동 한복판에 대형 폭탄을 터뜨리는 꼴입니다.[13]

내장지방이 많으면 대개 윗배가 불룩해지는데, 내장지방은 복근보다 안쪽에 있어서 겉에서는 직접 만져지지 않습니다. 내장지방이 많으면 임산부처럼 복근이 팽팽하게 늘어나면서 배는 오히려 단단해집니다. 그러니 어디 가서 '내 배는 불룩해도 단단하니까 근육'이라고 우기지는 마세요. 불룩하고 단단한 배는 그저 내장지방이 많다는 의미일 뿐입니다.

피하지방

피하지방은 이름 그대로 피부의 진피층 바로 밑에 있는 지방입니다. 피하지방은 지방을 저장하면서 동시에 몸을 보호하는 방벽입니다. 굵은 팔다리, 말랑한 복부, 등의 처진 살도 모두 피하지방이죠. 지방 흡입술에서 빼내는 부위도 피하지방입니다.

피하지방은 지방을 분비하거나 저장하는 대사가 내장지방보다 느리고, 조직 자체도 치밀하고 단단합니다. 껍데기가 그대로 붙은 오겹살을 보면 껍데기 바로 옆의 탄탄하고 두꺼운 비계층이 보일 텐데 거기가 피하지방이죠. 콜레스테롤이나 중성지방도 덜 토해 놓으니 좋게 말하면 건강 차원에서는 덜 나쁩니다. 하지만 관점을 바꿔보면 내장지방보다 빼기 어렵다는 의미도 됩니다.

흔히 특정 부위의 살을 빼는 방법을 궁금해 하지만, 피하지방은 선천적으로 잘 붙는 곳이 결정되기 때문에 운동이나 식사로 바꿀 수는 없습니다. 다리에 지방이 잘 붙는 사람은 살이 찔 때 다리에 더 많이 붙고, 상체에 지방이 잘 붙는 사람은 살을 빼도 그 부분은 끝까지 남습니다. 이런 곳은 다이어트 후에도 원하는 모양이 안 나오는 불만 1순위가 되곤 하죠.

근간지방, 근내지방

삼겹살을 먹다 보면 얇은 근육과 비계가 번갈아 위치합니다. 목살을 먹어봐도 근육덩어리 사이사이에 제법 많은 비계가 있습니다. 껍질 바로 아래야 당연히 피하지방이라지만 근육 사이의 비계는 대체 정체가 뭘까요? 근육 사이에도 약간씩의 지방이 있는데 이를 근간지방(Inter-muscular fat)이라고 합니다. 입맛 까다로운 사람들이 열심히 떼어내며 먹는 비계가 바로 근간지방이죠. 위치 때문에 이름이 달리 붙었지만 성격 자체는 피하지방과 유사합니다.

근내지방(Intra-muscular fat)은 이보다 한술 더 떠서 아예 근육 내에 자리를 잡은 지방조직입니다. 흔히들 말하는 마블링입니다. 근내지방은 근육 내부에 미세하게 박혀 있어서 떼어내는 건 불가능합니다. 근내지방은 3% 이내의 미량에 불과하지만 여타 체지방과 달리 주변 근육에서 주로 쓰입니다.

이 둘은 건강이나 체중 관리 면에서는 중요성이 크지 않지만 미용 관점에서는 염두에 두어야 합니다. 근육이 아닌데도 시각적으로는 근육 같은 착각을 줄 수 있고, 특히 팔다리의 시각적인 굵기에도 영향을 주기 때문입니다.[14] 우리나라에는 허벅지나 종아리에 근육이 많아 굵다고 여기는 분들이 많은데, 겉보기는 근육 같아도 실상 근간지방인 경우가 대부분입니다. 이런 분들이 체지방이 빠지면 근내지방, 근간지방이 빠지면서 그동안 근육으로 착각했던 허벅지나 종아리의 불룩한 부분들까지 쏙 들어갑니다. 그러니 특정 부분이 굵다고 불평하기 전에 일단 몸 전체의 살부터 빼고 봅시다. 진짜 부분 비만은 CT라도 찍거나 살을 빼기 전에는 알 수 없습니다.

쉬어가기

살을 빼도 멋진 몸매는 아직 멀었다

체중을 줄이는 데 성공한 사람들이 흔히 갖는 고민이 있습니다. '옛날엔 안 이랬는데……', '왜 이렇게 옷맵시가 안 나지?' 하는 것입니다. 장기간 비만이었거나 많은 체중을 뺐을수록 이런 고민은 더 커집니다. 게다가 매스컴이나 광고전단에서 몇 주, 몇 달 만에 몸짱으로 변신해서 다이어트 전후를 비교한 사진이라도 보면 이런 고민은 더 심각해지죠. 하지만 그런 광고 사진 대부분은 원래 몸이 좋은 사람들이 일시적으로 체중만 불렸다가 바로 뺀 것들이고, 거기에 사진 보정이라는 필살기까지 거칩니다. 한마디로 못 믿을 사진들이죠.

현실에서는 체중을 목표치까지 뺐어도 본인이 원하는 근사한 몸매가 바로 안 나오는 건 지극히 당연합니다. 비만 상태에서 살을 뺀 지 얼마 안 된 보통의 사람들은 원래 그 체중이었던 사람과는 사뭇 다른 체형이 나옵니다. 군데군데 피부는 늘어져 있을 테고, 상체는 빈약해 보이는데 다리만 굵어 보일 테고, 겨드랑이 ·

등 뒤·옆구리 등에는 군살이 주먹만큼 잡힐지 모릅니다. 남성이라면 여성형 유방이 생겼을 수도 있고, 여성이라면 가슴이 더 처졌을 겁니다.

근력운동을 충분히 했다면 조금 덜할 수도 있지만 이 자체는 피할 수 없습니다. 비만해지고, 그 상태가 한동안 지속되면서 몸 자체가 변한 것이라 체지방만 줄인다고 자동으로 해결되는 문제가 아닙니다. 피부 늘어짐 같은 건 살쪘을 때는 없다가 살이 빠질수록 심해집니다. 늘어난 피부나 처진 가슴, 여성형 유방처럼 자연적으로는 완전 회복이 불가능한 요소도 있습니다. 운동 없이 굶어서, 혹은 유산소운동만으로 살을 뺐다면 상태는 더 심각하겠죠.

비만은 정상적인 몸에 체지방만 더 붙이는 게 아니고 체형과 몸 자체를 뿌리까지 바꿔 놓습니다. 체지방만 걷어냈다고 비만이 되기 이전의 근사한 몸매가 드러나리라고 생각하는 건 오산입니다. 체중계 바늘을 줄이는 건 그저 군살을 잘라낸 것으로 시간이 그리 많이 걸리지 않습니다. 하지만 원하던 몸매는 살을 뺀 지금부터 만들어가야 하는 것이죠. 시간도 아주 많이 걸립니다. 큰 틀에서 봤을 때 체지방을 걷어내는 건 첫 단추에 불과합니다. 필요한 곳에 근육을 붙이는 데 다시 몇 달 또는 몇 년이 걸릴 테고, 탄력을 잃은 몸이 탄력을 회복하는 데도 그 정도의 시간이 걸릴 겁니다.

그래도 더 바뀔 게 없는 것보다는 바뀔 여지가 남아 있다는 건 좋은 소식입니다. 그러니 살을 뺀 후 지금의 몸매가 실망스럽더라도 2차전의 시작이라는 관점에서 다시 운동에 임해야 합니다.

맛의 황금 비율과 다이어트

혀로 느끼는 맛은 재료가 가진 여러 성분이 내는 맛의 혼합체입니다. 사과의 맛도 여러 당분이 조합된 단맛과 유기산이 내는 시큼한 맛, 씁쓸한 맛 등 사과의 모든 성분들이 한데 섞여 나온 결과죠. 인간은 자연적인 재료가 주는 맛으로 만족하지 않고 요리라는 형태를 통해 새로운 맛을 창조하기도 합니다. 대량 생산된 가공식품은 '맛을 인위적으로 창조한다'는 면에서는 단연 제왕급입니다. 많은 소비자가 최대한 많이 먹게 만들어야 회사가 돈을 버니까요.

　그렇다면 소비자도 이렇게 가공된 맛에 어떤 비밀이 숨어 있는지 정도는 알아야겠죠. 가공식품이 무조건 나쁘다고 말하려는 건 아닙니다. 그저 내가 왜 특정한 맛에 끌리고, 때로는 중독에 빠지는지 궁금하다면 반드시 알아야 할 내용일 뿐입니다.

끊임없이 들어가는 지방의 정체

첫 번째로 알아볼 맛의 주인공은 지방입니다. '튀기면 신발도 맛있다'라는 우스갯소리도 있지만 사람들이 기름의 맛 자체를 좋아하는 건 아닙니다. 식용유나 버터를 그냥 퍼먹으라면 대부분 기겁하죠. 그런데 반죽 사이에 버터나 유지가 켜켜이 들어간 크로아상처럼 기름진 음식은 누구나 좋아합니다. 맛있는 음식은 대개 열량이 높지만 열량이 높다고 모두 맛있지는 않습니다.

사람들은 두 가지 이상의 매크로 영양소, 특히 지방과 탄수화물을 조합한 음식을 가장 맛있다고 느낍니다. 적당한 짠맛과 단맛이 조화를 이루도록 조리나 가공을 했다면 금상첨화고요.[15] 열에 아홉은 맨밥보다는 볶음밥을, 맨식빵보다는 버터가 듬뿍 들어간 크로아상을 맛있다고 할 겁니다. 탄수화물과 인슐린이 체지방 축적을 자극하고, 재료가 될 지방산도 동시에 공급되니 생존과 에너지 축적 차원에서는 축복입니다. 원시시대 조상님들에게 맨밥과 볶음밥을 가져가도 대부분은 볶음밥이 더 맛있다고 할 겁니다.

단, 지방이 과해서는 안 됩니다. 지방은 자체의 느끼함에 포만감도 강해서 식욕을 떨어뜨립니다. 케토제닉 다이어트를 '기름진 것을 실컷 먹어도 되는 방법' 정도로만 잘못 이해한 분들조차 처음에 삼겹살을 실컷 먹을 수 있다며 좋아해도 며칠 지나지 않아 삼겹살, 베이컨이라면 진절머리를 냅니다. 맛과 중독성 모두를 잡아야 팔 수 있는 식품 업체로서는 질리지 않으면서도 맛있는, 지방과 탄수화물의 최적의 비율을 찾아야 시장에서 성공할 수 있는 것이죠.

여기서 저지방 가공식품의 한계가 드러납니다. 미국의 보건정책이 '지방 줄이기'를 표방한 20세기 후반 이후 수많은 저지방 식품이 등장하지만 단순히 기존 제품에서 지방만 줄여서는 이 비례가 무너져 맛이 확 떨어집니다. 맛없는 저지방 식품을 살리기 위해서는 당분이나 첨가물이 구원투수로 들어가야 합니다. 그렇다 보니 저지방일수록 고탄수화물이 되어 결과적으로는 열량이 눈에 띄게 낮아지지도 않습니다.

게다가 저지방 식품은 은연중에 더 먹게 됩니다. 지방 특유의 포만감이 적은 데다가 저지방이라는 문구가 죄책감을 덜어주기 때문이죠. 제 경우도 언젠가 저지방 크림치즈를 샀는데, 특유의 풍성한 맛이 떨어지니 무의식중에 전보다 더 많이 바르고 있더군요. 그 뒤로는 그냥 일반 크림치즈를 먹습니다.

고지방 식품을 저지방 식품으로 바꿔도 일일 총 섭취 열량이 그리 낮아지지 않거나 거꾸로 높아지는 건 이런 이유들 때문입니다.

더 맛있는 탄수화물 만들기

맛을 만드는 두 번째 주인공은 탄수화물입니다. 탄수화물의 대표 주자는 몸의 기본 에너지원인 포도당인데, 요식업계나 학계 종사자가 아니면 일반인이 순수 포도당을 접할 일은 드뭅니다. 보통 사람이 일상에서 주로 접하는 건 포도당 여러 개가 결합한 녹말로 곡물, 감자, 고구마처럼 주식으로 쓰이는 작물이 대개 녹말로 이루어져 있죠.

사실 포도당 자체는 '당'이라는 이름이 무색하게 맛이 참 없습니다. 당도도 낮고, 무겁고 찝찔한⑦ 단맛이라 일반 요리에 단독으로 쓰기보다는 여러 감미료와 조합해 가공식품에 주로 씁니다. 포도당 여러 개가 합쳐진 녹말은 이보다 더해서 아예 단맛도 없습니다. 쌀밥이나 감자 등은 다른 성분 덕분에 구수한 맛이라도 나지만 정제된 흰 밀가루를 생으로 먹는 건 고문이죠. 그나마 포도당 둘이 결합한 엿당은 단맛으로 치면 포도당 패밀리 중에서 모범생입니다. 엿당은 곡물의 녹말에 엿기름 같은 분해 효소를 첨가해 만드는데, 이름 그대로 엿 맛입니다. 고구마가 달달한 것도 녹말의 일부가 열에 분해되어 엿당으로 변한 결과입니다.

탄수화물에는 포도당 말고도 과당 패밀리가 있습니다. 순수 과당(결정과당)은 싸하고 강한 단맛이 납니다. 열을 가하면 당도가 확 떨어져서 더운 요리나 커피, 차 등에는 쓸 수 없습니다. 대신 찬 요리나 음료에 들어가면 강한 단맛과 함께 청량감도 줍니다.

결론적으로 과당과 포도당 그 자체는 '맛없는 단맛'입니다. 그런데 포도당과 과당이 결합한 자당, 익숙한 말로 설탕이 되면 과하게 무거운 포도당과 너무 가벼운 과당이 서로를 보완해 적당한 단맛이 나고, 더운 음식에서도 단맛을 유지하죠.

이쯤에서 학자들에게 과제가 하나 주어집니다. '설탕보다 더 소비자를 유혹할 수 있고 가격도 저렴한 감미료가 없을까?' 설탕은 비싼 데다 찬 탄산음료나 주스 등에서 상쾌한 느낌이 다소 떨어집니다. 그렇게 태어난 황금 비율이 과당 55%의 액상과당(HFCS-55)입니다. 실제 비율은 음료에 따라 조금씩 다른데, 과당 90%에 달하는 HFCS-90까지도 있습니다. 흔히 액상과당이 싸서 음료에 사용한다고만 알려져 있죠. 하지만 공짜라 해도 맛이 없다면 소비자 기호와 이미지가 생명인 음료 업체들은 쓰지 않았을 겁니다. 액상과당은 맛과 비용 모두를 고려한 선택인 셈이죠.

액상과당의 수요처는 음료에 한정되지 않습니다. 대부분의 가공식품, 심지어 건강식품에도 각각에 최적의 맛 비율로 조합된 여러 종류의 액상과당이 들어갑니다. 성분표상에는 이성화당, 옥수수시럽, 콘시럽 등등 여러 이름을 달고 있지만 실체는 같습니다.

한편 이 외에 전화당轉化糖도 있는데, 설탕을 과당과 포도당으로 쪼개 놓은 것으로 설탕의 비율 그대로 1:1입니다. 벌꿀이나 매실액 등 효소액이 전화당인데, 기본적으로는 설탕과 같습니다.

포도당은 많이 먹으면 (살찌는 건 논외로 하고) 신진대사라도 올라가고, 포만감도 주고, 근육에 글리코겐으로라도 저장됩니다. 문제는 과당입니다. 포만감을 주지 않아 계속 먹을 수 있기 때문이죠. 같은 열량의 포도당 용액과 비교할 때 과당이 많이 든 탄산음료는 훨씬 많이 먹을 수 있습니다. 사람들이 청량음료를 무한 흡입할 수 있는 이유이기도 하고, 식품 업체들의 노림수이기도 합니다.

그럼 과당의 본질이라고 할 수 있는 과일은 어떨까요? 과당이라는 이름이 과일에서 온 만큼, 바나나 정도를 뺀 대부분의 과일은 포도당이 적고 과당이 많습니다. 당 구성만 보면 포만감이 낮을 것 같은데 실제로는 과일 자체의 섬유소가 구원투수가 되어 포만감을 제법 높여줍니다. 같은 양의 과당을 포함한 음료나 가공식품에 비해서 포만감이 크고, 비타민 미네랄을 함유한 것도 장점입니다. 다만 이 장점은 열량이 거의 없는 녹황색 채소로도 대신할 수 있습니다. 과일은 다이어트에 있어서 채소 다음의 2순위쯤으로 보아야 합니다.

진짜 문제는 과일에서 섬유소를 제거한 음료, 쉽게 말해 주스입니다. 생오렌지 두 개를 한 자리에서 까먹기는 힘들지만 그만큼에서 짜낸 오렌지 주스 한 컵은 눈 깜짝할 사이에 원샷할 수 있습니다. 주스를 건강음료로 알기 쉽지만 탄산음료에 비해 비타민이나 미네랄이 많을 뿐 기본적으로는 당분이 주성분인 기호음료일 뿐입니다. 모든 면을 생각해도 주스는 냉장고에서 치워버리고 꼭 먹어야겠다면 생과일이 백배 낫습니다.

맛에 중독되다

사람은 특정한 맛에 길이 듭니다. 평소 단것을 많이 먹는다면 단맛에 둔감해져 점점 더 단것을 찾습니다. 당분을 받은 뇌의 쾌락 중추는 도파민, 엔돌핀을 분비해 일시적인 행복감을 주는데, 이 느낌에 중독되어 점점 강한 자극을 찾기 때문이죠.

　지방의 느끼한 맛도 시간이 갈수록 둔해지지만 뇌의 에너지원인 당분, 특히 단맛이 강한 과당은 중독성이 훨씬 강합니다. 처음엔 5의 당도에 행복해졌다면 다음번엔 6은 되어야 하고, 1년 후엔 20도 부족합니다.

　단맛에 익숙해질수록 단것에 대한 갈망도 높아집니다. 마약이나 알코올 중독과 같은 메커니즘이죠. 흔히 '당 떨어졌다'는 느낌도 당뇨나 당뇨 전 단계처럼 혈당 관리에 이상이 있는 사람이 아니라면 실제 혈당과는 관계가 없습니다. 마약처럼 그저 단맛에 중독된 사람이 당분을 못 먹었을 때 나타나는 금단현상입니다.

　맛 중독, 특히 단맛 중독의 치료법은 마약의 치료법과 크게 다르지 않습니다. 금단현상을 아주 안 겪을 수는 없기 때문에 다른 영양소로 욕구를 눌러야 합니다. 설탕을 무열량의 인공감미료로 대치하는 것도 당분을 안 먹을 뿐 단것은 먹는 셈이니 근본적인 해결책은 아닙니다. 단맛을 아예 끊어야 높아질 대로 높아진 단맛에 대한 기준이 낮아집니다. 한편 다이어트 한답시고 세 끼니 식사는 불량하게 먹으면서 부족분을 군것질로 고스란히 때우는 사람이라면 끼니를 제대로 먹고 간식을 끊는 게 답입니다.

　뒤에서 다룰 케토제닉 다이어트가 당 중독자들에게 잘 통하는 것은 당분의 빈자리를 지방의 느끼함으로 대신 채워버리기 때문입니다. 독을 독으로 상대하는 셈입니다. 하지만 이런 역할은 단백질로도 가능합니다. 그러니 당뇨도 아닌데 당 떨어졌다고 야단인 사람이 꼴 보기 싫어 당장 입만 틀어막아야겠으면 과자나 초콜릿을 줘도 됩니다. 하지만 정말 사랑하는 사람이라면 입을 심심하지 않게 할 마른오징어를 주세요.

06

체지방과 비만

체지방의 정체는 이제 알겠는데, 그럼 체지방을 대체 얼마나 가지고 있어야 정상인 걸까요? 체지방이 많으면 나쁘다는 건 다들 알고 있는데, 그럼 적은 건 문제가 안 될까요? 어떻게 해야 체지방을 정상치 내에서 관리할 수 있을지 알아보겠습니다.

체지방이 너무 많거나, 너무 적거나

체지방이 너무 많을 때, 쉽게 말해 비만할 때의 문제점은 매스컴 등에서 하루에도 몇 번씩 등장합니다. 이 책을 보고 있는 대부분은 체지방을 줄여야 할 이유를 한 보따리씩 끌어안고 있을 테지만 명색이 다이어트 책이니 비만의 문제에 대해 한 번은 짚고 넘어가겠습니다.

- 심혈관, 뇌혈관 질환, 대사증후군, 당뇨, 심지어 암이나 코골이의 위험도 높아지며 면역력 또한 감퇴한다.
- 과도한 체중을 지탱해야 하는 근골격계에도 큰 부담이 된다. 특히 관절이나 인대, 건 등의 노화나 마모가 빨라지고 부상도 쉽게 입는다. 특히 20대 중반 이후에 심각해진다.
- 성호르몬의 분비가 줄어들고 성욕과 발기력도 감퇴하며 만족감도 낮아진다. 정자의 질이 나빠지고 여성은 생리불순, 불임 등의 문제가 올 수 있다.

- 청소년의 경우 2차 성징이 빨라지면서 성장이 일찍 중단되고 또래보다 키가 작아질 수 있다.
- 피부가 늘어나 탄력을 잃고, 체중을 지탱하는 하체 근육만 불균형하게 과다 증식한다. 여성의 경우 유방이 과도하게 커지기도 한다. 일단 한 번 손상된 피부는 살을 뺀 후에도 회복되지 않아 평생 후유증으로 남기도 한다.
- 외모에 대한 자신감 상실로 사회생활에 부정적인 영향을 주기도 한다.
- 옷을 선택할 수 있는 폭이 좁아진다.
- 체중 때문에 일부 신체 활동에 제약을 받기도 한다. (달리기, 구기 운동, 등산 등 주로 격한 운동)
- 게으르고 무능하다는 잘못된 편견에 직면하기도 한다.

이 외에도 비만의 문제점을 이야기하자 들면 헤아릴 수 없이 많습니다. 체중, 체지방이 너무 많을 때의 단점은 이처럼 굴비 엮이듯 나옵니다. 그렇다면 체중, 체지방이 너무 적을 때는 문제가 없을까요?

몸의 입장에서 비만은 곳간에 에너지가 넘쳐 주체를 못 하는 상황이고, 저체중은 빈털터리가 되어 쩔쩔매는 상황입니다. 어느 쪽이 더 위험한 처지일까요? 현대에 들어 비만이 화제가 되었을 뿐이지 나쁘기로 치면 저체중, 저 체지방은 비만보다 더 안 좋습니다. 골밀도가 낮아지고, 신진대사가 떨어지고, 성호르몬의 분비가 줄어들어 성욕이 떨어지고, 근육도 안 만들어지고, 컨디션은 엉망이 되고 신경은 예민해져 주변 사람들과 마찰을 빚기도 쉽습니다. 극과 극은 통한다고, 비만일 때의 문제 가운데 상당수는 저체중에서도 똑같이 벌어집니다.

몸매 역시 대개는 별반 매력적이지는 못할 겁니다. 근육 부족으로 몸통을 잡아주는 힘이 약해 내장이 처지면서 아랫배만 볼록해지기 십상이고, 상체가 하체보다 야위어 가슴도 납작하고 주름도 심할 겁니다. 그런데도 상하체 대비로 생기는 착시 효과 때문에 허벅지가 실제보다 굵어 보이기도 합니다. 그나마 유일하게 정상에 가까운 하체를 혼자 비만이라 낙인찍고 '여기서 허벅지까지 날씬해지려면 대체 얼마나 더 빼라는 거야?'라며 고민하고 있을지도 모릅니다.

허리가 잘록한 마른 몸매에 얼굴은 탱탱하고 가슴과 엉덩이만 큰 여성 사진이 롤모델이 되는 경우가 많지만 유전자 신의 축복을 받은 극소수를 빼면 현대의학과 그래픽 기술, 사진 기법으로 태어난 '그냥 그림'입니다. 그들의 공식 신체 프로필 상당수가 엉터리라는 건 이미 공공연한 사실이고요.

남성은 저 체지방의 악영향이 여성보다는 조금 덜할 뿐 기본적으로는 같습니다. 남성의 최소 지방은 2~3kg 내외이지만 그 단계에 가기 전부터, 즉 체지방률 10% 내외부터 저 체지방의 징후가 나타나기 시작하죠. 대표적인 현상은 남성호르몬 테스토스테론의 감소입니다. 불법 스테로이드제를 쓰지 않는 내추럴 보디빌더들을 대상으로 한 연구[16]에 따르면, 체지방률 14.8%의 건강한 남성이 체지방률을 4.5%까지 떨어뜨렸을 때 테스토스테론 수치는 무려 77%(9.22ng/ml→2.27ng/ml)나 떨어져 의학적인 치료를 요하는 수준이 되었습니다.

이런 저 체지방, 저 테스토스테론 상태에서는 근육량도 잘 늘지 않고, 신체의 전반적인 컨디션(특히 성적인 능력)도 최악이 되는데, 선수들이야 대회 입상을 위해 일시적으로 그런 몸 상태를 만들 수 있다지만 보통의 일반인이 이렇게 몸을 망가뜨릴 이유는 없습니다.

부분 살 빼기가 가능할까?

'부분 살 빼기가 가능한가요?' 체지방 이야기가 나올 때마다 단골로 등장하는 화제죠. 매스컴에는 오늘도 팔뚝살 빼는 운동이라며 주먹만 한 덤벨로 삼두 킥백을 하는 트레이너들이 등장하고, 다릿살을 빼겠다며 하체운동에만 몰두하는 분들이 넘쳐나니 이런 혼란이 생기는 것도 당연합니다.

결론부터 말씀드리면, 특정 부위만 가늘게 하는 건 지방흡입술을 빼면 사실상 불가능합니다. '사실상'이라는 꼬리표가 달린 이유는 가능하다는 주장도 최근 들어 일부에서 나왔기 때문이죠. 하지만 지금까지 밝혀진 대로라면 체지방은 몸 전체에서 빠지거나 몸 전체에 붙거나 둘 중 하나입니다. 인지부조화라는 놈을 붙들고 '제발 가능하다고 말해주세요!'라고 외치고 싶지만 현실은 냉혹합니다.

흔히 부위별 운동을 하면 그 부분의 체지방이 탈 것이라 여기는데, 체지방조직의 대부분을 차지하는 피하지방이나 내장지방, 근간지방은 혈관을 통해 전신으로 지방을 분비합니다. 특정 부위에 강도 높은 운동을 하면 그 부위가 활성화되며 일시적으로 더 많은 지방을 핏속에 분비할 수는 있지만, 지방세포는 내보낸 만큼 휴식기에 다시 합성해 이전 상태로 복귀하기 때문에 결과적으로는 차이가 없습니다. 실제 한쪽 팔을 집중적으로 사용하는 테니스 선수들을 연구한 결과로도 양쪽 팔의 체지방에 차이가 없었습니다.

단, 근내지방은 가까운 근섬유에서 바로 쓰일 수도 있지만 워낙 미량이라 살 빼기에는 별 의미가 없습니다. 게다가 근내지방을 많이 태우는 운동은 이후에 더 많은 축적을 유도한다는 주장도 많기 때문에 차라리 안 하는 편이 낫습니다.

지방세포라는 친정을 떠난 지방은 혈관을 타고 몸 여기저기를 떠돌다 에너지가 필요한 곳에 들어가 태워지거나, 다른 지방세포로 들어가 새 둥지를 틉니다. 내장지방에서 나온 지방이 발가락을 움직이는 데 쓰일 수 있고, 발뒤꿈치에서 분비된 지방이 내일은 뱃살의 일부가 될 수도 있다는 말입니다. 지방이 분비되는 곳과 쓰이는 곳은 전혀 다르기 때문에 통통한 허벅지를 해결한답시고 하체 운동에 목숨을 거는 건 무의미한 넌센스입니다. 심지어 그 부분의 근육 부피만 키우거나 근내지방 축적을 촉진해 거꾸로 더 굵게 만들기도 합니다.

그런데 앞에서 부분 살 빼기가 가능하다는 주장도 있다고 말했죠? 부분 살빼기를 원하는 사람이 워낙 많아서 과거에도 이에 관련해 수많은 연구가 진행되었습니다. 가장 황당한 2013년 사례는 비만 여성에게 좌우 중 한쪽 다리만 운동(레그프레스)하게 해서 그쪽 다리의 체지방이 반대편보다 더 빠지는지를 연구한 것이었는데, 양쪽 다리는 차이가 없고 뱃살이 빠졌다는(?) 퍽 난감한 결과만 나왔습니다.[17] 그래도 어디를 운동하든 내장지방이 먼저 빠진다는 걸 증명했으니 나름의 의미는 있습니다.

그런데 2017년에 상체와 하체에서 따로 체지방이 변할 수 있다는 가능성을 확인한 드문 사례가 이탈리아에서 나왔습니다.[18] 이 실험은 운동 경력이 없는 평균 31세 여성들을 대상으로 했는데, A그룹은 상체 근력운동 후 하체 유산소운동(사이클)을 30분간 실시했고, B그룹은 반대로 하체 근력운동 후 상체 유산소운동(암 에르고미터)을 30분간 실시했습니다. 이 실험은 '근력운동으로 특정 부위 지방 세포에서 체지방을 더 분비하게 할 수 있다면 그 지방이 다시 달라붙기 전에 태워 없애버리면 되지 않을까?'라는 생각에서 출발한 것이죠.

실험 결과는 정말로 A그룹은 상체에서, B그룹은 하체에서 더 많이 빠졌다고 나오면서 양쪽 모두 근력운동 부위에서 유산소 부위보다 더 많은 체지방이 빠진 듯 보였습니다. 이 연구로 부분 살 빼기의 가능성이 밝혀졌다며 잠시 화제가 되었지만 이후 좀더 정확한 DEXA(이중 엑스레이)를 통해 체크한 자료에서는 별 차이가 없었다는 내용이 알려지면서 흥분도 잠깐으로 끝나고 말았습니다. 이 방식을 받아들일지 아닐지는 논외로 하고, 부분 살 빼기는 더 정확한 연구가 나오기 전까지는 불가능하다고 보는 편이 좋습니다.

어릴 때부터 비만 vs 성인이 되어 비만

살이 찌는 방법은 두 가지입니다. 일단 체지방세포의 개수가 늘어나는 방식으로 비만해질 수 있습니다. 인체의 체지방세포는 300~500억 개로, 주로 16세 이전에 집중적으로 증가합니다. 그런데 청소년기 이전에 비만했던 사람들은 정상 체중인 사람보다 훨씬 많은 개수의 체지방세포를 보유하게 되고, 일단 생겨난 지방세포는 지방흡입술 같은 외부적인 방법으로 제거하지 않는 한 평생 동안 남습니다. 이 때문에 설사 나중에 초인적인 다이어트로 살을 뺐어도 그 상태를 유지하기는 상대적으로 어렵다고 합니다.

그에 비해 청소년기가 될 때까지 한 번도 비만을 겪지 않았다면 성인기에는 지방세포 수가 거의 늘지 않기 때문에 기존의 체지방세포가 크기를 키워 더 많은 지방을 보유하는 방식으로 살이 찝니다. 이 때문에 일단 살이 쪘어도 상대적으로 살을 빼기가 쉽습니다. 여기까지는 기존에 널리 알려진 내용입니다.

　그런데 이 이야기의 바탕이 된 자료[19]에는 훨씬 많은 내용이 들어 있습니다. 지방세포는 뇌세포처럼 영속하는 게 아니고 매년 10% 정도가 사멸합니다. 그렇다면 '매년 10%의 체지방을 줄일 수 있다는 희소식이냐' 하면 그건 아닙니다. 실제로는 그만큼의 지방세포가 새로 태어나 그 자리를 대신하기 때문에 결국 평생 개수가 변하지 않는다는 결론은 같습니다. 따라서 새로운 지방세포가 생겨날 수는 있지만 죽은 세포를 대신하기 위해서입니다. 다만 살이 빠졌다가 관리 실패로 이전보다 더 쪄 버리는 소위 요요현상이 거듭되면 특정 부위에서 체지방 개수가 증가해 더 관리가 어려워진다는 주장은 있습니다.[20]

　또 하나는 지방세포 개수가 증가하는 나이도 비만 여부에 따라 달라진다는 점입니다. 비만한 청소년은 지방세포가 크고 만 16세 이전에 일찌감치 개수 증가가 멈추지만, 마른 청소년은 지방세포의 크기가 작고, 만 20세 가까이까지 개수가 증가한 뒤 비로소 안정기에 접어든다고 합니다. 이 나이는 우리나라에서는 사회 초년생, 대학생, 남성의 군복무 시기입니다. 청소년기까지 말랐던 사람 상당수가 이 무렵 갑자기 체중이 불어나는 원인도 그때까지 개수 늘리기에 주력하던 지방세포가 본격적으로 크기 성장을 시작하기 때문으로 해석하기도 합니다. 청소년기에 말랐다고 안심할 수 있는 건 절대 아니라는 말인 셈이죠.

지방이 잘 붙는 부위는 사람마다 다르다

지방 분포는 사람마다 다릅니다. 성별, 인종, 나이, 선천적인 체질 등의 차이도 있지만 생활습관이나 후천적인 체중 관리가 영향을 미치기도 합니다.

성별 차이

여성은 10대 초반에 2차 성징과 함께 에스트로겐 분비가 늘고 임신을 대비해 체지방이 본격적으로 붙기 시작합니다. 보통은 엉덩이나 허벅지 부근의 피하지방입니다. 에스트로겐은 복부지방의 축적을 막아 건강에는 긍정적일 수 있지만 그만큼의 체지방이 4차원으로 증발하는 건 아니니 결국 피하에 축적됩니다.

여성은 가임기가 이어지는 40대 후반에서 50대까지는 피하 위주로 체지방이 왕성하게 축적되는 상태가 지속됩니다. 이후 생리가 끝나고 노년에 접어들면 에스트로겐이 줄면서 피하보다는 남성처럼 복부에 체지방이 잘 축적되고 도리어 팔다리는 가늘어집니다.

남성은 청소년기에 들어서며 테스토스테론이 늘고 키가 크면서 체지방이 빠집니다. 이때는 남성의 일생에서 가장 신진대사가 왕성하고 체지방도 적습니다. 과거 어르신들이 '살이 키로 간다'고 믿었던 것도 이 때문입니다. 하지만 살이 키가 되는 것도 정도껏이지 소아비만인 경우는 과도한 체지방으로 호르몬 교란이 일어나 사춘기가 정상적으로 진행되지 않고 거꾸로 여성의 체지방 패턴과 비슷해집니다.

대부분 남성의 체지방 고민은 신진대사가 느려지는 20대에 본격적으로 시작됩니다. 이전에 말라서 고민이던 분들 상당수가 이맘때부터는 정반대의 고민을 시작하죠. 남성호르몬의 영향으로 여성보다는 피하에 지방이 적게 축적되지만 결국 그만큼 배에 몰리니 배가 나오기 쉽습니다.

생활습관과 내장지방

내장지방이 잘 쌓이는 사람들 중에는 선천적으로 그렇게 타고난 경우도 있지만 열량의 공급과 소비가 들쭉날쭉해서인 경우도 많습니다. 단것을 즐기거나, 끼니를 거른 채 폭식이나 폭음을 하는 등 한 번에 열량을 몰아서 넣는 건 공급을 교란해 뱃살을 찌웁니다. 한편 하루 종일 의자에 앉아서 생활하거나, 평상시에는 거의 안 움직이다가 어쩌다 한번 몰아서 운동하는 분들은 소비가 불규칙해 설사 운동량이 많아도 내장지방이 많이 쌓일 수 있습니다.

아마도 일주일 내내 사무실에서 움직이지 않고, 집에서도 TV만 보다가 주말에 하루 날 잡아서 하루 종일 축구나 등산을 한 후 저녁에 '오늘은 운동했으니까'라며 거하게 막걸리에 폭식을 한다면 내장지방을 찌우는 모든 조건을 만족하는 이상적인 경우가 되겠죠.

선천적인 문제

성별이나 나이에 따른 문제 말고도 개인별로 체지방 분포는 다릅니다. 이는 지방 축적을 결정하는 호르몬과 수용체의 차이, 이전에 비만했던 경험이 있는지의 여부 등 여러 복합적인 요인에 따라 제각각의 양상을 보입니다. 유독 엉덩이부터 살이 붙는 아가씨도, 다른 근육은 다 크고 선명한 와중에 유독 식스팩만 경쟁자보다 희미한 보디빌더도 타고난 지방의 분포가 그리 되었을 가능성이 큽니다.

단, 명심할 점은 이런 차이가 비만 자체를 결정하지는 않는다는 것입니다. 체지방은 내가 먹고 남긴 열량입니다. 분포가 달라질 수 있을 뿐 있지도 않은 열량이 하늘에서 뚝 떨어져 몸 어딘가에 체지방을 붙여놓는 건 아닙니다. 거기에 붙은 만큼 다른 곳에는 지방이 덜 붙습니다. 특히나 허벅지에 붙는 피하지방은 미용상으로는 짜증이 나지만, 건강 면에서는 가장 해가 덜 되는 안전지대에 지방이 박힌 셈입니다.

다이어트도 마찬가지입니다. 모든 교과목을 다 잘하면 좋겠지만 골칫덩이 한두 과목은 꼭 있는 것처럼 누구에게나 느리게 빠지는 곳이 있고 반대로 잘 빠지는 곳도 있습니다.

쉬어가기
알코올은 정말 체지방이 되지 않을까?

알코올은 몸 안에서 지방과 비슷하게 대사가 이루어집니다. 간에서 유기산으로 분해한 후 지방을 연소하는 회로에 편입되어 연소되는데, 이론적으로 1g당 7kcal 정도를 냅니다. 하지만 알코올이 대사되며 내는 열량의 상당량은 대사 자체와 발열로 소모되기 때문에 실제 쓸 수 있는 열량은 얼마 되지 않습니다. 즉 몸만 힘들게 할 뿐 남는 게 없습니다. 혹여 밥 대신 술을 먹고 운동하겠다는 황당한 생각을 했다면 접는 게 현명합니다.

'알코올은 체지방이 되지 않으니 살이 찌지 않는다'는 이야기를 흔히 하는데, 앞부분까지는 맞지만 결론은 사실이 아닙니다. 알코올은 몸에서는 최우선으로 없애야 하는 독극물이기 때문에 직접 지방이 되지는 않습니다. 대신 알코올을 태우는 동안에는 지방 연소 회로가 멈추므로 체지방세포에서 분비된 진짜 체지방은 연소되지 않고 도로 체지방세포로 돌아가 쌓입니다. 결과적으로 알코올이 체지방이 되지는 않지만 체지방을 늘리는 데는 일조합니다.

07

체지방 비율의 측정법과 한계

최근에는 체성분 측정이 과거 공중목욕탕에서 체중을 재던 것만큼이나 일반화되면서 이젠 자신의 체지방 비율 정도는 알고 있는 경우가 많습니다. 각 지역 보건소에만 가도 체성분 측정을 받을 수 있죠.

체지방 비율을 올바르게 이해하는 건 단순히 그게 몇 퍼센트인지 아는 것보다 훨씬 복잡한 문제입니다. 각종 매체들에서는 체지방률을 낮추라는 이야기만 하고, 낮은 체지방률이 마치 건강이나 미용의 상징인 것처럼 이야기합니다. 과연 그게 옳은 것일까요? 체지방률이 비만 상태를 파악하는 척도로 얼마나 가치가 있을까요? 일단 체지방률의 공식부터 알아봅시다.

$$\text{체지방률}(\%) = \{ \text{체지방량}(kg) \,/\, \text{체중}(kg) \} \times 100$$

표준 체지방률은 대략 어느 정도일까요? BMI와 달리 체지방률은 비만을 가르는 명확한 기준이 없습니다. 하지만 20~30대 청장년층 기준으로 일반적으로 받아들여지는 기준은 오른쪽 표와 같습니다. 40세부터는 5세마다 표의 수치에 1%씩을 더합니다. 즉 42세라면 남성 20%, 여성 25%까지가 정상 범위이고 60세라면 남성 24%, 여성은 29%까지가 정상 범위입니다.

	정상	경도비만	중도비만	고도비만
남성	10~19%	20~24%	25~29%	30%~
여성	18~24%	25~29%	30~34%	35%~

체지방률과 비만도

체지방 비율의 측정법

체중이야 저울에 올라가면 된다지만 체지방률은 대체 어떻게 해야 정확히 측정할 수 있을까요? 결론부터 이야기하면 일단 죽어야 하고, (여기서 적기는 다소 부적절한) 엽기적인 방법을 거치기 전에는 체지방 무게만 정확히 잴 방법은 없습니다. 21세기로 넘어온 지 한참이 된 지금도 살아 있는 사람의 체지방량을 정확히 재는 것은 불가능합니다. 비만의 척도로 여전히 체지방률이 아닌 체중을 활용하는 게 이 때문이죠.

지금까지 나온 여러 방식들은 체지방률을 추정하는 방식에 불과합니다. 따라서 상당한 오차 범위를 감안해야 합니다.

체밀도법
근육이나 뼈 등은 체지방조직에 비해 평균 20%쯤 무겁습니다. 따라서 아르키메데스의 원리처럼 사람의 몸을 물이나 가스 같은 유체에 넣어 정확한 부피를 잴 수 있다면 몸의 밀도를 통해 체지방의 비율을 추산할 수 있습니다. 여기서도 체내 가스 등 오차의 여지는 있지만 그나마 가장 검증되고 안정적인 방식으로 실험실 수준의 정확도를 요구할 때 많이 씁니다.

생체 전기저항 분석법

생체 전기저항 분석법(BIA, Bioelectrical Impedance)은 몸에 전류를 흘려 그 저항치를 통해 지방과 물의 비율을 대략 산출합니다. 근육은 전해질과 수분이 많아 전기가 잘 통하는 반면, 체지방은 전기가 잘 통하지 않기 때문이죠. 단, 오차 범위가 2~3%로 비교적 큰 게 단점입니다.

이 방식을 쓰려면 덱사DEXA나 체밀도법 등 더 정확하고 고전적인 방법으로 가능한 한 많은 사람의 신체조건, 체성분, 전기 저항치를 검사해 데이터베이스를 만듭니다. 이후 피검자가 미리 측정한 키와 체중, 나이를 넣은 후 전극을 잡고 전기저항을 측정하면 기계는 '데이터베이스 상에서 가장 비슷한 신체조건과 전기 저항치를 지닌 누군가'의 체성분 데이터를 보여줍니다. 국내 헬스장이나 보건소 등에서 가장 흔히 쓰이는 측정 장비인 만큼 다시 자세히 다루겠습니다.

덱사

덱사DEXA(이중 엑스레이 측정법)는 본래 골밀도 검사 장비로, 체지방조직 또한 밀도 차이를 통해 측정할 수 있습니다. 이 방식은 오차 범위가 1~2% 이내로 비교적 정확하지만 고가인 데다 의료시설에서 전문 기사가 측정해야 하는 게 단점입니다.

피부 두 겹 집기

스킨폴드 캘리퍼라는 집게를 이용해 피하지방층을 꼬집어 두께를 측정하는 방식입니다. 저렴한 측정기만으로 즉석에서 측정이 가능하고, 숙련자가 측정하면 특정 부위의 피하지방 측정에서는 매우 정확합니다.

다만 내장지방 측정이 불가능해 전신의 체지방량과 비율을 산출하기는 어려운 게 흠입니다. 몸 여러 부위를 측정해 추산하는 약산식[21]이 있지만 정확도는 BIA방식과 비슷한 수준입니다. 따라서 현재의 체지 방률 수치를 파악하기보다는 체지방의 단기간 변화 여부를 확인하는 용도로 더 유용합니다.

체지방 비율의 함정

여기 체지방률이 같은 두 여성이 있습니다.

> A : 키 165cm, 체중 57kg, 체지방률 15%
> B : 키 165cm, 체중 43kg, 체지방률 15%

둘의 체지방률은 같지만 체중이 다릅니다. 체지방률은 체중 대비 체지 방의 비율이므로 B는 A보다 체지방의 양도, 근육의 양도 모두 적겠죠. 하지만 둘의 체지방률은 같으니 건강상에도 차이가 없을까요?

A의 수치는 여성 운동선수나 보디빌더, 트레이너들에게서 가능한 몸 상태입니다. 체지방률은 낮고 전신이 잘 발달한 근육질입니다.

B는 키 대비 저체중이지만 매스컴에서 연예인이나 모델들이 내놓는 공식적인 프로필과 흡사합니다. 그런데 현실에서 정말로 이 수치라면 생리를 제대로 안 할 가능성이 높고, 가슴과 엉덩이는 납작하고, 골밀 도도 나이에 비해 정상 이하일 가능성이 큽니다. 20대 중반 이후라면 가슴은 처지고 얼굴에도 주름이 심할 겁니다. 똑같이 체지방률 15%인 데 왜 이런 차이가 날까요?

여기서 체지방 비율의 함정이 드러납니다. 체지방률을 낮추는 방법은 두 가지입니다. 분모인 체지방량을 줄이는 방법이 있고, 분자인 체중을 늘리는 방법도 있습니다. 그런데 몸에는 생존을 위해 꼭 필요한 필수지방이 있습니다. 가장 큰 비중을 차지하는 건 뇌와 신경으로, 수분을 빼면 60%가 지방입니다. 세포막이나 호르몬 같은 생체 조절 물질도 대개 지질입니다. 여성은 유방과 호르몬 분비, 임신을 준비하는 비상 저장고로 필수지방이 더 많이 필요합니다. 사람에 따라 차이는 나지만 건강한 여성이라면 최소 7kg 이상은 되어야 합니다.

A는 체지방률이 표준치보다 낮지만 체중은 정상치이고, 체지방량은 8.4kg으로 필요량을 만족합니다. 몸도 보기 좋고, 살아가는 데도 지장이 없을 겁니다. B가 문제입니다. 체지방률은 같아도 체지방량은 6.5kg도 안 되는 아슬아슬한 상태입니다. 저 체지방에서 짚었던 문제들을 고스란히 안고 있을 가능성이 큽니다.

결론적으로 체지방률을 정상치보다 약간 낮추는 것까지는 좋습니다. 그러려면 전제조건으로 체중이라도 정상이어야 합니다. 흔히 말하는 미용체중이 아니고 BMI 20 이상의, 건강 관점에서의 진짜 정상 체중 말이죠. 저체중인데 체지방 비율까지 낮추려는 건 건강을 망치고, 궁극적으로는 다이어트 실패로 가는 자살행위입니다.

체지방률과 마른 비만의 누명

체지방률이 빚어내는 오해는 또 있습니다. 매스컴 등에서는 '마른 비만', 즉 근육이 없고 지방만 많은 비만 이야기가 자주 등장합니다. 체중은 정상이거나 저체중이지만 체지방률은 정상보다 훨씬 높은 경우를 흔히 마른 비만이라고 합니다. 배가 불룩하고 팔다리는 가는 몸매로 묘사하곤 하는데, 정말 그럴까요? 실제로 마른 비만으로 판정받는 분들의 상당수는 겉보기에 멀쩡하고 배도 전혀 나오지 않았습니다. 하지만 본인이 마른 비만이라는 말에 놀라 어떻게 하면 지방을 뺄지 고민하기 시작하죠.

결론부터 얘기하면, 이들 중 상당수에게 비만은 억울한 누명입니다. 체지방량은 정상이지만 분모인 체중이 너무 낮아 체지방 비율이 뻥튀기되었을 뿐입니다. 예를 들어 키 160cm에 43kg의 저체중 여성의 경우는 11kg의 지극히 정상적인 체지방으로도 체지방률은 과체중 수준인 26%가 나옵니다. 이분의 문제는 체지방이 아니고 근육이 너무 적은 것이므로, 체중을 더 줄이겠다며 다이어트를 해서는 절대 안 됩니다. 반대로 근력운동을 해서 체중을 50kg까지 늘려야 합니다. 그럼 체지방률 22%의 아주 건강한 몸이 됩니다.

체성분 분석기 자체의 오차

국내에서 가장 널리 쓰이는 BIA방식은 전문가의 입회 없이 간편하게 잴 수 있다는 게 가장 큰 장점입니다. 단, 이 간편함에는 부정확성이라는 대가가 따르죠.

한 대학에서 국내에서 주로 사용하는 체성분 검사기의 정확도를 연구한 여러 논문들을 종합 정리해서 발표했습니다.[22] 체지방률은 평균적으로 상하 ±1.24%(0.98kg) 정도 오차가 날 수 있고, 최악의 경우 6%(4kg) 가까이 오차가 나기도 했습니다. 근육량도 평균 ±0.4kg 정도는 오락가락하고, 최악의 경우 4kg 이상 많거나 적게 나올 수 있습니다. 내장지방 면적은 평균적으로 12㎠는 항상 오락가락하고, 최악의 경우는 50㎠ 가까이 달라질 수 있고요.

이 정도 수준의 정확도로는 현재 비만인지 아닌지 정도를 알 수 있을 뿐입니다. 몇 주 이상의 변화라면 몰라도 며칠 동안 체지방이 빠졌는지, 근육이 붙었는지의 미세한 변화를 읽는 건 무리입니다. 여기에 생리주기, 약물이나 보조제 복용 여부, 심지어 날씨 등에 따라서도 변수가 너무 많습니다. 이 때문에 정확도를 요하는 학술 실험에서는 이 방식을 쓰지 않고 체밀도법이나 덱사, CT 스캔 등을 주로 활용합니다.

제 경험상으로도 화장실 한 번 다녀와도 달라지고, 물 한 모금 마셔도 달라지고, 운동 전후나 자기 전과 일어난 후에도 매번 달라집니다. 대략적인 범위 안에서만 움직일 뿐 구체적인 수치는 계속 변하기 때문에 2~3%의 작은 변화는 무시하는 게 낫습니다. 그렇다고 해도 일단 최대한 정확하게 써먹으려면 다음의 5가지 방법은 지킵시다.

① 한 기계에서만 측정한다

제조사와 기종에 따라 측정법과 데이터베이스가 조금씩 다릅니다. 헬스장 기계로 체지방률 15%를 찍고 좋아했던 사람이 같은 날 보건소 기계에서는 18%가 나올 수도 있습니다. 어차피 둘 중 어느 쪽이 정확한지는 하늘이나 알 테니 주기적인 변화라도 비교하려면 한 기계를 계속 쓰는 게 낫습니다.

② 측정 시간에 주의한다

항상 같은 시간대에, 대소변도 모두 본 후 공복으로 잽니다. 운동 직후에는 탈수나 펌핑으로 결과가 달라질 수 있으니 운동 전에 잽니다.

③ 식사 조절, 보조제 섭취, 체내 의료기기를 주의한다

크레아틴, 산화질소, 글리세롤, 스테로이드제 등을 쓰거나 폭식이나 장기간 절식을 했다면 체수분량이 변해 오차가 커집니다. 인공관절이나 철심 등을 삽입한 경우도 전기저항치가 교란되어 잘못된 결과를 보일 수 있습니다. 심박동기처럼 생명에 직결되는 보조 장치를 했다면 BIA방식의 검사를 해서는 안 됩니다.

④ 여성은 생리 주기를 고려한다

여성은 생리 직전부터 생리 기간 중에는 체수분량이 불안정하므로 측정을 피합니다.

⑤ 극단적인 몸일수록 오차도 크다

표본 데이터베이스에 의존하는 체성분 분석기의 특성상 일반적이지 않은 몸일수록 정확도가 낮아집니다. 고도비만이나 저체중, 보디빌더, 거구의 운동선수처럼 특수한 신체조건을 지녔다면 체성분 검사기의 신뢰성은 한 단계 더 낮아집니다. 특히 체지방이 적을수록 정확도가 낮아지기 때문에 체지방률이 5%에 근접하는 경기 직전 보디빌더 정도 되면 수치가 사실상 의미가 없습니다. 이때는 차라리 캘리퍼로 피하지방의 두께를 재는 편이 변화를 확인하는 데는 유리합니다.

체중 재는 방법

'체중 까짓 거 저울에 그냥 올라가면 되는 거 아냐?'라고 생각할 수 있지만, 사실 체중을 정확히 재려면 몸의 변화에 대한 약간의 이해가 필요합니다.

● **일중 변화** 체중은 하루 중에도 계속 변하므로 같은 시간대에 한 번만 잽니다. 보통은 기상해서 배변 직후에 재지만 체지방 체중계의 경우는 1시간 이상 지난 후에 측정합니다. 아침에는 탈수로 근육량은 적게, 체지방은 높게 찍히기 때문입니다.

● **주중 변화** 다이어트나 체중을 늘릴 때 정확한 변화를 확인하려면 주간 패턴을 고려해야 합니다. 대부분의 사람이 주중에는 식단을 잘 지키다가도 주말에 관리가 안 되곤 합니다. 정상적인 감량이나 증량을 진행 중인 사람도 운동이나 일과 등에 의해 요일별로 체중이 들쑥날쑥합니다. 특히 뒤에 나올 칼로리 사이클링을 쓴다면 더더욱 그렇습니다.
다이어트나 증량 중인 남성의 경우, 체중 변화는 지난주와 같은 요일의 체중과 비교하거나 오늘을 기준으로 지난 1주일간의 평균 체중을 비교합니다. 남성은 일주일 단위가 변화 양상을 체크하기에 가장 적합한 주기입니다.

● **월중 변화** 여성은 생리 직후, 배란기 무렵, 생리 직전의 체중이 제각각이라 하루나 주 단위는 의미가 없습니다. 체지방량보다 생리 주기에 따른 수분량 기복이 더 큰 경우도 많습니다. 한 달 전, 같은 생리 주기상의 체중과 비교하는 편이 정확합니다.

08

맞는 속설, 틀린 속설

다이어트와 관련해서는 속설이 참 많습니다. 속설들 중에는 맞는 것도 있고, 완전히 틀린 것도 있고, 절반만 맞는 것도 있습니다. 굳이 따지자면 세 번째가 가장 많습니다. 특수한 경우에만 적용되거나, 전제조건이 빠진 채로 결론만 마치 모든 경우에 통하는 사실인 것처럼 통용되는 것이죠.

자, 그럼 지금부터 웬만한 다이어트 사이트에서 심심찮게 볼 수 있는 속설들을 하나하나 짚어보겠습니다.

밤에 먹으면 더 살찐다? (×)

하루 전체의 섭취 열량이 같다면 저녁을 오후 5시에 먹든, 잠들기 직전 11시에 먹든 체지방과는 상관없습니다. 다만 취침 시간 대비 너무 일찍 저녁을 끝내면 배가 고파 잠들기 힘들고, 너무 늦게 먹으면 소화기에 부담이 될 수 있을 뿐입니다. 아마도 낮보다는 밤에 고열량을 섭취하는 사람이 많고, 밤에 음식을 먹은 후 다음날 아침에 얼굴이 붓는 것 때문에 생겨난 속설이 아닐까 합니다.

아침을 굶으면 점심을 폭식해서 더 살찐다? (△)

이 속설은 아침 식사용 시리얼을 만드는 모 다국적기업의 광고로 유명해졌습니다. 실제 실험에서도 아침을 안 먹으면 점심을 약간 더 먹는

다는 건 사실로 밝혀졌습니다. 그런데 점심에 더 먹은 양이 아침에 건너뛴 식사의 열량을 상쇄할 만큼은 아니었습니다. 결론은 아침을 거르는 것이 식사 패턴을 망가뜨리거나 근육 성장에 문제가 될 수는 있을지라도 점심에 그것을 상쇄할 만큼 더 많이 먹게 하지는 않습니다. 아침을 거른다고 해도 나머지 식사를 통제할 수 있다면 살을 빼는 데는 문제가 없습니다. 그러니 절반만 맞는다고 해야겠군요.

지방은 운동을 시작하고 30분부터 타기 시작한다? (×××)

이 내용은 《헬스의 정석》 이론편부터 줄기차게 언급한 내용이지만 여전히 온라인 등에서 유령처럼 끈질기게 떠도는 갑 중의 갑인 속설입니다. 지방은 운동과 무관하게 24시간 타고 있고, 운동을 하면 타는 비율이 조금씩 올라가는 것이지 30분 되면 땡 하고 타기 시작하는 게 아닙니다. 그리고 운동 중에 지방을 많이 태웠다면 그만큼 나머지 시간에는 지방이 덜 탑니다. 결국 같은 강도의 운동을 30분간 연속으로 한 사람과 10분씩 세 번 한 사람은 지구력 발달에서는 차이가 날지 몰라도 최소한 체중 감량에서는 별 차이가 없습니다.

생리 직후에 운동하면 살이 잘 빠진다? (△)

여성들 사이에 떠도는 속설로, 실제로 생리 후에 체중이 확 줄어든 많은 여성들의 경험담을 타고 검증된 듯 보입니다. 그런데 대부분의 여성은 운동과 무관하게 호르몬의 영향으로 생리 직전에 수분 증가로 체중이 약간 늘고 생리 후반부로 가면 체중이 줄어듭니다. 그러니까 어차피 빠질 무게가 빠진 것이지 생리 후에 운동을 했다고 빠진 체중이 아닌 거죠.

이론상으로는 생리 직전에 체중이 늘고 컨디션이 최악인 때가 지방 연소량은 아주 조금 더 많습니다. 하지만 생리 직후에는 대체로 여성들의 컨디션이 좋아서 다른 때보다 고강도 운동도 잘 소화하는 경향이 있습니다. 이 때문에 생리 직후의 고강도 운동이 간접적으로 감량에 도움이 될 수는 있습니다.

땀을 흘려야 살이 빠진다? (×)

땀의 양은 주변 환경과 개인별 체질, 운동 강도나 방법의 합작품입니다. 특히 기온과 습도의 영향이 절대적이죠. 이런 모든 조건이 같다면 땀의 양이 운동 강도를 어느 정도는 반영한다고 볼 수 있습니다. 하지만 그저 더워서, 혹은 옷을 두껍게 입어서 흘리는 땀이라면 체지방 연소와는 관계가 없습니다. 운동 중에 땀을 흘려 빠진 체중은 어차피 물한 잔 마시면 돌아옵니다. 도리어 땀이 많이 나는 더운 날씨보다 으슬으슬 추운 날씨가 에너지를 더 많이 태웁니다.

식물성 음식은 살이 안 찐다? (×)

이 역시 잘못된 속설의 전형입니다. 식물성이든 동물성이든 몸속에 들어가면 영양소가 되고, 많이 먹으면 살이 찝니다. 먹는 양이 관건이지 동물성이냐 식물성이냐는 살찌는 것과 무관합니다. 고구마나 현미밥도 많이 먹으면 살찌고, 돼지고기도 살코기로 적당히 먹으면 살 빼는데 도움을 줍니다.

오리 기름은 불포화지방이라 많이 먹어도 살이 안 찐다? (×)

이것도 어처구니없는 속설로, 오리고기는 가금류 중에서는 가장 지방이 많습니다. 오리의 기름도 그저 기름일 뿐입니다. 먹는 만큼 살이 찌는 건 당연합니다. 오리고기의 지방 조성은 돼지고기와 유사하며 그 자체는 특별할 것이 없습니다.

　단 오리의 살점은 고단백이고, 지방도 돼지고기와 달리 껍질 주변에 몰려 있어서 국물에도 잘 흘러나옵니다. 껍질을 제거하고 국물만 피하면 고단백 저지방의 양호한 식품으로 변신할 수는 있습니다.

염분을 많이 먹으면 살찐다? (×)

염분 그 자체는 체지방 축적과는 무관합니다. 과도한 염분이 몸에 수분을 잡아두게 해 일시적인 붓기와 체중 증가를 유발할 수는 있지만 체지방과는 직접적인 관계가 없습니다. 다만 염분은 식욕을 돋우는 효과가 있어 그 때문에 음식을 더 먹게 된다면 간접적으로는 체지방 관리에도 영향을 줄 수 있습니다. 염분에 대한 오해는 보디빌더나 사진 촬영을 앞둔 모델들이 계체와 근선명도 향상을 위해 일시적으로 저염식을 했던 것이 일반인에게 와전된 측면도 있습니다.[23]

　염분은 혈압이나 신장 등 일부 내과질환에서는 제한할 필요가 있습니다. 하지만 건강한 정상인의 경우라면 염분을 적절히 섭취하는 것이 장기적인 컨디션 유지에도 좋습니다.

09
현실적인 다이어트 식사 준비

수많은 다이어트 자료에서 예제 식단을 제공하고 있습니다. 그 중에는 누구나 따라할 수 있는 좋은 식단도 있지만 때로는 고구마에 계란 흰자, 닭가슴살 등으로만 가득해서 '주말에 보디빌딩 대회 나가세요?'라고 묻고 싶은 것도 있습니다. 어떤 건 운동보다 요리 공부가 절실해질만큼 듣도 보도 못 한 음식들로 가득한 것들도 있고요. 사실 다이어트 식단은 어렵지도 않고, 어려워서도 안 됩니다. 이번에는 일상의 식단에서 최소한의 변화만 주고 다이어트 식단을 만드는 방법을 알아보겠습니다.

가정식

한식은 기본적으로 탄수화물의 비중이 크므로 탄수화물을 줄이는 게 1순위입니다. 다이어트 한답시고 주변에 민폐를 끼치며 요란 떨 것 없이 밥에서 1/3만 덜어내고 반찬도 그에 맞춥니다. 환경 측면에서는 미안한 이야기이지만 음식 남기는 걸 안타까워하지 않는 습관을 들입니다. 그 밥을 지방으로 몸에 붙였다가 다시 떼어내는 데 걸리는 시간과 노력을 비교해 어느 쪽이 더 아까운지 따져보기 바랍니다. 밥그릇에 남긴 밥만큼 몸에 붙을 지방을 줄일 수 있습니다.

현미나 잡곡밥이 GI가 낮다고는 하지만 실제로는 반찬과 함께 먹기 때문에 식사 전체로 보면 밥의 GI는 중요도가 낮아집니다. 전체 식사의 GI는 밥에만 좌우되는 게 아니고 반찬의 당분이 적을수록, 섬유소와 단백질이 많을수록 낮아집니다.

한식은 단백질이 상대적으로 적으니 육류나 달걀 등 포만감이 큰 동물성 식품은 악착같이 챙겨먹습니다. (당연히 비계나 껍질은 떼어내고요.) 밥을 덜어내서 허기가 지는 부분은 순수 단백질 음식으로 채웁니다. 고기는 다이어트의 적이 아니니 살코기나 생선, 달걀 같은 고단백 저지방 위주로 충분히 먹습니다. 밥 100g(150kcal)을 줄였다면 순수 살코기 50g이나 달걀 1개(약80kcal)를 추가해 포만감을 높입니다.

튀김류는 가능한 한 피하고, 분쇄육으로 된 소시지나 너겟 등의 가공식품보다는 원형을 유지한 재료를 활용하는 편이 열량 관리와 포만감 관리 차원에서 모두 좋습니다. 분쇄육은 성형 과정에서 다량의 전분과 비계 등 지방이 들어가는 데다 본래 형태를 유지하는 고기보다 소화도 빨라 금세 배가 고파집니다. 냉동 육류나 필요하다면 훈제 등 조리를 끝내고 소포장한 닭고기를 활용해도 됩니다.

외식

살을 빼려고 할 때 가장 큰 장벽은 외식입니다. 일반적인 한식은 삼겹살, 차돌박이, 내장 등 고지방 부위, 삼계탕 같은 터무니없는 고지방 메뉴만 고르지 않는다면 밥만 덜어내면 됩니다. 단, 볶음 요리의 양념류는 대개 기름과 당분이 섞여 열량이 높습니다. 양념은 최대한 털어내 남깁니다. 제육볶음이나 불고기 등 육류는 비계를 떼고, 닭고기, 오리고기는 껍질을 벗겨냅니다. 눈치가 보인다고요? 그 때문에 지금까지 살이 쪘을지도 모릅니다. 그걸로 눈치 주는 사람이 센스 없는 겁니다.

중식에서는 가능한 볶음류나 튀김류는 줄이고, 소스가 열량의 원천이니 가능한 한 면과 건더기만 먹습니다. 밥을 덜어내듯 면도 약간은 남기는 센스가 필요하겠죠. 중식은 볶음과 튀김이 많아 유독 열량이 높은데 특히 짜장면은 비계가 많은 고기를 쓰는 데다가 사람들은 기름에 볶은 장까지 다 먹곤 합니다. 정히 짜장면을 먹는다면 면만 먹고 장은 남깁시다. 짬뽕처럼 볶은 후 국물을 부어 만든 음식은 지방의 상당량이 국물에 남기 때문에 면과 해물, 채소 건더기만 먹고 국물을 남기면 열량 섭취를 다소 줄일 수 있죠.

대부분의 국수류는 탄수화물 위주로 단백질이 부족하므로 식사 후에 삶은 달걀 등을 추가하면 좋습니다. 돈가스나 탕수육 등 튀김류의 열량은 주로 튀김옷과 소스에 몰려 있으니 튀김옷이 얇은 메뉴를 고르거나 절반만이라도 떼어내고, 소스는 최소한만 남기고 걷어냅니다.

한국인의 식단에서는 회식 메뉴 중에 고열량이 많습니다. 삼겹살은 목살이나 수육으로 바꾸고, 지방 가득한 꽃등심보다는 안심이나 부챗살 스테이크가 낫습니다. 해산물은 튀기거나 기름진 양념이 된 것만 아니면 대체로 다이어트 하는 사람들도 안심하고 먹을 수 있습니다.

거리음식이나 분식, 편의점 음식도 외식 메뉴의 하나로 본다면 떡볶이는 다이어트 관점에서는 가장 나쁜 선택입니다. 떡 자체의 탄수화물에 더해 국물에도 많은 양념이 들어가기 때문이죠. 순대는 그 자체로는 탄수화물 위주의 식품이지만 철분과 미네랄이 많고 곁들여 먹는 내장에 풍부한 영양이 있으니 극도의 다이어트를 해야 하는 경우가 아니라면 적어도 70점짜리는 됩니다.

김밥도 그 자체로는 탄수화물이 압도적인 식품입니다. 작은 김밥 2개를 먹기보다는 김밥 한 개에 어묵이나 달걀 같은 단백질 식품과 함께 먹는 편이 같은 열량에서도 포만감과 단백질 보충에 유리합니다.

토스트나 핫도그, 샌드위치는 내용물에 따라 영양이 극과 극으로 갈라집니다. 소시지나 햄처럼 갈아서 만든 육가공품은 제대로 만든 일부 제품을 제외하면 단백질은 그리 높지 않고 지방이 압도적입니다. 이보다는 고기의 통살로 내용물을 채운 제품을 택합니다.

버거류는 단품으로 잘만 고르면 좋은 대안이 될 수 있습니다. 최근 여러 프랜차이즈에서 아침 메뉴로 많이 내놓는 에그 머핀 샌드위치는 과거 길거리 토스트의 패스트푸드점 버전 정도 됩니다. 커피나 우유 등과 짝을 이루면 열량이 낮고 부담 없이 먹을 수 있는 아침 메뉴입니다.

일반적인 버거 종류에서는 쇠고기 패티보다는 닭가슴살이나 닭다리가 통으로 든 패티가 대체로 단백질도 많고 열량이 낮습니다. 다이어트 중이라면 소스를 빼거나 조금만 넣어달라고 요청할 수도 있습니다. 최근 유행하는 주문형 샌드위치도 마찬가지입니다. 닭고기나 칠면조, 달걀이 다른 속재료에 비해 대체로 열량 구성이 좋습니다. 다이어트 관점에서 최악의 속재료는 아보카도나 치즈류, 와규 등 고지방 육류입니다.

햄버거는 그 자체보다는 감자튀김과 탄산음료의 세트가 고민을 안겨 줍니다. 다행히 많은 체인점들이 감자튀김은 샐러드나 닭 안심살 같은 사이드 메뉴로 바꿔주기도 합니다. 탄산음료는 가능하면 다이어트 콜라나 커피, 우유 등으로 바꿔 먹습니다.

피자는 가능한 한 피하는 게 좋지만 정히 먹겠다면 도우가 얇은 씬 피자로 고릅니다. 치킨도 기름을 빼서 구운 제품이 좋지만 꼭 튀긴 것을 먹어야 한다면 튀김옷과 껍질은 제거합니다. 닭의 다릿살에는 대퇴

삼각에 해당하는 큰 지방 덩어리 하나가 살 중간에 숨어 있으니 꼭 떼어냅니다.

간편식

최근에는 일반 가정에서도 편의점이나 마트에서 쉽게 살 수 있는 간편식을 많이 활용합니다. 과거엔 여러 재료를 따로 사다가 조리해야 했던 스파게티나 볶음밥, 각종 국이나 찌개류도 이젠 완제품으로 포장되어 집에서는 볶거나 전자레인지에 돌리는 등 최소한의 조리 과정만 거치면 먹을 수 있습니다.

그런데 이런 간편식은 원래의 요리에 비해 재료가 부실한 경우가 많습니다. 탄수화물과 지방만 많고 단백질은 적죠. 그도 그럴 것이 육류, 달걀 등 단백질 재료는 대체로 단가가 비싸고 유통 과정에서 본래의 맛을 유지하기도 어렵기 때문입니다. 그래서 막상 뜯어보면 육개장에 고기는 없고 국물과 채소만 가득하거나 해물 볶음밥이라면서 해물은 돋보기를 들이대야 볼 수 있는 경우도 많죠. 살이 찔 만큼 식사량이 많은 사람에게 웬만한 간편식 1인분은 사실상 0.5인분입니다.

이때는 조리 과정에서 단백질 재료나 채소류를 추가해 탄수화물이나 지방의 추가 없이 포만감을 높이는 게 좋습니다. 소규모 식당들에서 완제품 볶음밥을 큰 포장으로 사다가 해물이나 쇠고기 등의 재료만 추가하고 조리해서 메뉴로 내놓는다는 건 공공연히 알려진 사실이죠. 가정에서도 따라하지 못할 이유가 없습니다. 이때 활용하기 좋은 고단백 저열량 재료에는 해동과 조리가 간편한 닭 안심, 돼지 안심, 쇠고기 사태 같은 살코기, 냉동 오징어나 낙지, 명태포나 흰 살 생선, 어느 메뉴에나 잘 어울리는 달걀, 냉동굴, 꽁치캔, 기름을 덜어낸 참치캔 등입니다. 본인 취향에 맞는 재료를 골라 쓰면 됩니다. 대부분의 동물성 식품은 순수 살코기 100그램에 15~24g 남짓 되는 양질의 단백질을 포함하고 있습니다.

한편 양배추나 당근, 양파, 브로콜리 등의 채소류도 열량 추가 없이 음식의 양을 늘려 포만감을 높이기에 좋습니다. 사정상 번거롭다면 브로콜리나 당근처럼 단단한 채소류는 미리 다듬어 냉동해 놓은 냉동 채소류도 구입할 수 있습니다.

쉬어가기

포만감 지수

혈당 변화를 나타내는 GI가 있는 것처럼 식품의 포만감을 나타내는 지수는 없을까요? 식품에 대한 갖은 잡다한 지수들이 있지만 궁극적으로는 '적게 먹기'만큼 다이어트에 직접 관계된 것도 없는데 말이죠. 포만감은 GI, 섬유소나 단백질의 양, 부피, 수분 함량, 열량 등 여러 변수의 복합적인 결과라 어느 하나만으로 수치화하기는 어렵습니다. 그래서 간접적인 방법, 그 뒤에 얼마나 먹는지의 행동으로 파악하는 수밖에 없죠.

1995년에 호주에서 흥미로운 연구 결과가 나옵니다.[24] 40여 명의 실험 참여자들에게 240kcal에 해당하는 여러 종류의 식품을 먹게 합니다. 서구권에서 일상적으로 접하는 빵, 감자, 오트밀, 케이크, 쿠키, 팝콘, 아이스크림 등 총 38가지의 식품입니다. 과일처럼 중량당 열량이 낮은 식품은 양을 많이 먹었을 테고, 아이스크림 같은 건 작은 컵 정도에 불과했겠죠.

240kcal의 식사를 끝내고 2시간 후, 이번엔 근사한 뷔페가 기다립니다. 참가자들은 뷔페를 배부를 때까지 먹고, 얼마만큼의 열량을 먹었는지를 기록합니다. 흰빵을 먹은 후 뷔페에서 먹은 열량을 100이라고 치고, 같은 사람이 다른 식품을 먹은 후에는 얼마만큼 먹는지를 비교합니다. 많이 먹었을수록 낮은 수치를, 적게 먹었을수록 높은 수치를 적용합니다. 즉, 2시간 전 먹은 240kcal가 얼마만큼의 포만감을 주었는지를 비교한 것이죠. 그 뒤 식품별로 40명의 수치를 합계해 평균을 냅니다. 이 수치가 포만감 지수(Satiety Index)입니다. 일반적인 인식에서는 다소 의외일 수도 있습니다.

흰빵(기준)	100	크라상	47	케이크	65	일반 파스타	119
크래커	127	도넛	68	감자튀김	116	찐 감자	323
브라운 파스타	188	백미	138	현미	132	감자튀김	91
초코바	70	땅콩	84	요구르트	88	렌틸콩	133
아이스크림	96	젤리빈	118	팝콘	154	쇠고기	176
치즈	146	찐 달걀	150	베이크빈	168	체중조절 시리얼	116
흰 살 생선	226	무슬리	100	저GI 시리얼	112	콘플레이크	118
벌꿀 시리얼	132	올브랜 시리얼	151	오트밀	209	바나나	118
포도	162	사과	197	오렌지	202	잡곡빵	154
통밀빵	157	쿠키	120				

포만감 지수

압도적으로 높은 것이 찐 감자로, 평균 323의 어마어마한 수치입니다. 지금까지는 GI가 높다는 이유로 다이어트 식단에서 배척을 당한 것을 생각하면 다소 당혹스러운 결과일 수 있습니다. 감자의 100g당 열량이 60~70kcal로 쌀밥이나 고구마의 절반에 불과한 영향이 큰 듯합니다. 240kcal면 무려 400g 가까이를 먹어야 한다는 의미니까요. GI수치의 유용성이 의심받는 상황에서 본인이 감자를 더 좋아한다면 다이어트 식단에서 굳이 빼야 할 이유는 없어 보입니다. 단, 찐 감자에 한한 것일 뿐 감자튀김이나 감자칩은 해당하지 않습니다.

감자에 이어 2위는 225의 흰 살 생선, 전통적인 다이어트식인 오트밀은 209, 오렌지가 202로 매우 높은 수치이고, 사과도 그에 육박하는 높은 수치입니다. 전반적으로 150 이상의 수치라면 포만감이 매우 높다고 할 수 있습니다. 주의할 것은 한국에서 판매되는 대부분의 건강빵은 잡곡의 함량이 매우 적어 여기서 언급한 통밀빵이나 잡곡빵과는 거리가 멉니다.

과자류가 포만감이 낮은 것은 예상한 결과지만, 시리얼 종류가 다이어트용이든 일반 시리얼이든 가릴 것 없이 모두 포만감이 낮게 찍힌 것은 유념해볼 점입니다. 다이어트식으로 꼽히는 현미나 바나나 역시 예상과 달리 안 좋은 결과를 보였고, 포만감이 높다는 땅콩도 모두에게 그런 건 아닌 것 같습니다.

우리의 일상에 가까운 직관적인 실험이었던 만큼 포만감이 큰 음식을 찾는다면 참고가 되지 않을까 합니다.

Chapter
03
신진대사와 감량의 로드맵

몸과 다이어트에 관한 기초 상식을 짚었으니 이젠 시야를 넓혀 큰 그림을 볼 차례입니다. 체중 조절은 쓰는 에너지, 즉 신진대사와 먹는 음식량과의 균형으로 결정됩니다. 그렇다면 내 몸이 얼마만큼의 에너지를 쓰는지, 내가 먹는 음식은 얼마만큼의 열량을 내는지를 대략적으로 그려볼 수 있어야 다이어트의 큰 틀을 짤 수 있습니다.

물론 사람의 몸은 기계가 아니기 때문에 이런 수치들이 처음부터 완벽히 맞아떨어지지는 않을 겁니다, 한때 통했던 방법조차 시간이 지나고 몸이 변하면 안 통하기도 합니다. 따라서 다이어트도 끊임없이 고치고 지금의 상태에 맞춰 나가야 합니다. 이제 다이어트의 시작점과 경로, 목적지의 큰 로드맵을 그리는 법을 알아보겠습니다.

내가 얼마를 먹어야 하는지를 따지려면 일단 내가 하루에 소모하는 에너지의 총량(TDEE, Total Daily Energy Expenditure)을 알아야 합니다. 에너지 총량은 다이어트에 관한 열량 계산에서 가장 기본이 되는 수치로, 체중을 유지한다는 의미에서 일일 유지 열량(Daily maintenance calories)이라고도 합니다. 유지 열량은 체형, 성별, 몸무게, 식사량, 활동량, 선천적 요소 등등 헤아릴 수 없이 많은 요소들에 좌우됩니다.

신진대사를 이루는 3요소±α

우리 몸이 쓰는 에너지는 크게 보아 기초대사량과 소화 에너지, 활동 대사량으로 구성됩니다. 하지만 이 셋은 항상 일정하지는 않으며, 우리 몸은 에너지를 절약하거나, 때로는 낭비하는 적응 메커니즘도 별도로 갖고 있습니다.

기초대사량

기초대사량(BMR, Basal Metabolic Rate)은 생존을 위해 기본적으로 소모하는 에너지입니다. 심장박동, 호흡, 체온 유지, 면역계, 각종 조직을 유지·보수하는 데에 쓰는 에너지입니다. 실험실에서는 잠에서 막 깬 직후, 일체의 신체활동을 시작하지 않은 상태에서 미동조차 없이 호흡량을 분석해서 측정합니다. 대부분의 일반인은 전체 에너지 소비의 60~70%를 기초대사에 쓰고, 운동선수나 일부 육체 노동자처럼 활동량이 아주 많은 사람도 기초대사량이 전체 에너지 소비의 50~60%에 이릅니다.

기초대사량은 실험실에서 재면 가장 정확하겠지만 과정이 까다롭다 보니 대개 나이, 키, 몸무게로 약산합니다. 이 수치는 1919년에 만들어진 해리스-베네딕트 공식을 시작으로 여러 차례 수정, 보완되어 현재는 아래의 두 가지 공식이 많이 쓰입니다.

미플린 공식

남성 : (10×체중) + (6.25×신장) − (5×나이) + 5

여성 : (10×체중) + (6.25×신장) − (5×나이) − 161

캐치-맥아들 공식

370 + (21.6×체지방을 제외한 체중)   체중(kg), 신장(cm)

체중, 신장, 나이를 이용할 때는 미플린 공식이 간편합니다. 운동하는 분들이 흔히 참고하는 체성분 검사기상의 기초대사량은 대개 캐치-맥아들 공식을 기반으로 하죠. 미플린 공식에 체중 80kg, 신장 175cm, 37세의 남성을 입력해보면 기초대사량이 1,714kcal로 나옵니다. 체중 55kg, 신장 165cm, 29세 여성의 기초대사량은 약 1,275kcal이죠. 공식이 잘 기억나지 않으면 체중에 22~23 정도 곱하면 대략 비슷하게 나옵니다.

하지만 기초대사량은 그때그때 변하고, 미플린 공식이든 캐치-맥아들 공식이든 몸의 크기로 추산한 이상 그저 참고치일 뿐 정확하지는 않습니다. 사람마다 체중당, 근육량당 기초대사량의 차이가 있기 때문이죠.

기초대사량과 유사한 수치로 휴식 대사량(RMR, Resting Metabolic Rate)이 있는데, 기상 직후가 아닌 평상시에 전혀 움직이지 않을 때 소모하는 대사량을 말합니다. 기초대사량보다 측정이 쉬워서 실제 실험에서는 휴식 대사량을 측정하는 예가 많습니다. 휴식 대사량은 대개 기초대사량보다 약간 높습니다.

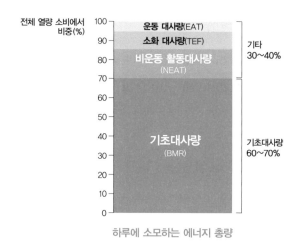

하루에 소모하는 에너지 총량

소화 대사량

소화 대사량(TEF, Thermal Effect of Food)은 음식을 먹었을 때 소화에 소모되는 에너지를 말합니다. 음식의 상태, 영양소의 종류에 따라 제각각이지만 평균적으로 전체 에너지 소비의 10% 정도로 봅니다.

다이어트 관점에서는 소화에 쓰는 에너지가 많을수록 유리합니다. 탄수화물이 많을수록, 가공·정제했거나 액체 상태일수록 소화에 에너지를 덜 씁니다. 단백질이 많을수록, 가공이 안 된 원물 형태일수록 소화에 더 많은 에너지를 씁니다. 밥이나 면보다는 고기가, 주스보다는 생과일이, 분쇄육보다는 덩어리 고기가, 갈아놓은 미숫가루나 선식보다는 알곡이 살아 있는 잡곡밥이 소화에 더 많은 에너지를 씁니다. 녹색 채소류는 섬유소가 거의 대부분이라 많이 먹어도 남는 열량은 그리 많지 않습니다.

따라서 수치상 동일한 700kcal의 한 끼니도 빵과 과자로 먹은 것과 잡곡밥에 고기와 채소로 쌈밥을 먹은 것과는 소화 에너지만으로도 체지방 축적에서 차이를 보이게 되죠. 실제로는 포만감 유지 등 간접적인 효과까지 더해져 둘의 차이는 더 커집니다.

활동대사량

기초대사량에 소화 대사량을 더하면 이미 총 열량 소모의 70~80%가 됩니다. 이제 나머지 20~30%가 우리가 평상시 움직이며 소모하는 에너지, 즉 활동대사량입니다. 운동만으로 살을 빼고픈 사람에게는 난감하리만큼 적습니다. 사실 우리 몸은 에너지 효율로 치면 현대의 어떤 기술로도 따라잡지 못할 어마어마한 고효율 기계죠.

활동대사량은 둘로 나뉩니다. 니트라고도 하는 비운동 활동대사(NEAT, Non Exercise Activity Thermogenesis)로 간단히 말해 일상에서 소모하는 에너지입니다. 장을 보고, 직장을 오가고, 청소하고, 요리하는 등 잡다한 활동에 쓰는 에너지죠. 딱히 고강도 운동을 하지 않는 일반인이라면 활동대사량의 대부분을 차지합니다.

또 하나가 드디어 운동을 통해 소모하는 에너지, 운동대사(EAT, Exercise Activity Thermogenesis)입니다. 체중 50kg의 평범한 여성이 30분 정도 걸으면 100~150kcal쯤 태우니까 하루 총 섭취 열량에서 대략 5~7.5% 정도 될 겁니다. 나름 운동을 했다는 마음의 위안은 되겠지만 비운동 활동대사만도 못한 열량이죠.

적응 대사량 ★★★★★

기초대사량, 소화 대사량, 활동대사량으로 하루에 소모하는 신진대사(TDEE)의 큰 틀은 완성됩니다. 그런데 마지막으로 여기에 변화구 하나가 날아옵니다. 바로 적응 대사량(AT, Adaptive Thermogenesis)입니다. 적응 대사량은 딱히 어디에 쓰이는 에너지를 말하는 게 아니고 에너지 밸런스에 따라 신진대사가 유동적으로 변하는 메커니즘을 말합니다. 요요현상, 다이어트 정체기의 원흉으로 지목받는 게 바로 적응 대사량입니다. 몸은 열량 공급이 충분할 때는 남아도는 에너지를 펑펑 써버리고, 반대로 다이어트로 에너지 공급이 줄면 절약 모드로 들어가 에너지 사용을 줄입니다. 먹는 양이 줄면 신진대사도 낮아진다는 건 이미 흔한 상식이 되었죠.

다이어트로 신진대사가 줄어드는 메커니즘에 대해서는 그동안 많은 연구가 있었습니다. 일단 감량으로 체중과 근육량이 줄어드니 총에너지의 소비가 줄어드는 건 당연합니다. 그런데 같은 체중, 같은 근육량에서 '뚱뚱했다가 체중을 줄인 사람'과 '원래부터 그 체중이었던 사람' 사이에 소비 에너지에서 차이가 난다는 것이죠.

지금까지는 섭취 열량이 줄면 기초대사량이 크게 줄어든다고 여겼습니다. 그런데 최근 여러 연구에 따르면, 동일인이 같은 근육량이라면 다이어트 중 기초대사량은 당초에 알려졌던 만큼의 큰 변화가 없고, 다이어트가 길어진다 해도 고작 5~10%에 불과했습니다. 이 정도로는 다이어트 속도에 약간의 영향은 미칠 수 있겠지만 다이어트 자체를 되돌릴 만큼의 큰 변화는 아닙니다.

그럼 다이어트로 감소한 에너지 소비는 대체 정체가 뭘까요? 사람은 에너지가 부족하면 무의식중에 평상시 신체활동, 즉 비운동 활동대사(NEAT)를 줄입니다.[25, 26] 무기력해지고, 잠이 많아지고, 평소 하던 활동도 하기 싫어지고, 심지어 걸음도 느려지고, 다리 떨림·기지개·손장난 같은 습관적인 동작도 줄어듭니다. 이는 의지만으로는 통제가 불가능해 알면서도 당할 수밖에 없습니다.

또한 같은 움직임에서도 에너지를 최소로 쓰도록 근신경이 바뀝니다. 큰 동작이 줄고, 꼭 필요한 만큼의 작은 동작만 구사하게 됩니다. 좋게 말하면 에너지 효율이 좋아진다는 의미죠. 이전에는 5km를 걸을 때 300kcal를 썼다면, 장기간 다이어트 후에는 그보다 적은 열량을 씁니다. 자동차로 치면 시동을 걸어놨을 때의 연료 소모량(기초대사량)은 같지만 달릴 때 기름을 덜 먹도록 연비가 높아졌다는 의미입니다. 이는 다이어트가 길어질수록 운동을 통해 살을 빼는 게 점점 힘들어지는 것과도 일맥상통하죠.

그럼 이런 문제가 먹는 것을 줄였을 때만 생길까요? 먹는 건 놔두고 운동을 아주 많이 한다면 어떨까요? 영양 부족과 운동량 과다는 '에너지 부족'이라는 차원에서 동전의 양면입니다. 운동으로 에너지 소비량을 늘리는 건 한계가 있습니다. 과도한 운동을 하면 몸은 다른 쪽에서 소비를 줄여 전체 에너지의 소비를 적정 범위로 유지하려 하기 때문이죠. 각국에서 300여 명의 활동량과 에너지 소비를 비교한 대규모 연구에서도 처음에는 신체 활동이 늘수록 에너지 소비도 늘지만, 활동량이 일정 수준을 넘어서면 일상의 에너지 소비가 줄면서 증가분을 상쇄해

버렸습니다. 결국 에너지 소비 총량은 일정 수준 이상으로는 올라가지 못했습니다.[27]

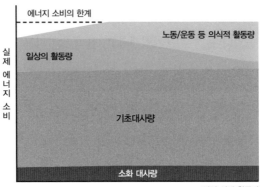

운동량과 일일 에너지 소비량

예를 들어, 1시간 운동을 하던 사람이 3시간 운동한다고 살이 3배 빨리 빠지지 않는 건 많은 분들이 경험하는 사실입니다. 뼈 빠지게 땀 흘리고 온 것까지는 좋은데 남은 시간에는 꼼짝도 안 하고 소파에 앉아 리모컨만 만지작거리게 됩니다. 결국 하루 전체의 에너지 소모로 보면 1시간 운동하고 나머지 시간을 활기차게 보냈을 때나 별반 다를 게 없죠. 시간만 허비하고 피로와 골병만 남습니다.

이 문제는 다이어트 후에 특히 골칫거리가 됩니다. 하루 몇 시간씩 과중한 운동을 해서 살을 뺐다면, 운동량을 정상으로 줄였을 때 원래부터 정상적인 운동을 해온 사람보다 살이 잘 붙는 '운동요요' 경향을 보입니다. 운동량과 달리 습관으로 굳어진 생활 패턴이나 식사량은 바로 바뀌지 않기 때문입니다. 은퇴한 운동선수들이 체중 관리에 애를 먹는 것도 비슷한 맥락입니다.

에너지 소비량을 늘리는 법

지금까지의 내용들을 종합해 보면 일일 에너지 소비를 늘리는 방법은 다음과 같습니다.

운동 대사량을 높이기 위해 죽어라 운동한다

할 수만 있다면 살을 뺄 수는 있겠지만 효율적이지 않습니다. 선수마 냥 두세 시간 죽어라 운동해도 라면 한 개에 공깃밥 하나 말아 먹은 만 큼도 못 태운다는 걸 생각하면 암울해지죠. 우리 몸도 감당할 수 있는 운동량의 한계가 있으니 '배부르게 먹고 운동 많이 해서 빼야지' 식의 접근은 골병들기 십상입니다. 게다가 앞에서 언급한 것처럼 우리 몸은 거꾸로 평상시 에너지 소비를 줄게 해 뒤통수를 칠 수도 있으니까요.

비운동 활동대사량을 올리기 위해 평소에 많이 움직인다

시간과 노력에 대비해 합리적인 방법입니다. 따로 운동할 시간을 낼 수 없거나 고도비만인 사람에게 특히 좋은 방법입니다. 억지로 짬 내 서 옷 갈아입고 걷기 운동을 하느니 어차피 버스 안에서 핸드폰이나 만지작거릴 시간에 10분만 보태 집까지 걸어가면 됩니다. 도시에 산다 면 가까운 거리는 버스를 타나 걸어가나 차이가 크지도 않습니다. 덤 으로 교통비도 아낍니다. 엘리베이터 대신 계단을 이용하고, 조금 먼 마트에 배낭 하나 지고 장을 보러 가도 됩니다.

　하지만 이 역시 공깃밥 하나만큼도 더 태우기 힘든 만큼 식사 관리를 병행하지 않고는 한계가 있습니다.

소화 대사량이 높은 식품을 골라먹는다

비교적 쉬운 방법입니다. 대체로 건강에 유익한 식품이 소화 대사량도 높은 경향이 있으니 일석이조입니다. 하지만 소화 대사량은 고작 10%, 높아 봐야 20~30% 정도가 한계이니 살코기만 평생 입에 달고 살 게 아니라면 역시나 이것 하나만으로는 부족합니다.

기초대사량을 높인다

기초대사량을 높이라는 건 각종 다이어트 자료에 단골로 등장하는 내용입니다. 에너지 소비의 70%를 차지하고 있으니 이놈부터 좀 어떻게 해 보고 싶어지는 게 당연합니다. 하지만 현실적으로 기초대사량을 높이는 건 쉬운 일이 아닙니다.

흔히 '근육량을 늘리면 기초대사량이 올라간다'고 합니다. 문제는 정작 다이어트를 하면 대부분 근육량은 줄거나 유지하는 정도라는 거죠. 아주 효율적인 다이어트로 근육량이 늘어난다 해도 근육 1kg이 소모하는 기초대사량은 10~13kcal 정도니까 하루에 밥 한 숟가락도 안 됩니다. 보디빌더처럼 몸이 엄청 커지지 않는 한 근육량 증가로 기초대사량을 체감할 만큼 높일 수는 없습니다. 게다가 미플린 공식에도 나오지만 기초대사량을 결정하는 가장 큰 요소는 체중입니다. 체중은 줄어드는데 기초대사량만 높아지는 경우는 보기 어렵습니다.

사실 근육량이 많아지는 만큼 의미 있게 늘어나는 건 기초대사량보다는 활동대사량입니다. 근육량이 많아지면 기초대사량이 높아져서 운동을 안 해도 저절로 에너지가 많이 탄다고요? 이런 멘트는 빵점만 면했을 뿐 낙제 수준입니다. 근육이 많아져도 그걸 움직여야 에너지를 더 태웁니다. 현역에서 은퇴한 운동선수들이 그렇듯이 제아무리 근육

대장이라도 안 움직이면 살찝니다.

그럼 몸 크기와 타고난 체질, 나이를 빼고 기초대사량을 좌우하는 가장 큰 요소가 뭘까요? 얄궂게도 먹는 양입니다. 그럼 기초대사량을 높이기 위해 많이 먹어야 하나요? 아니면 살을 빼기 위해 덜 먹어야 하나요? 이건 다이어트에서 부딪치는 최대의 딜레마입니다.

최근의 다이어트법들에서 하나같이 내세우는 화두도 기초대사량이나 전체 신진대사를 최대로 유지하면서 동시에 열량 섭취를 줄일 수 있는 비책을 찾는 것이죠. 이를 위해 간헐적 단식, 케토제닉 다이어트, 칼로리 사이클링, 심지어 무슨 해독 다이어트 등등 수많은 방식들이 등장합니다. 하지만 이런 노력들에도 불구하고 아직까지 섭취 열량을 줄이면서 동시에 신진대사 감소를 완전히 막는 방법은 발견하지 못했습니다.

열량 계산하는 법

체중 관리를 처음 시작할 때 부딪치는 가장 큰 장벽은 섭취 열량을 파악하는 것입니다. 실제로도 가장 흔히 실수하는 부분이기도 하고요.

내가 먹은 열량, 얼마나 정확히 알고 있을까?

다이어트 하는 사람들은 대부분 자신이 먹은 열량을 실제보다 과소평가합니다. 굳이 먼 외국의 연구를 들이대지 않아도 실제로 현장 상담에서 바로 확인할 수 있습니다. '맙소사, 이 음식의 열량이 그 정도였어요?'라는 반응이 한둘이 아닙니다. 실제로 열량을 전혀 가늠하지 못하는 사람들에게는 공통적인 패턴이 있습니다.

- 음료나 술의 열량을 계산에 넣지 않는다.
- 과일이나 샐러드, 토핑, 사리, 소스처럼 본 음식에 추가하는 열량을 과소평가한다.
- 몸에 좋다는 식품은 살이 안 찐다고 착각한다.
- 먹은 양을 대충 어림만 하지 무게로는 가늠하지 못한다.
- 열량 계산표를 잘못 읽는다.
- 외식에서 숨은 열량을 놓친다.
- 오며가며 하나둘 집어먹는 음식을 고려하지 않는다.

- 인터넷, 건강 프로그램 등의 잘못된 영양 정보를 신뢰한다.
- 적게 먹은 날만 기억하고 많이 먹은 날은 계산하지 않는다.

대부분은 본인이 기록만 잘하면 넘어갈 수 있는 문제입니다. 열량 계산에서 대원칙은 분명합니다.

"입에 들어가는 건 맹물만 빼고 모두!"

이 하나만 지켜도 열량 계산에서 실수할 일은 크게 줄어듭니다. 그럼 이걸 정확히 파악해서 열량표대로 계산하면 열량이 정확히 나올까요? 사실 그렇지는 않습니다. 모든 식품은 동물이든 식물이든 기본적으로 생명체의 몸이라 항상 균일할 수는 없으니까요. 체지방이 많은 사람이 있고 근육이 많은 사람이 있는 것처럼 동식물 역시 개체에 따라, 계절에 따라, 가공 과정에 따라 생기는 오차가 있습니다. 이 때문에 영양 성분표도 허용 오차를 두고 있는데, 열량이나 3대 영양소 함량 등은 표시된 수치에서 80% 이상 120% 미만이어야 합니다. 즉 허용 오차 범위가 위아래로 각각 20%나 되니 어떤 영양 분석도 칼같이 맞을 수 없다는 점을 감안하기 바랍니다.

모든 열량은 먹는 열량이든 쓰는 열량이든 수치로는 대략적인 그림만 파악할 뿐이고 실제로 실천 과정에서 끊임없이 보정해야 합니다.

영양 성분표 읽는 법

식품의 영양 성분표를 의외로 많은 사람들이 잘못 보는 것 같습니다.

다음의 표는 주변에서 흔히 볼 수 있는 국내산 과자류의 전형적인 영양 성분표입니다.

영양 정보			총 내용량 90g 30g당 150kcal	
30g당	1일 영양 성분 기준치에 대한 비율		총 내용량당	
나트륨 200mg		10%	610mg	31%
탄수화물 18g		6%	55g	17%
당류 1.8g		2%	5g	5%
지방 8g		15%	24g	44%
트랜스지방 0g			0g	
포화지방 2.5g		17%	7g	47%
콜레스테롤 0mg		0%	0mg	0%
단백질 2g		4%	6g	11%
칼슘 53mg		8%	160mg	23%
1일 영양 성분 기준치에 대한 비율(%)은 2,000kcal 기준이므로 개인의 필요 열량에 따라 다를 수 있습니다.				

식품의 영양 성분표

영양 성분표를 볼 때 무조건 첫 번째로 봐야 할 것은 '1회 제공량'입니다. 가장 많은 사람들이 실수하는 부분이죠. 영양 성분은 포장 전체가 아니고 1회 제공량 기준입니다. 이 표는 30g(1/3봉지) 기준으로 표시했으니 저 과자 한 봉지를 다 먹는다면 표의 수치에 모조리 3을 곱해야겠죠. 즉 한 봉지 전체에는 보통의 즉석밥 1.5개에 해당하는 450kcal가 든 셈입니다. (그런데 90g의 과자를 30g씩 3번 나눠 먹는 사람이 비만을 걱정하고 있지는 않을 것 같습니다.)

이처럼 대부분의 영양성분표는 기준이 다소 알쏭달쏭한 1회분을 기준으로 표기하고 있습니다. 어떤 식빵은 10장을 6회분으로 표기해 1.666……장을 1회분으로 봐야 하는 웃지 못할 사례도 있습니다. 이 때문에 영양 성분표를 포장 전체로 오해한 많은 사람들이 예상치보다 몇 배의 열량을 아무 생각 없이 흡입하는 것입니다.

이런 문제가 워낙 심각해 식품의약품안전처에서는 2016년부터 영양성분을 표기할 때 포장 전체나 100g 단위 표기를 권장하고 있습니다. 앞의 표에서는 일부 항목에서만 포장 전체의 영양을 표시하고 있습니다.

1회 제공량을 확인했으면 거기에 해당하는 열량을 살펴보아야 하고, 탄수화물, 단백질, 지방의 3대 영양소를 확인합니다. 탄수화물과 단백질은 1g당 4kcal, 지방은 1g당 9kcal로 표기하는 건 앞에서도 얘기했습니다. 탄수화물에서는 식이섬유와 당류(단순당, Sugars)의 함량을 표기하고, 지방에서는 포화지방과 트랜스지방의 함량을 표기합니다.

위 제품의 경우 1/3봉지인 30g을 기준으로 열량은 150kcal입니다. 탄수화물은 18g 들어 있는데 그 중에 당류가 1.8g이니까 나머지 16.2g은 다당류라는 의미입니다. 지방도 총 8g 중 포화지방은 2.5g이고, 트랜스지방은 거의 없으니[28] 5.5g 남짓의 불포화지방을 포함하고 있을 겁니다.

그런데 꼼꼼한 분들이라면 3대 영양소 수치를 그대로 곱했을 때와 실제 표기된 열량이 다를 수 있다는 것을 눈치챘을 겁니다. $(18 \times 4) + (2 \times 4) + (8 \times 9)$로 계산해보면 152kcal가 나와야 할 것 같은데 150kcal로 표기되어 있네요. 표가 잘못된 걸까요?

첫 번째로 추정할 수 있는 건 반올림에 의한 오차입니다. 3대 영양소 표기는 1g 단위로 반올림된 수치입니다. 이 표는 해당되지 않지만 0.5g 미만 범위에서는 0으로 표시할 수도 있습니다. 그러니 반올림을 고려하면 작은 오차는 있을 수 있죠.

두 번째로 열량 기준이 유별난 영양소가 있습니다. 대표적인 것이 식이섬유죠. 탄수화물로 치지만 1g당 4kcal가 아닌 2kcal로 계산합니다.

에리스리톨, 말티톨, 알룰로스 같은 첨가물도 탄수화물의 일종이지만 열량은 성분에 따라 1g당 0~3kcal까지 제각각 환산합니다.

따라서 실제 식품의 열량은 3대 영양소를 기준으로 직접 계산한 것과 다소 차이가 날 수 있지만 대개 편차가 크지 않기 때문에 표에서 제시하고 있는 열량을 그대로 활용하면 됩니다.

수입 식품의 표기법도 언어가 다른 것을 빼면 기본적으로 국산품과 같습니다. 단, 일부 국가에선 열량을 킬로칼로리(kcal) 대신 킬로줄(kJ, kilojoule)로 표시하는데, 높은 숫자에 놀라지 말고 4.2로 나누면 됩니다. 즉, 420kJ=100kcal입니다.

일부 제품은 '순수 탄수화물(Net Carbs)'이라고 해서 총 탄수화물에서 섬유소와 첨가물을 뺀 '실질적인 열량이 되는 탄수화물'을 따로 표기하기도 합니다. 당뇨나 저탄수화물 다이어트에서처럼 당분을 제한하는 사람들에게 당분이 적다는 사실을 강조하려는 목적도 있습니다.

최근에는 원물에 있는 당류 외에 가공 과정에서 추가한 설탕이나 과당 등을 뜻하는 첨가당(Added Sugars)을 별도로 표기한 제품도 있습니다.

더 자세한 내용은 식품의약품안전처 홈페이지에 공개된 영양 표시 정보 자료를 활용하기 바랍니다.

외식 열량을 대충 계산하는 방법

현실에서는 모든 음식을 저울에 올려 하나하나 열량을 계산해가며 먹을 수 없습니다. 대표적인 것이 외식의 열량입니다. 이탈리아 식당에서 다 조리되어 나온 스파게티를 저울에 올려서 잴 수도 없으니 말이죠. 설사 잰다고 해도 면을 몇 그램이나 썼는지, 올리브유는 얼마나 넣었는지 알 방법이 없습니다. 대형 외식업체에서는 대략적인 영양 성분을 표시하기도 하지만 아닌 곳이 훨씬 많습니다.

이럴 때는 저 역시 대충 때려 맞추는 수밖에 없습니다. 경험적으로 봤을 때 외식 1인분은 대개 600~1,000kcal 사이로 이 안에서 재료에 따라 열량이 높을지 낮을지를 어림합니다. 열량은 볶음과 튀김, 비계 섞인 육류가 많을수록 높아집니다. 가장 무난한 백반은 삼겹살이라도 얹은 게 아니라면 최하에 속하고, 공깃밥을 추가하지 않는 한은 800kcal를 넘지는 않습니다.

반면 육류를 원료로 하는 탕, 찜, 볶음 종류는 열량이 가장 높습니다. 매년 식약처에서 전국의 식당에서 실제 조리해 시판하는 외식을 수거 분석해서 발표하는 외식 영양 성분 자료집[29]을 보면 어떤 부류의 식품을 주의해야 하는지 짐작할 수 있습니다. 다음의 표는 자료집에서 가장 높은 열량을 기록한 10가지 외식 메뉴입니다.

외식 메뉴들의 열량을 따지려면 예전에는 하나하나 인터넷으로 검색해야 했고, 그나마도 엉터리 정보가 넘쳐났죠. 다행히 요즘은 스마트폰에서 쓸 수 있는 피트니스 애플리케이션(삼성헬스, YAZIO 등)에서 전보다 다양한 열량과 영양 성분을 제공하고 있습니다.

식단 관련해서는 데이터베이스를 얼마나 잘 갖췄느냐가 중요한 만큼 여러 애플리케이션을 비교·검토한 후에 본인의 식사 패턴에 맞는 애플리케이션을 사용하기 바랍니다. 공산품에 찍힌! 영양 성분표조차 오차 가능성이 위아래로 20%나 있다는데 대략 어림짐작이라도 할 수 있는 게 어딥니까.

하지만 이런 애플리케이션도 사용자가 영양에 관한 최소한의 기본 지식을 갖추고 있지 않으면 제대로 활용하기 어렵거나 터무니없는 결

순위	음식명	1인분 중량(g)	열량 (kcal)	설명
1	돼지고기 수육	300	1,206	수육은 삼겹살 등 고지방 부위를 주로 쓴다.
2	감자탕	900	960	감자탕용 뼈의 척수는 고지방인 데다 사리와 볶음밥의 열량도 높다.
3	돼지갈비 구이	350	941	고기 자체의 지방과 양념의 당분이 모두 많다.
4	해물 크림소스 스파게티	500	918	해물의 열량은 낮지만 크림소스의 재료인 유크림은 지방이 대부분이다.
5	삼계탕	1000	918	닭고기 자체는 저열량이지만 닭껍질의 열량이 매우 높다.
6	잡채밥	650	885	당면과 밥 모두가 거의 순수한 탄수화물이다.
7	잣죽	700	874	견과류는 기본적으로 지방이 매우 많다.
8	크림소스 스파게티	400	838	유크림보다는 토마토 소스가 낫다.
9	간짜장	650	825	짜장을 볶을 때 많은 기름이 들어간다.
10	삼선 짜장면	700	804	

대표적인 고열량 외식 메뉴

과를 얻을 수 있습니다.

주의할 점은 이런 애플리케이션에서는 가공식품이나 간편식처럼 제조사에서 영양 정보를 제공한 경우에는 수치가 비교적 정확하지만 식당에서 조리해 제공하는 '푸짐한' 외식 메뉴는 오차가 클 수 있습니다. 이때는 식약처의 실측 자료를 참고합니다.

식품안전나라 (http://www.foodsafetykorea.go.kr/) 사이트에서 '건강, 영양 정보〉영양 성분 정보〉식품 영양 성분 DB〉간편 검색' 순서로 찾아 들어가면 수천 종의 외식 메뉴를 정리해 놓은 스프레드시트 파일을 직접 다운로드받을 수 있습니다.

'글루텐 프리'가 의미하는 것

글루텐은 밀이나 귀리(오트), 보리 등의 잡곡류에 들어 있는 식물성 단백질입니다. 과거에 고기나 콩 없이 빵만으로도 생존에 문제없었던 것은 잡곡류에 든 글루텐이 단백질을 제공한 덕분입니다. 농업이 시작되기 이전부터 인류가 1만 년 넘게 먹어 온 귀한 영양소이죠.

그런데 '셀리악병(장 점막이 글루텐에 과민반응을 보이는 희귀 유전질환)'처럼 글루텐을 먹었을 때 탈이 나는 사람이 드물게 있습니다. 그 외에도 밀이나 잡곡류 가공품을 먹으면 소화 장애를 느끼는 사람들도 있죠. 미국에서는 셀리악병 환자가 전체 인구의 1% 이내로 추정되며, 한국인 중에는 극히 드물어서 딱 한 건의 사례가 있습니다. 이런 특이체질을 대상으로 글루텐 프리(GF, Gluten Free) 제품이 시장에 등장합니다. 이런 분들에겐 글루텐 프리는 두 손 들어 환영할 일입니다.

그런데 각종 광고나 온라인에서 글루텐 자체가 건강을 해치고 다이어트를 방해하는 원흉이라 주장하는 자료를 쉽게 찾아볼 수 있습니다. 정말 글루텐이 나쁜 성분이라면 오트밀이나 보리밥도 나쁜 식품일 텐데, 얄궂게도 이것들은 건강식이나 다이어트식으로 이름값을 날립니다. 사실 대부분의 일반인은 글루텐에 신경 쓸 필요가 없습니다. 과거에 글루텐 때문이라고 추정했던 일부 소화기 문제들도 최근에는 다른 원인이었던 것으로 속속 밝혀지고 있죠. 대부분의 전문가들이 글루텐 프리는 그저 가격을 올려 받기 위한 전형적인 공포 마케팅에 불과하다고 말합니다.

물론 전문가들이 뭐라 말하든 내가 찜찜하고 싫어서 글루텐을 피하겠다면 그것도 자유입니다. 소수지만 여전히 글루텐이 나쁘다고 주장하는 전문가가 있는 것도 분명한 사실이니까요. 하지만 유사한 공포 마케팅은 한두 가지가 아닙니다.

소금, 설탕, 유당, 감미료는 이미 십자포화를 맞고 있죠. 한때 포화지방을 악당으로 만든 것과 똑같은 방식으로 이젠 탄수화물 전체를 악당으로 몰아붙이는 사람도 있습니다. 단점이 티끌만큼도 없는 식품은 어차피 존재하지도 않으니 마음만 먹으면 어떤 식품도 악당으로 색칠할 수 있습니다.

글루텐은 곡물의 구조와 영양에서 핵심 성분입니다. 글루텐 프리 식품은 원래 재료에서 밀가루나 글루텐만 뺀다고 만들어지지는 않습니다. 글루텐이 빠지면 탄력이 사라지고, 구수한 맛도 없어지고, 단백질 함량도 떨어집니다. 그래서 설탕이나 합성 감미료, 당알콜 등을 첨가해 구멍 난 맛을 메우고, 탄력을 되살리기 위해 잔탄검, 타피오카 전분 등을 넣습니다. 글루텐 가공식품을 자세히 보면 다른 가공식품보다 성분표가 길고 탄수화물이 많고, 그 중에서도 단순당이 많은 경우를 흔히 봅니다. 그러면서도 가격은 더 비쌉니다. 실제로 2017년 하버드 대학에서는 글루텐 프리가 당뇨 빈도를 높인다는 연구 결과를 발표하기도 했죠.

물론 이런 첨가물도 적정량을 쓴다면 건강에 해롭지는 않습니다. 하지만 그저 찜찜하다고 인류가 1만 년 넘게 먹어온 글루텐을 빼고 그 자리를 다른 첨가물로 채운 음식을 더 많은 돈까지 지불하며 사먹는 게 정말 합리적이고 '더 건강해' 보이나요? 판단은 각자의 몫으로 남기겠습니다.

03
얼마나 먹어야 할까?

1단계 : 나의 유지 열량 파악하기

하루에 얼마를 먹어야 하는지 따지려면 첫 단계로는 하루에 소모하는 열량, 즉 체중을 유지할 때의 일일 섭취량인 TDEE를 알아야 합니다. 앞에서 정부에서 발표한 열량 권장량을 적었지만 그 수치는 일반적인 가이드라인일 뿐이고 실제로는 사람마다 제각각입니다.

열량을 산정하는 계산식 활용하기

학계에는 일일 필요 열량을 산정하는 수많은 계산식이 있지만 어차피 개인별 오차가 크기 때문에 약산식도 무방합니다. 가장 간편한 방법은 본인의 체중(kg)에 일정한 숫자를 곱하는 것입니다. 이 수치는 전문가들마다 각각 달리 제시하고 있지만 요약 정리하면 다음과 같습니다.

- 평소 활동량이 적고 운동량도 적은 일반인 : 30~32
- 하루 한두 시간 남짓 운동을 하는 일반인 : 33~36
- 힘든 육체노동을 하는 사람 : 37~42
- 전문 운동선수 : 43 이상

수치 중에서도 체중 대비해 키가 작거나 근육량이 적을수록, 나이가 많거나 여성에서는 낮은 수치를, 체중 대비해 키가 크거나 근육량이 많거나 나이가 젊거나 남성은 높은 수치를 적용합니다. 예를 들어보겠습니다. 평소 운동도 거의 하지 않고 집에서 종일 게임만 하는 배만 불룩한 65kg의 키 작은 무직 남성라면 1,950kcal(65×30), 매일 한 시간 크로스핏을 배우는 55kg의 몸매가 탄탄한 전업주부라면 1,925kcal(55×35), 78kg의 남자 택배 기사라면 3,276kcal(78×42), 94kg의 크고 건장한 남자 야구 선수라면 4,042kcal(94×43) 이상이 되겠죠.

이 수치는 일반인에 비해 운동량이 아주 많은 극단적인 조건의 운동선수나 특수한 상황에서는 차이가 날 수 있습니다.

피트니스 밴드, 스마트 밴드 활용하기

또 한 가지 방법은 최근 널리 쓰이는 피트니스 밴드, 스마트 밴드입니다. 최신형 밴드들은 착용자의 심박수와 활동량을 24시간 추적해 총 소모 열량을 계산해 줍니다. 대체로 정확한 편이지만 평소 운동을 많이 하고 신체 능력이 우수해 심박수가 항상 낮은 사람은 기종에 따라 다소 낮게 잡히기도 합니다. 이런 경우는 식사량 역추산하기 방법을 적절히 활용합니다.

평소 식사량으로 역추산하기

가장 직관적이면서도 정확한 방법은 본인이 평소 체중을 유지할 때 먹는 식사량으로 역추산하는 것입니다. 가장 추천하는 방식입니다. 아침에 시리얼, 점심에 백반(한 그릇), 저녁에 집밥 한 그릇으로 세 끼를 먹고 중간에 간식을 한 번 먹어서 한 달째 체중을 그대로 유지하고 있다면 자신의 유지 열량은 그 모두를 합친 값입니다. 지극히 상식적인 방법이죠.

굳이 수치로 열량을 뽑아내지 않아도 어느 정도 양이라는 감을 가지고 있으면 그걸로 족합니다. 사실 하루하루 섭취하는 미세한 열량의 변화는 우리 몸이 스스로 신진대사를 바꿔 흡수해 버리니 너무 작은 수치에 연연할 필요는 없습니다.

2단계 : 얼마만큼 줄일까?

지금부터는 약간의 계산이 필요합니다. 너무 적게 줄이면 감량 효과가 거의 없을 테고, 너무 많이 줄이면 근육을 잃고 신진대사가 크게 떨어져 나중에 역풍을 맞게 됩니다.

일반적인 안전치는 유지 열량에서 약 20%를 덜 먹는 것입니다. 기초대사량보다 조금 더 먹는 수준으로, 감량 속도와 신진대사 유지를 모두 감안한 황금률입니다. 일일 유지 열량이 2,000kcal라면 1,600kcal로, 2,500kcal라면 2,000kcal로 가이드라인을 잡습니다.

미니 컷과 같은 단기간의 고강도 다이어트나 고도비만인의 감량에서는 30% 이상 줄이기도 하는데, 이런 저열량 섭취를 장기간 지속하면 근육을 잃고 신진대사를 떨어뜨릴 수 있습니다.

이렇게 산출한 열량 수치는 일단은 시작점에 불과합니다. 이렇게 먹었을 때 안 빠지는 사람도 있을 수 있고, 반대로 너무 빨리 빠지거나 극심한 무기력증을 느끼는 사람이 있을 수 있습니다. 그럴 때는 섭취 열량을 정확히 산정했는지부터 검토합니다. 본인이 먹는 양을 잘못 계산하는 예가 대부분입니다.

계산에 착오가 없다면 열량을 100~200kcal 단위로 가감하면서 몸의 변화를 지켜봅니다. 이때 한계선은 본인의 기초대사량입니다. 그 이하를 먹는 건 당장은 어찌어찌 뺄지 몰라도 나중에 다이어트를 정상적으로 마무리하는 일이 거의 불가능해집니다.

3단계 : 어디서 줄일까?

20%를 줄이라는 게 평소에 먹고 있는 모든 음식에서 일률적으로 20%씩을 깎으라는 의미는 아닙니다. 물론 그것도 가능은 하지만 실행하기 어려운 방법 중 하나죠.

가장 나쁜 방법(그리고 대부분의 다이어트 업체에서 원하는 방법)은 지금 식단을 통째로 바꾸는 것입니다. 밥을 끊고 쉐이크 같은 대용식으로 바꾸거나, '고구마＋닭가슴살' 등 보디빌더가 시합 전에 먹음직한 식단으로 삼시 세끼를 채우는 것이죠. 일반인에겐 권하지 않는 방법입니다. 다이어트는 살을 뺀 후 무얼 어떻게 먹을지를 연습하고, 몸에 식습관을 적응시키는 기간입니다. 연습 없이 당장 살만 빼는 건 (설사 감량에 성공한다 해도) 나중에 어떻게 유지해야 할지 막막한 상황에 처하게 됩니다. 지금의 내 생활 패턴에 이미 맞춰진 익숙한 식단에서 최소한만 바꿔야 유지도 쉽습니다.

블로그를 운영하면서 가장 난감하면서도 가장 자주 접하는 상담이 '몇 년 동안 닭가슴살과 고구마(혹은 쉐이크)만 먹으면서 감량한 체중을 겨우 유지했는데, 이젠 도로 살이 찔까봐 일반 식단으로 돌아갈 수가 없어요. 영원히 이렇게 살 수도 없고 어떻게 해야 하나요?'라고 호소하는 내용입니다. 딱히 방법은 없습니다. 뒤에 나올 리버스 다이어트(429쪽 참고) 부분을 참고해서 뒤늦게라도 맞는 식사량과 방법을 찾아내는 수밖에 없습니다.

섭취 열량을 줄이는 가장 현실적이고 지속하기 좋은 방법은 지금의 식사에서 중요도가 낮고, 체지방으로 잘 전환되는 음식부터 아예 통으로 빼버리는 것입니다. 다음은 열량 섭취를 줄일 때 우선적으로 뺄 음식의 순위입니다.

1. 기호음료, 과자류

기호음료(탄산음료, 설탕이나 크림이 든 커피, 주스, 술 등)와 과자류는 1순위로 잘라냅니다. 유용한 영양도 없고 포만감 면에서도 도움이 안 됩니다. 대부분의 비만인은 이것만 끊어도 살이 빠집니다. 둘 다는 죽어도 못 끊겠다면 음료를 먼저 뺍니다. 커피는 블랙커피나 티백 홍차로, 탄산음료는 탄산수나 맹물로 바꿉니다. 술은 안 먹는 게 낫겠지만 꼭 마셔야 한다면 열량이 높은 맥주나 기름진 안주는 최대한 피합니다.

특히 조심할 것은 미용이나 건강을 연상하게 하는 이름의 과자와 음료입니다. 검은콩이나 검은깨가 손톱만큼 들었든, 통밀이 쥐똥만큼 들었든 열량에서는 별반 차이가 없고 그저 먹는 사람의 죄책감만 덜어줄 뿐입니다. 살이 덜 찐다고 착각하기 쉽지만 대부분의 음료는 100ml에 50~70kcal, 과자류도 성분과 조리법에 큰 관계없이 100g에 500~700kcal입니다. 앞서 언급했듯이 너무 달거나 기름지면 얼마 못 먹고, 열량이 낮으면 맛이 없기 때문이죠. 업체들은 소비자가 계속 먹을 수 있는 수준에 맞춰 신제품을 개발합니다.

믿거나 말거나, 초코를 듬뿍 바른 비스킷과 담백한 크래커가 중량당 열량에서 그렇게 큰 차이가 나지는 않습니다. 초코 크래커는 느끼해서 얼마 못 먹지만 담백한 크래커는 끝없이 흡입할 수 있다면 차라리 초코 크래커를 조금만 먹는 편이 낫습니다. 중요한 것은 무얼 먹느냐보다 얼마나 먹느냐입니다.

음료나 과자를 정히 끊기 어렵다면 일주일에 하루를 정해 그날만 한 봉지 정도 허용하는 사례도 있지만 실제로는 고통스러운 시간만 연장할 뿐 완전히 끊는 편이 제일 쉽습니다. 실제로 이런 시간 제한이 탄수화물 폭식을 유발하기도 합니다. 특정 음식이나 영양소에 중독 상태라면 조금씩 줄여가기보다는 2~3주만 눈 딱 감고 아예 안 먹으면 갈망이 줄어듭니다.

2. 간식

과자나 음료를 끊는 것만으로 부족하다면 간식을 잘라냅니다. 주전부리는 말할 것도 없고 과일이나 건강식품도 마찬가지입니다. 오트밀이 건강에 좋다고 오트밀 그레인 바가 살이 안 찐다는 착각은 금물입니다. 건강식품은 건강에 유익한 면도 있다는 것이지 살이 안 찐다는 말이 아닙니다. 70~80년대까지는 살찌는 음식이 건강식, 보양식으로 불렸습니다. 지금은 너무 많이 먹고 살이 쪄 건강이 망가지고 있으니 안 먹는 게 보양입니다.

3. 일상의 끼니

군것질과 간식을 다 떼어낸 후에도 살이 빠지지 않거나 충분치 않다면 그때 비로소 세 끼니의 양을 줄입니다. 끼니는 단순히 영양을 섭취한다는 차원을 넘어 사회생활이나 가족 관계를 원활하게 하는 필수 요소이기 때문에 최후의 보루입니다.

탈수에 속고 있나요?

고구마, 바나나, 단호박, 다이어트용 쉐이크, 무염 닭가슴살 등등의 공통점이 뭘까요? 다이어트 식품이라고요? 그보다는 '몸에서 수분을 밀어내는 식품'이라고 해야 할 겁니다. 나트륨이 적고, 칼륨이나 단백질이 많은 식품들이죠. 몸이 부었을 때라면 붓기가 빠지겠지만 정상일 때는 일시적으로 1~3kg 남짓 체중이 줄면서 (치명적이지는 않은) 가벼운 탈수 상태가 됩니다.

같은 열량, 같은 영양소라도 일상의 밥과 반찬을 먹었을 때보다 고구마와 닭가슴살을 먹었을 때 체지방과는 무관하게 체중계 바늘이 더 많이 줄어듭니다. 이런 식품들이 일반인 사이에서 다이어트 식품으로 꽃단장해 알려질 수 있었던 큰 이유도 초반에 체중계 바늘이 줄어드는 것을 체감하기 때문입니다.

물론 일시적인 물의 장난질입니다. 처음에만 빠르게 체중이 빠질 뿐 몸은 나트륨 재흡수를 늘려 저염에 적응하면서 체중을 회복합니다. 문제는 고혈압이나 신장질환이라도 가진 게 아니라면 평생 저염식만 할 수 없다는 것이죠. 저염에 적응한 사람이 보통의 식사를 하면 거꾸로 몸에 수분이 늘면서 체중이 빠르게 증가합니다. 탈수와 정반대의 메커니즘이죠. 이때 당사자는 '역시 밥을 먹으면 살이 찌나봐!'라고 착각하고 허겁지겁 이전 식단으로 돌아갑니다. 그러다 결국은 일반식으로 돌아가지 못하는 딜레마에 빠집니다.

사실 많은 사람들이 저염으로 인한 체중 감소가 그저 탈수의 결과라는 걸 알아도 줄어든 체중에 미련을 버리지 못해 보통 음식에는 선뜻 숟가락을 대지 못하기도 합니다.

그러다 보니 트레이너들조차 다이어트 고객에게 드라마틱한 감량 효과를 보여주기 위해 수분을 밀어내는 식품들로 식단을 짜주는 유혹을 받습니다. 시중의 상당수 다이어트 식품들도 최대한 나트륨을 줄이고 칼륨을 더 넣으려고 합니다. 그래야 고객이 '우와, 정말로 빠졌네?'라고 체감할 테니까요. 체급 경기의 선수들조차 계체를 앞두고 전해질 이상이라는 위험을 감수하면서 칼륨 보조제를 쓰기도 하니까 유혹이 엄청난 건 사실입니다.

하지만 이 모두는 엄밀히 말해 체중계 바늘만 바꾸는 눈속임일 뿐입니다. 과도한 염분 제한은 나트륨 부족에 따른 컨디션 하락을 불러오기도 합니다. 이런 대용식들로 도배해서 빠진 체중은 그저 허수이고 착각일 뿐 정상 체중이 아니라는 사실을 반드시 유념하기 바랍니다.

제 블로그에도 많은 분들이 살을 단기간에 얼마나 빨리 뺄 수 있을지를 묻지만 사실 답이 거의 불가능한 문제입니다. 한 달이나 일 년이라면 모를까, 일日이나 주 단위로 얼마를 뺄지는 아무도 예측하지 못합니다. 체중 감량은 쭉 뻗은 내리막이나 오르막 도로를 달리는 게 아니라 울퉁불퉁 험준한 산을 오르내리는 것과 비슷합니다. 갑자기 쭉 내려갔다가 한동안은 제자리만 맴도는 정체기에 접어들기도 하죠. 하지만 자신도 모르는 사이 몸에서는 천천히 변화가 일어나고 있습니다.

　여성의 경우는 더 골치가 아픕니다. 여성은 생리 주기에 따라서도 체중이 들쑥날쑥합니다. 하루 이틀의 체지방 변화는 고작해야 몇 십 그램이지만 생리 주기에 따른 수분량은 하루 사이에 킬로그램 단위로 변합니다. 아침저녁으로 체중계에 올라봤자 일희일비하며 스트레스만 받습니다. 따라서 감량 속도는 여성은 월 단위로, 남성도 최소 주 단위로 보아야 합니다.

현실적인 감량 속도

감량 속도는 어느 정도가 현실적일까요? 전적으로 지금 체중에 달려 있습니다. 비만할수록 빠르고, 체중이 가벼울수록 더딥니다. 비만했을 때는 빨리 빠지지만 갈수록 더뎌지고, 결국 아무리 다이어트를 해도 거의 빠지지 않는 선에 이르게 되죠.

가장 무난하고 안전한 감량은 자신의 체중에서 매월 평균 1% 정도씩을 빼는 것입니다. 70kg 여성이 12개월 동안 매월 1%씩 빼면 약 62kg(70×0.99^{12})이 됩니다. '에게? 겨우?'라고 생각하겠지만 현실에서는 이 정도의 성공 사례도 많지 않습니다.

사람들이 원하는 수준에 그나마 근접한 빠른 감량은 매월 2~3% 정도입니다. 위의 70kg 여성이 (비록 현실에선 드물지만) 탈 없이 이 감량 속도를 유지한다면 1년 후 49~55kg 정도가 되겠죠.

이 정도도 만족스럽지 않다면 애당초 감량에 대한 개념을 잘못 잡았습니다. 일부 매스컴에서 소개하는 쇼킹한 감량 사례나 감량 전후를 비교한 사진에 속는 분들이 많습니다. 여름을 코앞에 둔 봄이면 "8월까지 20kg 뺄 수 있을까요?"라는 질문이 봇물을 이루는데, 제 대답은 간단합니다. "내년 8월까지는 가능하겠죠." 이런 분들이 욕심을 못 버리면 내년 여름을 앞두고도 똑같은 질문을 하고 있을 겁니다.

빠른 감량의 정체는 뭘까?

그럼 터무니없는 판타지 버전의 감량은 일단 접어두고, 빠른 감량과 느린 감량 중 어느 쪽이 좋을까요? 느리게 빠지는 게 '원칙적으로' 좋다고 말하면 듣는 분들은 화가 확 치밀지도 모르겠네요. 그럼 말을 조금 바꿔보겠습니다.

"좋은 다이어트는 느리게 빠질 수밖에 없습니다."

어감이 조금 다른가요? 지금부터 그 이유를 설명하겠습니다. 살을 빼려면 섭취 열량보다 쓰는 열량이 많아야 합니다. 상식적이고 간단한 물리 법칙이죠. 들어오는 열량이 부족한 만큼 몸에서는 무언가를 태워 없앴을 테고, 줄어든 체중계 바늘을 보면서 다이어터는 행복할 겁니다. 그런데 대체 내 몸에서 뭐가 타서 없어졌을까요?

이때 후보는 체지방(지방)과 글리코겐(탄수화물), 근육(단백질) 셋입니다. 그런데 글리코겐은 다 합쳐야 2,000kcal 남짓이고, 초반에 확 줄어들고 끝나니 남는 건 나머지 둘입니다.

체지방은 열량 효율이 가장 우수해서 1kg만 태워도 건강한 성인이 약 2~4일간 소모하는 7,700kcal가 나옵니다. 즉 열량이 7,700kcal 부족해야 1kg이 없어진다는 말이죠. 그에 비해 근육은 1kg을 다 태워도 1,000kcal 남짓밖에 안 나오는 형편없는 연료입니다. 이 말은 지방보다 근육이 빠질 때 체중은 8배 가까이 빨리 줄어든다는 뜻입니다. 살을 뺄 때 근육은 최대한 지키면서 체지방을 빼야 한다죠? 근육이 줄면 그만큼 에너지 소모량이 줄어 살을 뺀 후에 역풍을 맞기에 십상이고, 몸매도 망가지니까요.

영희와 영미의 사례를 들어보겠습니다. 영희와 영미는 각고의 노력으로 둘 다 먹은 양보다 10,000kcal를 더 태웠습니다. 그런데 그 내용이 다릅니다. 근력운동을 겸해서 근육을 지켜낸 영희는 100% 지방만 빠져서 고작 1.5kg쯤 줄었을 겁니다. 반면, 무작정 굶어서 뺀 영미는 에너지 부족분의 1/5은 근육으로, 나머지 열량은 지방을 태워서 냈습니다. 그렇다면 대충 지방 1kg, 근육 2kg 해서 총 3kg의 몸무게가 줄었을 겁니다. 그럼 2배나 체중을 많이 뺀 영미의 승리인가요? 답은 굳이 말하지 않아도 이미 알 겁니다.

좋은 다이어트, 나쁜 다이어트 구분하는 법

지방이 집중적으로 줄수록 몸무게는 느리게 줄어듭니다. 얄궂게도 근육과 글리코겐 같은 '안 빠져야 할 것들'일수록 무게는 더 빠르게 줄어듭니다. 그래서 좋은 다이어트, 성공한 다이어트일수록 느리게 빠질 수밖에 없습니다. 그걸 어떻게 확인하느냐고요? 성공한 다이어트인지 판별하는 데는 백 원짜리 줄자만 있으면 됩니다. 체성분 검사기보다 훨씬 유용할 겁니다.

- 아침에 일어나자마자 잰 허리 사이즈가 줄고 있다면, 성공입니다.
- 허리는 줄거나 그대로인데 몸무게가 늘었다면, 근육량 늘리기가 목표인 분에게는 가장 반가운 소식입니다.
- 허리는 안 줄고 체중만 줄어든다면 근육을 잃었다는 빨간불일 수 있습니다. 근력운동을 더 하세요.
- 허리가 늘어난다면 체중이 늘었든 줄었든 무조건 잘못되고 있다는 의미입니다.

살을 뺀 후에 피부가 처지거나 심하게 트는 경우가 많은데, 천천히 뺀다면 이런 문제도 상대적으로 덜합니다. 그러니 일반적으로 느린 감량이 몸에 탈이 날 우려가 적은 게 맞습니다. 뺄 살이 10~20kg 이내라면 느긋하게 6개월~1년쯤 잡고 빼면 건강에도 미용에도 가장 좋습니다. 저도 대부분의 경우 이 방법을 권합니다.

다만 고도비만인의 경우는 예외가 될 수 있습니다. 이에 대해서는 7장에서 자세히 설명하겠습니다.

05
남자 VS 여자, 다이어트 대전의 승자는?

체중 관리를 시도하는 분 중에는 남성도 있고 여성도 있습니다. 남자와 여자의 살 빼기에 차이가 있을까요?

신체적인 조건만을 봤을 때 남녀 중에 살을 빼기 쉬운 쪽을 꼽자면 당연히 남성입니다. 남성은 몸이 대체로 크고, 같은 체중에서도 근육이 많고 기초대사량도 높습니다. 호르몬에서도 테스토스테론이 10배가 넘는 남성의 압승입니다. 테스토스테론은 신진대사를 높이고 근육까지 늘리는 강력한 부스터인 반면, 에스트로겐은 부족해도 과도해도 비만을 유발하는 매우 복잡하고 까다로운 호르몬입니다. 결론적으로 여성의 몸은 여분의 열량을 지방으로 저장하는 데 최적화되었고, 남성은 근육을 늘리는 데 최적화되었습니다.

하지만 사회, 심리적인 면에서는 여성이 더 큰 압박을 받습니다. 세상이 달라져 남자도 꾸며야 하는 세상이라지만 여성에게 요구하는 미의 기준이 더 가혹한 건 사실이니까요. 긍정적으로만 보자면 강한 동기 유발로 불리한 신체 조건을 만회할 수도 있겠지만, 거꾸로 절망으로 이끌기도 쉽습니다. 잘못된 다이어트에 빠져들거나, 후유증을 앓는 사례도 여성이 훨씬 많습니다. 거식증, 폭식증, 비만으로 우울증에 걸리는 대부분이 여성인 것도 그렇고요. 결론은 분명합니다. 다이어트 전반을 따지면 (개인차는 있겠지만) 여성이 훨씬 힘듭니다.

여자와 남자의 다이어트 생리학

여성과 남성은 몸 크기나 환경적인 요인처럼 겉으로 드러난 간단한 요인 외에 몸 안에서의 생리학적인 특성도 차이를 보입니다. 생리 주기처럼 이전부터 잘 알려진 이슈도 있지만 체지방 세포의 특성 등 비교적 최근에 밝혀진 내용도 있습니다.

생리 주기 문제

체중 관리에서 여성에게만 해당하는 특별한 변수가 있습니다. 바로 생리 주기죠. 생리 주기는 단순히 주기적인 출혈만의 문제가 아니라 체중과 몸 상태에도 영향을 줍니다.

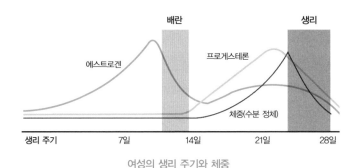

여성의 생리 주기와 체중

생리 직후~배란기

여성의 주기에서 최상의 컨디션을 보이는 때입니다. 주기 전체를 통틀어 몸이 제일 가볍고, 근력과 순발력을 비롯한 신체 능력도 가장 우수합니다. 운동선수라면 이때의 기록은 다른 때의 기록을 가뿐히 능가합니다. 이때는 고강도 운동을 소화하기도 쉽습니다. 중요한 경기를 앞둔 선수들은 몇 달 전부터 피임약으로 생리 주기를 조절하기도 하죠.

생리 시기와 비교해 이맘때 체중이 줄어드는 현상을 체지방이 빠졌다고 착각하기 쉬운데, 생리 때 늘어난 수분량이 제자리로 가는 자연적인 사이클일 뿐 체지방과는 무관합니다. 어차피 체중은 다음 생리 직전에 또 늘어납니다.

배란기~생리 직전

좋았던 시절이 지나고 몸이 점점 무거워지기 시작합니다. 일부는 배란기에 생리 시작과 비슷한 증상을 잠시 겪기도 합니다. 하지만 생리 주기 전반적으로 볼 때 그냥저냥 보통은 되는 시기입니다.

생리 직전~생리 기간

이때 여성의 몸은 한마디로 욕 나오는 상태입니다. 프로게스테론의 영향으로 몸에 수분이 차서 체중이 늘어나는데, 사람에 따라 차이는 있지만 생리 직후와 비교해 1~3kg 이상 늘기도 합니다. 프로게스테론은 근력을 비롯한 체력 전반에도 악영향을 주기 때문에 운동을 즐기는 사람이라면 평소 해왔던 운동도 더 힘들게 느껴질 겁니다.

일부 여성은 예민해지거나 우울증 성향을 보이고, 당분에 대한 갈망이 심해지기도 합니다. 이런 경우는 폭식, 특히 당분을 폭식하기 쉽습니다. 프로게스테론 자체는 체온과 기초대사량을 높여 몸의 에너지 소모량을 미세하게 올리지만, 이런 부수적인 역효과가 더 크기 때문에 이 시기에 여성들은 체지방 관리에 애를 먹기 십상입니다.

이런 증상은 생리 후반으로 접어들며 빠르게 개선되고, 생리가 끝나면 다시 최상의 컨디션으로 복귀합니다.

기아 적응 속도

장기간 식사를 거르거나 식사량을 줄여 기아 상태가 되면 몸은 그에 맞게 일정 수준으로 신진대사를 낮춰 에너지 소비를 줄입니다. 다이어트에서 정체기를 맞는 대표적인 이유죠. 여기에는 기초대사량 감소도 일부 있지만 그보다는 무의식적으로 활동량을 줄이고, 특히 일상에서 쓰는 에너지를 줄이는 영향이 더 큽니다. 활동량 감소로 근육도 더 빠르게 줄기 때문에 기초대사량 감소도 가속됩니다.

남성의 경우 기아 상태에서도 신진대사가 떨어지는 데는 3~4일 이상 소요되지만 여성은 그 시점이 훨씬 빠릅니다. 사람에 따라서는 단 하루만 열량이 줄어도 바로 기아 대비 모드로 들어가기도 합니다. 생존 차원에서 좋게 보면 여성이 환경 변화에 빠르게 대응한다는 말이지만 다이어트 차원에서는 그만큼 여성이 정체기에 빠지기 쉽다는 말도 됩니다.

그럼 안 그래도 살빼기 힘든 판국에 더블펀치까지 맞은 여성으로서는 어떡해야 할까요? 발상의 전환이 필요합니다. 사실 지금까지 여성들이 흔히 해온 다이어트, 즉 무리한 식사량 제한이나 걷기 같은 저강도의 장시간 운동은 모두 이런 상황을 악화시키기만 합니다.

지금까지의 통념을 다 뒤집어야 합니다. 식사량은 일일 필요량에서 20~30% 이상 줄이지 말고, 필요하다면 칼로리 사이클링과 리피딩을 적절히 실시하면서 신진대사 유지에 모든 신경을 쏟아야 합니다. 신진대사를 망가뜨리는 장시간 저강도 운동은 집어치우고, 근력운동을 위주로 짧게 하고 고강도의 유산소운동으로 신진대사를 높여야 합니다. '단시간+고강도' 운동은 신진대사가 줄곧 높은 남성보다는 신진대사가 상황에 따라 들쑥날쑥하는 여성에게서 훨씬 이득이 큽니다.

출산에 따른 체형 변화

여성은 출산 후 체형이 변합니다. 골반이 넓어지고, 임신 중에 이완되었던 복근의 강도가 떨어지며, 임신 기간 중에 자연적으로 늘어나는 체지방도 있습니다. 단순히 체중만 봤을 때도 출산 후 체중이 정상화하는 데는 1년 가까이 걸리죠.

그런데 체형 문제를 떠나 많은 여성들이 출산 후에 유독 살이 잘 안 빠진다고 호소합니다. 여기에는 여러 가지 복합적인 요인과 가설이 있습니다.

- 출산 후 갑상선 기능이 저하되는 사례가 많다.
- 육아에 따른 수면 부족이나 스트레스로 부종이 생기거나, 음식으로 스트레스를 풀려는 경향이 생긴다.
- 모유 수유를 하지 않을 경우는 수유를 위해 임신 중에 자연적으로 증가한 체지방이 쓰임이 없어진다.
- 임신 후반기 여성은 엉덩이와 허벅지에서 체지방세포의 개수가 증가할 수도 있다. 이 경우 출산 후 해당 부위의 살을 빼기가 더 어려워진다.

정리하자면 남성은 평생에 걸쳐, 심지어 다이어트 기간에도 몸이 일정한 양상을 유지하거나 일관되게 변하는 경향이 있습니다. 하지만 여성의 몸은 그때그때 적응이 빠르고 심지어 시기에 따른 변화도 극심합니다. 그래서 다이어트를 할 때 남성은 일단 방향이 잡혔다면 꾸준히 밀어붙이는 뚝심이 필요하고, 여성은 항상 자신의 몸이 무얼 요구하고 있는지 귀를 기울이는 세심함이 필요합니다.

미네소타 기아 실험

2차 대전이 막바지에 접어든 1944년, 미국에서는 전쟁으로 인한 극단적인 기아 사례를 연구하기 위해 대규모의 인체 실험을 진행합니다. 실험 책임자는 당시 생리학 분야에서 최고의 권위자였고 미군 전투식량인 K-레이션을 만든 주역인 안셀 키스 박사입니다. 이후 저지방 다이어트의 이론적인 근거가 된 '지방 가설'로 유명해진 이름이기도 합니다.

이 실험은 현대의 인권 관점에서는 문제가 될 여지가 다분하지만 실험 자체로만 본다면 가장 엄격하게 통제하면서 진행한 체계 잡힌 다이어트 인체 실험이라는 면에서 역사적인 사례로 꼽힙니다.

실험에는 당시 병역의 의무가 있던 20~30대 백인 남성 중 현역 대신 대체 복무를 지원한 36명을 선발했습니다. 이들은 1년간 군 복무와 같은 조건의 엄격한 합숙 생활을 하며 식사와 운동 모두 통제를 받습니다.

- **첫 12주** 준비 기간으로, 일상적인 운동과 노동을 하며 지원자들에게 맞춰진 최적의 열량인 평균 3,200kcal를 섭취합니다. 우리나라에서도 군 입대로 비슷한 활동량과 식사량에 처하면 비만인은 살이 빠지고 마른 사람은 살이 쪄 중간에서 비슷해지는 것처럼, 12주 후 지원자들의 신체 조건은 거의 비슷해집니다.

- **다음 24주** 유지 열량의 절반인 1,560kcal를 먹습니다. 하루 두 끼니(아침, 오후)로 곡물빵과 감자, 양배추와 순무, 커피, 비타민제를 먹습니다. 요즘 말로 '고탄수화물 다이어트+간헐적 단식'을 한 셈입니다. 이들은 매주 15시간 가벼

운 노동을 했고, 하루 5km 이상 걸었고, 하루 90분간 유산소운동과 일광욕도 했습니다. 최근 다이어트를 한다는 사람들의 일일 섭취 열량이나 운동량과 비슷한 수준입니다.

이 무렵 음식에 대한 과도한 집착이 나타나고, 성욕이 감소하고, 신경이 예민해지고, 대인관계도 불안정해집니다. 매사에 소극적으로 되고, 잘 움직이려 하지 않는 등 다이어트를 하는 사람에게서 흔히 볼 수 있는 전형적인 증상도 나타납니다. 일부는 음식을 훔치거나 정신이상 증세를 보여 실험에서 탈락하고, 일부는 스스로 포기합니다.

● **6개월 후** 2단계를 통과한 32명의 체중은 평균적으로 25% 감소했고, 체지방은 70%가 줄어듭니다. 신진대사는 체중 감소에 따른 자연적인 감소보다 약 15% 많은 40%가 줄었는데, 이는 근육량 감소가 워낙 많았기 때문입니다. 하지만 모두가 비슷한 패턴으로 살이 빠졌습니다. 이론적인 추산치에 대비해 조금씩 차이를 보일 뿐 빠진 자체는 같습니다. 한마디로 굶으면 다 빠집니다. 물만 먹어도 살이 찌느니, 저주받은 ×배엽이니 하는 체질 핑계도 통하지 않았습니다.

유념할 것은 시기별 감량 속도입니다. 초반에는 빠르게 빠지다가 몸이 생물학적인 극단에 가까워진 6개월 무렵에는 이론적인 추산치보다 감량 속도가 더뎌집니다.

● **다음 20주** 회복기로 12주는 식단을 통제하면서 조금씩 늘리고, 마지막 8주는 자유 식단을 실시합니다. 이때도 후유증이 속출합니다. 일부는 폭식 성향이 생겨 하루 10,000kcal 이상 먹기도 하고, 다이어트 기간에 생긴 음식에 대한 집착도 사라지지 않았습니다.

이전 체중을 회복하기까지는 8개월 이상 소요되었습니다. 실험 종료 후, 자유를 얻어 사회로 돌아간 지원자들은 무섭게 살이 쪄서 이전 체중보다 10% 이상 더 나가게 되었죠. 특히 체지방은 이전보다 40%나 많아집니다. 요요현상이죠. 식사량이 늘었으니 당연한 결과입니다.

미네소타 기아 실험은 극단적인 열량 제한에 직면했을 때 사람들의 몸과 행동 변화를 보여주는 역사적인 사례로 지금까지도 계속 언급되고 있죠. 여기서 알 수 있는 건 체질이니 유전이니 별의별 남 탓이 다 등장하지만 '안 먹으면 빠지고, 먹으면 찐다'라는 말은 만고불변의 진리입니다. 먹는 양과 비만의 관계는 아주 직접적이고 솔직합니다. 살이 안 빠진다면 불가항력의 이유부터 찾으려 하지 말고 일단 먹는 양부터 되돌아보는 게 진리입니다.

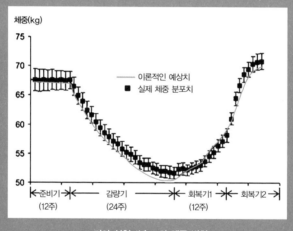

기아 실험 1년+α의 체중 변화

살다보면 폭식을 하는 때가 생기기 마련입니다. 결혼식 뷔페에 가는 날도 있고, 며칠에 걸쳐 과식을 해야 하는 명절도 있고, 때로는 부서 회식처럼 안 먹으면 눈치 보이는 자리도 있죠. 이런 일시적인 과식, 폭식은 주당 한 번 남짓은 체지방 관리의 큰 틀에서는 별 문제가 되지 않습니다. 설사 다이어트 중이라 해도 어쩌다 피치 못하게 폭식을 했다면 잊어버리고 다음 끼니부터는 이전의 감량식으로 돌아가면 됩니다. 몸은 일시적인 열량 증가는 신진대사를 늘리고 글리코겐으로 저장해서 흡수해버리지 바로 체지방으로 딱딱 붙이지는 않으니까요. 불안해서 흔들리지만 않으면 정말로 별 문제 없으니 자신의 몸을 믿으세요.

제일 나쁜 대응은 어쩌다 한 폭식을 너무 심각하게 대할 때 생깁니다. 몇 시간씩 무리한 운동을 하거나 '다 끝장났어!'라고 자포자기해더 폭식을 해버리는 건 최악의 상황을 불러옵니다. 사람들이 폭식 후 당혹스러워 하는 건 급격한 체중 증가 때문입니다. 때에 따라서는 자고 나니 3kg 이상이 훅 불어나 있기도 합니다.

그런데 아무리 계산을 해도 안 맞습니다. 먹성이 보통인 사람이라면 한 끼 정도 폭식을 해도 대개 1,000~2,000kcal 사이일 테고, 잘 먹어봤자 여기서 몇 배씩 더 먹지는 못합니다. 이 중 상당량은 소화에 쓰고, 발열 반응이나 기타 이런저런 신진대사 증가분이 또 일부를 흡수해서 실질적으로는 최대 70~80% 정도까지 체지방이 됩니다. 결국 폭식 한 번으로 늘어나는 체지방은 크게 잡아도 100~150g 남짓밖에 안 됩니다. 그렇다면 그 20배도 더 되는 무게가 갑자기 몸에 달라붙은 이유가 뭘까요?

폭식 후 체중이 '너무 많이' 불어나는 이유

많은 사람들을 패닉에 빠뜨리는 주인공 치고는 맥 빠지는 결론이지만, 늘어난 대부분은 체지방과는 별반 관계가 없는, 곧 빠질 무게입니다.

음식물 그 자체

종류에 따라 차이는 있지만 음식의 상당 부분은 물이고, 몸에 흡수되어 영양소로 쓰이는 건 일부입니다. 나머지가 소변으로 빠져나가거나 위와 장을 돌아 대변으로 나올 때까지는 그 무게도 체중의 일부가 됩니다. 섬유소가 많은 음식을 먹었다면 물까지 잔뜩 머금고 내 장 속을 유람 중일 테니 화장실 소식이 올 때까지는 참읍시다. 음식이 대변으로 나올 때까지 걸리는 시간은 빠르면 하룻밤이지만 최대 2~3일이 걸릴 수도 있습니다.

글리코겐

여러 차례 얘기했듯이, 내 몸의 저장 탄수화물인 글리코겐은 열량에 비해 무게가 많이 나갑니다. 특별히 다이어트를 안 하는 일반인이라면 평상시에도 무려 2~3kg의 무게를 글리코겐 혼자 끌어안고 있죠. 그런데 다이어트 중이라 글리코겐이 깡통 상태라면 조금만 먹어도 순식간에 이만큼이 확 늘어날 테고, 일반인도 폭식 후엔 일시적으로 글리코겐이 평소보다 많아지면서 몸무게가 늘어납니다. 다행히 글리코겐은 한 번 쓰면 또 훅 빠져버리는 허당이라 더 이상 폭식만 하지 않고 평소대로 운동과 다이어트를 지속하면 정상으로 돌아갑니다.

나트륨, 인슐린 증가

짠 음식을 먹으면 몸이 염분 농도를 맞추기 위해 계속 물을 마시려 하는 건 잘 알려져 있습니다. 그런데 염분을 전혀 먹지 않아도 고열량, 특히 탄수화물 섭취 후에는 목이 타고 물을 많이 마시게 됩니다. 이는 나트륨(염분)처럼 인슐린도 몸 안에 물을 붙들어놓기 때문입니다.

그런데 대부분의 폭식은 열량과 염분 모두를 한 번에 많이 먹게 되죠. 먹성이 아주 좋은 청년이 라면 2개에 계란, 공깃밥까지 살뜰하게 말아 먹었다면 대충 1,500kcal쯤 될 겁니다. 나트륨도 일일 권장량의 약 2배에 해당하는 4,000mg을 단숨에 먹은 셈이겠죠. 인슐린과 나트륨의 원투펀치를 맞은 격이니 이 청년은 체지방 변화와 무관하게 몇 킬로그램의 물 무게를 떠안게 될 겁니다.

종종 체중이 늘어난다고 목이 타도 물을 안 마시는 분들도 있는데, 그럴수록 빠져야 할 전해질이 잘 빠지지 않아 부종이 오래갑니다. 이상한 고집 부리지 말고 몸이 원하는 대로 물을 왕창 마셔줍니다. 이 수분 역시 몸이 항상성을 찾아가면서 소변이나 땀으로 빠져나갑니다.

가짜 체중을 되돌리는 몸 화장법

지금까지 살펴본 폭식 후 체중이 불어나는 세 가지 원인에는 공통점이 있습니다. 바로 대부분이 '물'입니다. 어차피 2~3일 내로 빠질 허수 체중이라는 점입니다.

그런데 좀 이따 빠진다고 해도 어쨌든 기분은 나쁩니다. 뱃속에 음식이 가득해 아랫배가 툭 튀어나오고, 얼굴이 통통 붓기라도 하면 더 짜증이 나겠죠. 당장 다음날 출근해야 하거나 중요한 데이트라도 있다면 이만저만 신경 쓰이는 게 아닙니다. 이런 수분은 근육과 피부 사이에도 쌓이는데, 이 때문에 어젯밤까지 멀쩡히 잘 보였던 식스팩이 다음날 아침 실종되는 사태를 맞기도 합니다. 그럼 이 보기 싫은 물과 뱃속을 유람하는 미래의 대소변을 조금이라도 빨리 쫓아내는 방법은 없을까요?

명심할 것은, 지금부터 얘기하는 방법은 살을 빼는 다이어트 비법이 아닙니다. 그저 폭식과 수분으로 통통 부은 가짜 몸무게를 1시간이라도 빨리 정상치로 되돌리는 일종의 '몸 화장법'입니다.

사우나

우리나라에는 웬만한 곳마다 찜질방이 있으니 퍽 손쉬운 방법입니다. 사우나에 가서 땀을 쭉 빼면 혈액순환이 촉진되면서 염분과 물이 동시에 빠집니다. 착각하지 말아야 할 것은 사우나는 운동이 아니고, 체지방을 태워 없애주지도 않는다는 점입니다. 땀 뺐다고 미역국이나 식혜를 들이키면 말짱 도루묵이니 물 이외에는 마시면 안 됩니다. 물 빼러 가서 물을 왜 마시냐고요? 그 이유는 뒤에서 설명하겠습니다.

땀 빼는 운동

땀을 많이 빼는 운동과 살을 빼는 운동은 다릅니다. 땀을 많이 흘린다고 살이 빠진다고 착각하는 건 흔히 저지르는 실수입니다. 하지만 최소한 물을 뺀다는 면에서는 땀을 빼는 운동이 도움이 됩니다. 더운 곳에서 하거나 땀복을 입고 하는 유산소운동이면 됩니다. 덤으로 글리코 겐도 좀 뺄 수 있다면 금상첨화고요. 다만 자칫 탈수로 구급차를 타게 될 수도 있으니 이때도 물은 충분히 드세요.

수분 배출을 촉진하는 음식

칼륨이 많고 이뇨 효과가 있다고 알려진 대표적인 식품은 바나나, 강 낭콩, 팥, 늙은 호박, 단호박 등입니다. 살을 빼는 중이 아니라면 이것 들이 최선의 선택이겠지만 다이어트 중에는 탄수화물이 많아 부담스 럽습니다. 개인적인 추천은 애호박, 주키니 호박, 토마토, 오이로 모두 열량이 낮고 칼륨이 많은 음식입니다.

차 종류 중에는 옥수수수염차나 민들레차 등이 알려져 있는데, 문제 는 음료로 팔리는 액상차입니다. 관련 업체에서는 이뇨 효능을 이슈로 광고하고 있지만 정작 함량은 밝히고 있지 않습니다. 식약처에서 하루 100병 이상을 마셔야 칼륨 허용치에 도달한다고 했으니, 바꿔 생각하 면 시판되는 액상차에서 이뇨 효능을 기대하기 어렵다는 결론이 나옵 니다. 한편 커피는 카페인을 통해 수분 배출을 촉진합니다.

단, 이뇨 작용을 하는 식품들은 신장에 자칫 무리를 줄 수 있으니 신 장에 문제가 있는 분들은 주의가 필요합니다.

물

이상하게 들릴지 몰라도 몸에서 물을 빼려면 물을 많이 마셔야 합니 다. 과도하게 마신 물을 내보내려면 소변과 땀을 만들어야 하고, 이때 많은 염류도 함께 빠집니다. 염류가 빠지면 부종으로 들어앉은 물은 뒤따라 소변으로 빠집니다. 물로 물을 빼는 셈이죠. 실제로 비非약물 보디빌더나 계체를 앞둔 운동선수 중 일부는 몸에서 수분을 빼기 위해 2~3일 전 아주 많은 양의 물을 먹기도 합니다. 그러니 물 뺀다고 미련하게 갈증을 참지 마시고, 사우나가 됐든 운동이 됐든 물을 충분히 마시면서 합시다. 단, 너무 많은 물을 마시면 일시적으로 전해질 균형이 깨지면서 현기증이나 구역질 등 '물 중독' 증상이 올 수 있으니 그때는 바로 중단합니다. 심한 경우 생명을 위협할 수도 있습니다.[30]

커피, 식초

커피를 마시거나 물에 희석한 식초를 마시면 배변이 빨라지는 사람들이 있습니다. 커피는 이뇨 작용까지 있어서 일석이조입니다. 단, 둘 다 소화기에 부담이 될 수 있으니 이 둘을 함께 마시는 건 좋은 방법은 아닙니다. 둘 중 하나만 마시거나 시간 간격을 두고 섭취합니다. 식초는 치아를 부식시킬 수 있으니 가능한 한 많은 양의 물에 희석해 빨대로 마시되, 마신 뒤 바로 이를 닦으면 치아가 손상될 수 있으니 30분 이상 지난 뒤 양치질을 합니다.

당분이 적은 식사

당분을 먹었을 때 분비되는 인슐린은 물과 나트륨을 몸 안에 잡아둡니다. 폭식 후 식단에서는 인슐린과 염분을 줄여야 물이 빨리 빠져나갑니다. 그럼 저녁에 폭식을 하고 난 다음날 아침은 뭘 먹어야 할까요? 탄수화물이 풍부한 죽이나 과일주스, 짭짤한 해장국이 속은 편할지 몰라도 붓기를 빼는 면에서 역주행입니다. 그보다는 달걀 프라이와 우유, 토마토로 아침을 시작하는 편이 체중을 빨리 원상 복귀시킬 수 있습니다.

Chapter
04
최근에 등장한 다이어트법

현대의 다이어트법은 크게 두 가지로 나눌 수 있습니다. 첫 번째는 식사량이나 방법을 조절하는 것으로 전통적인 식사량 제한, 간헐적 단식 등이 해당합니다. 먹는 양을 관리하는 데에 중점을 두며, 특정 음식이나 영양소를 배격하지는 않습니다. 검증되고 확실한 방식이지 만 식욕과 싸워야 한다는 데 문제가 있습니다.

또 하나는 개별 영양소의 생리적인 특성을 이용한 것으로 지방과 탄 수화물의 비중을 조절하는 '저지방 다이어트'와 '저탄수화물 다이어 트'가 대표적입니다. 이 둘은 수십 년을 주기로 번갈아가며 주류 자리 를 차지해왔지만 총열량이 같다면 둘의 비중을 달리한다고 감량 효과 에 영향이 있을지는 부정적인 연구 결과가 많아 물음표가 남습니다.

지금부터 이런 다이어트법에서 주장하는 내용의 핵심을 하나씩 짚 어보려고 합니다. 객관적인 내용 전달을 위해 해당 방법을 제시하는 측의 견해에 맞췄습니다. 제 개인적인 견해는 사견임을 전제하고 따 로 구분하여 밝히겠습니다.

01
현대적인 영양 기준의 등장

현대의 다이어트법을 이해하려면 현대 영양 관리의 큰 획을 그은 1953년을 돌아봐야 합니다. 한국전쟁이 끝난 그 해, 미국에서는 안셀 키스 박사가 콜레스테롤과 포화지방이 비만과 심혈관질환의 주범이라는 '지질가설'을 발표합니다. 이 가설에서는 육류와 달걀 같은 동물성 식품을 최소로 제한하고, 식물성 불포화지방과 곡류 탄수화물 위주로 섭취할 것을 권장합니다. 지질가설은 학계에 정설로 받아들여졌고, 지금까지도 큰 영향력을 미치고 있죠.

이런 분위기에 더 크게 불을 붙인 건 1977년 미국 상원 특별위원회에서 미국인의 건강과 식생활 개선을 위해 실시한 대규모 조사 연구입니다. 흔히 '맥거번 리포트'로 불리죠. 수천 페이지에 걸쳐 방대한 내용을 포함하고 있지만 영양 전반에 관한 핵심 권고 사항은 네 가지입니다.

① 동물성 식품과 지방의 섭취를 줄인다.
② 포화지방을 식물성 불포화지방으로 바꾼다.
③ 콜레스테롤 섭취량을 하루 달걀 1개 분량으로 줄인다.
④ 지방 대신 탄수화물(특히 곡물)을 위주로 섭취한다.

익숙한 내용들이죠? 이 리포트는 1970년대 이후 미국 보건정책의 기본이 되었고, 전 세계에도 널리 보급되었습니다. '지질가설＋맥거번 리포트'의 영향력은 지금까지도 건강한 영양 섭취의 기준으로 모두의 뇌리에 딱 박혀 있습니다.

하지만 시간이 지나며 지방을 배척하고 탄수화물을 대안으로 제시한 게 옳았는지에 의문을 제기하는 사람들이 늘기 시작합니다. 채식주의자이고 전문성도 없는 의원 보좌진이 맥거번 리포트 작성에 관여한 사실도 논란이 되었죠.

지질가설도 무사하지는 못합니다. 대외적으로 발표된 자료에서는 콜레스테롤과 포화지방 섭취율이 비만, 심혈관 질환과 직결된다는 것을 보여주는 6개국을 예제로 들었는데, 실제로는 당시 자료를 취합한 20여 개국 중 자신의 가설에 잘 들어맞는 나라만 추려냈다는 주장이 등장하며 신뢰성에 타격을 입습니다. 모든 나라를 표로 만들면 콜레스테롤, 포화지방 섭취율과 심혈관 질환 사이의 연관성이 크게 떨어지기 때문이죠.

그렇다고 지질가설이 완전히 뒤집어진 건 아닙니다. 당초에 제시한 유해성이 과장되었을 수는 있지만 이후 등장하는 연구의 상당수는 지질가설의 내용대로 포화지방의 유해성을 뒷받침하고 있습니다. 물론 관련이 없다는 연구도 존재하며, 아직까지 명확한 결론은 없습니다.

문제는 인지부조화라는 진흙탕 속에서 자신의 입맛에 맞는 자료만 수용한다는 점입니다. 특히 온라인 등에는 이와 연관된 콘텐츠마다 '○○ 논문을 좀 보시죠? ○○ 다큐도 안 보셨나요?'라는 식의 의미 없는 말싸움을 쉽게 볼 수 있습니다. 어떤 사람은 정부와 학계, 거대 기업의 음모론까지 들먹이며 기존 연구를 아예 배척합니다. 하지만 대다수 사람들, 특히 남의 생명을 책임지는 전문가 그룹에서는 '무해하다 vs 위험하다'의 주장이 공존하고, 결론이 나지 않았다면 보수적인 경향을 띠는 게 당연합니다.

지질가설이 비틀대기 시작한 20세기 후반부터는 정반대 방향에서 악당몰이가 시작됩니다. 지방에 이어 새로이 등장한 악당은 탄수화물, 그 중에서도 밀가루 같은 정제 탄수화물과 설탕이나 액상과당 같은 단순당입니다. 지방 중에서는 트랜스지방이 새로운 악의 축으로 지목받습니다. 하지만 이 역시 21세기 들어서 과도한 마녀사냥 아니었냐는 시선이 등장하고 있죠. 그러면서 플렉시블 다이어트처럼 '많이 먹는 게 문제지 결국 뭘 먹든 거기서 거기'라는 시니컬한 관점도 등장했고요.

정리해 보겠습니다. 2018년 현재, 사람들은 예전만큼은 아니지만 여전히 살아 있는 지질가설과 탄수화물이나 트랜스지방을 악당으로 몰아붙이는 분위기 사이에서 대체 지방을 줄이라는 건지 당분을 줄이라는 건지 갈팡질팡하고 있습니다.

최근의 다이어트법은 지방과 탄수화물을 둘 다 적당히 줄이는 중용을 택하거나 둘 중 하나만 확 줄이거나 중에서 무엇을 선택하느냐의 문제입니다. 여러분도 다이어트를 하면서 한 번쯤은 고민해봤을 겁니다. 둘 중 무엇을 적게 드셨나요?

저지방 다이어트는 지방과 탄수화물 중에서 지방을 위주로 줄이는 방식입니다. 우리에게 가장 익숙한 다이어트의 형태죠. 지방은 열량도 높고 혈관 건강에도 좋지 않다고 하니 최대한 제한하고, 통곡물·과일·채소 등 건강에 좋은 탄수화물을 위주로 섭취합니다. 안셀 키스 박사의 지질가설과 맥거번 리포트를 비롯해 지금까지 등장한 다이어트에 대한 정책, 주류 학술 단체의 공식적인 입장에서 가장 널리 볼 수 있는 대중적인 방법이죠. 한국인들에게도 현미 다이어트 등으로 익숙한 방식입니다. 저지방 다이어트를 대표하는 이미지는 다음과 같은 '식품 피라미드'입니다.

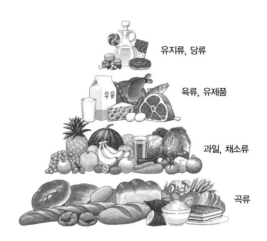

유지류, 당류

육류, 유제품

과일, 채소류

곡류

식품 피라미드

일반적인 저지방 다이어트

저지방 다이어트도 시기에 따라, 새로운 연구 결과의 등장에 따라 조금씩 개선되고 변해왔기 때문에 현재의 주류 저지방 다이어트 이론은 수십 년 전 학교에서 배우던 내용과도 다소 차이가 있습니다. 일반적으로 제시하는 저지방 다이어트 방법은 다음과 같습니다.

영양 구성과 실행 방법

탄수화물

탄수화물은 저지방 다이어트에서의 핵심 영양소로 운동량, 활동량에 따라 일일 열량 섭취량의 50~70% 사이로 잡습니다. 별도의 운동을 하지 않고 정적인 업종에 종사한다면 최저인 50%, 육체노동이나 격한 운동을 하거나 체중을 늘리려는 사람이라면 70%까지도 섭취합니다.

탄수화물 식품은 영양소와 섬유소가 풍부한 통곡물이나 과일, 고구마처럼 수확 당시의 원형을 최대한 보존한 형태를 권장합니다. 설탕, 액상과당, 변성전분, 정제 밀가루로 만든 음식 등 가공된 형태의 탄수화물은 최대한 줄입니다. 섬유소는 포만감을 주고, 정제하지 않은 씨눈이나 껍질층에 들어 있는 미량영양소는 대체로 건강에 유익하기 때문입니다. 섬유소나 미량영양소는 가공 단계를 많이 거칠수록 사라지게 됩니다. 단, 통곡물 중에서 옥수수는 세계 곡물 생산량 1위이지만 단백질과 지방의 구성이 좋지 않아 다량 섭취하는 건 권장하지 않습니다.

GMO(유전자 변형) 작물에 관한 입장은 나라별로 엇갈리는데, 유럽권에서는 GMO 작물 대부분을 엄격히 규제하는 반면, 미국은 규제가 느슨한 편입니다. 우리나라나 호주, 뉴질랜드, 일본 등은 GMO를 표기해야 하죠.

주의할 것은 당류(Sugars, 단순당류)입니다. 혈당을 요동치게 해 허기를 자극하고, 내장지방으로 저장되며, 당뇨나 고혈압 등 대사질환에도 악영향을 주므로 일일 열량에서 10~20% 이내로 제한합니다. 이는 천연당과 첨가당을 모두 합친 수치입니다. 일일 열량 2,000kcal를 기준으로 잡는다면 당류는 200~400kcal(50~100g)를 넘겨서는 안 됩니다.

지방

필수지방산을 고려해 하루 열량 섭취의 15~20%로 잡습니다. 포화지방, 트랜스지방, 대부분의 동물성 지방은 건강에 해로우므로 최대한 줄이고 식물성 불포화지방을 섭취할 것을 권장합니다. 단일불포화지방이 많은 올리브유, 오메가3 불포화지방이 많은 생선 기름, 들깨, 견과류를 통한 섭취를 권장합니다. 이때 오메가6를 오메가3의 4~6배 이상 먹지 않도록 주의합니다. 오메가6는 옥수수기름이나 대두유(식용유) 등에 가장 많이 들어 있는 지방 성분입니다.

흔히 '건강에 좋다'와 '살을 빼는 데 좋다'를 혼동하는데, 다시 말하지만 지방은 그저 지방입니다. 올리브유든 돼지기름이든 살찐다는 면에서는 차이가 없습니다.

콜레스테롤을 많이 함유한 식품도 제한합니다. 콜레스테롤은 동물의 몸에 필수 성분이기에 대부분의 육류, 특히 달걀노른자에 많이 들어 있습니다. 달걀은 하루 1~2개 이내로 섭취하고, 그 이상은 노른자를 빼고 먹습니다.

단백질

하루 열량 섭취량의 15~30%를 권장합니다. 육류는 단백질의 질은 좋지만 몸에 좋지 않은 포화지방과 콜레스테롤을 함께 섭취할 우려가 크므로 전체 단백질 섭취량의 50% 이내가 적당합니다. 나머지는 콩, 통곡물, 견과류 등에 들어 있는 식물성 단백질로 섭취합니다.

예를 들어 정리해 보면 다음과 같습니다.

① 민수 : 64kg 남성, 고강도의 근력운동과 함께 벌크업을 원함

• 벌크업을 위한 일일 총열량을 3,000kcal로 잡은 영양 구성

단백질 15%	탄수화물 70%	지방 15%
(450kcal = 113g)	(2,100kcal = 525g)	(450kcal = 50g)

• 단백질이 15%에 불과하지만 벌크업 시에는 열량 섭취가 매우 많기 때문에 체중에 비해 비교적 많은 양의 단백질을 섭취하는 셈이다.

② 수영 : 64kg 사무직 여성, 고기를 싫어해 채식 위주로 감량을 원함

• 일일 총열량을 1,500kcal로 잡은 영양 구성

단백질 20%	탄수화물 60%	지방 20%
(300kcal = 75g)	(900kcal = 225g)	(300kcal = 33g)

• 채식 단백질 보충을 위해 견과류, 콩류, 통곡물류를 비교적 많이 섭취해 지방 섭취량도 다소 늘어난다.

③ 영준 : 67kg 남성, 마라톤 동호인, 기록을 위해 마른 몸을 유지하길 원함

- 일일 총열량을 3,000kcal로 잡은 영양 구성

  단백질 10%   탄수화물 70%   지방 20%
  (300kcal = 75g)   (2,100kcal = 525g)   (600kcal = 67g)

- 모든 운동에는 종목에 최적화된 영양 구성이 있다. 마라톤을 하는 영준의 경우는 위의 구성 외에도 지방의 비중을 더 높인 저탄수화물 식단도 선택적으로 병행 가능하다. 한편 근육량을 늘리고 싶다면 지방을 줄이고 단백질을 늘릴 수 있다.

장단점

저지방 다이어트의 가장 큰 장점은 가장 대중적이고, 통설이 뒷받침하고, 오랜 기간 많은 정보를 축적해왔다는 점입니다. 시중의 다이어트 식품 대부분도 이에 맞춰 나옵니다. 제대로 따를 수만 있다면 건강에 큰 문제를 일으킬 위험도 적고, 현재의 식단을 크게 고치지 않아도 몇몇 고지방, 고당분의 식품만 피한다면 실시할 수 있으니 어렵지도 않습니다.

선천적으로 인슐린 민감도가 높은 사람, 즉 평소 혈당이 낮고 일정하게 관리하는 사람에게 대체로 잘 맞습니다. 또한 너무 말라서 근육량을 늘리는 것이 1차 목표인 사람에게도 가장 적당한 방법입니다.

단점도 많습니다. 저지방 다이어트의 문제점은 포만감 단속이 어렵다는 점입니다. 탄수화물은 3대 영양소 중에 포만감이 가장 낮고, 소화될 때 소비하는 에너지도 가장 적습니다. 단위 중량당 열량은 낮아도 사실상 거의 무한대로 흡입할 수 있죠. 누군가는 통곡물이나 고구마처럼 '포만감 좋고 질 좋은 탄수화물' 반 공기만으로도 배가 부를지 모르지만, 그런 사람이라면 애당초 살이 찌지도 않았겠죠. 비만해질 만큼 식욕이 좋은 사람에겐 600kcal에 해당하는 현미밥 2공기, 고구마

500g 정도를 한자리에서 먹어치우는 건 어려운 일도 아니죠.

탄수화물과 짝꿍인 인슐린은 더 많은 탄수화물을 갈망하게 만드는 악순환을 불러오기 때문에 탄수화물을 적정량만 섭취하는 건 상당한 의지력이 필요합니다. 그렇다 보니 '다이어트＝의지력'이라는 공식이 만들어졌지만 실제로는 본인의 의지력 밖으로 벗어나버린 많은 탄수화물 중독자를 양산하는 결과도 낳았습니다. 인슐린 저항성이 높아 혈당이 쉽게 오르내리는 사람에겐 특히 더 힘든 다이어트입니다. 최근에 변형들이 끊임없이 등장하는 것도 그 때문이죠.

결론적으로 질 좋은 탄수화물만으로 포만감을 느낄 수 있고, 당뇨 등의 질환이 없다면 저지방 다이어트는 가장 안전하고 무난한 다이어트일 겁니다. 하지만 본인이 그렇지 못하다면 뒤에 나올 다른 방법 중에서 택하는 편이 좋습니다.

고탄수화물 저지방 다이어트

저지방 다이어트 중에서도 가장 극단적인 형태는 고탄수화물 저지방 다이어트(HCLF, High Carbohydrate Low Fat)입니다. 특히 비건 채식주의자 사이에서 널리 통용되는 방식입니다. 이 방법은 뒤에 나올 케토제닉, 애트킨스, 팔레오 등 극단적인 저탄수화물 다이어트와 대척점에 있습니다.

영양 구성과 실행 방법

고탄수화물 저지방 다이어트에서는 칼로리 밀도가 높은 식품을 먹지 않는 것이 핵심입니다. 지방이야말로 단위 중량당 열량이 가장 높아 체지방으로 가장 쉽게 저장되므로 최대한 제한합니다. 탄수화물 : 단백질 : 지방의 비율이 8 : 1 : 1로, 프루테리언(과일만 먹는 형태의 가장 극단적인 채식주의자)을 제외하면 탄수화물의 비중이 가장 높습니다.

식단의 기본은 다음과 같습니다.

- 가공되지 않은 탄수화물만 먹습니다. 즉 쌀, 귀리 등의 곡물이나 고구마, 감자, 강낭콩, 완두 등 GI가 낮은 다당류 탄수화물 식품이 주식입니다. 밀가루나 쌀가루처럼 가루를 낸 것도 안 됩니다. 따라서 빵, 과자, 국수 등을 먹어서는 안 됩니다.
- 일체의 기름을 먹지 않습니다. 따라서 튀김이나 볶음 등 기름을 사용하는 조리법을 쓰지 않습니다. 몸에 좋다고 알려진 올리브유나 생선 기름도 마찬가지입니다. 정제된 형태의 기름을 모두 금합니다.
- 대두류(흰콩, 검은콩)나 견과류 등 지방이 많은 식품은 제한하여 섭취합니다.
- 채소류 등은 열량 밀도가 가장 낮으므로 충분히 먹습니다.
- 과일류는 총열량을 과도하게 높이지 않는 한도에서 먹습니다.
- 원래의 형태를 바꾼 주스나 즙 등도 열량 밀도를 인위적으로 높인 것이므로 먹지 않습니다.
- 탄수화물을 많이 섭취할수록 염분은 최대한 제한합니다. 인슐린이 몸에서 염분과 수분이 배출되지 않게 잡아두는 역할을 하기 때문입니다. 과도한 염분 섭취는 혈압이나 각종 내부 장기에도 큰 부담을 줍니다.

장단점

고탄수화물 저지방 다이어트는 비건 채식주의자에게 최적화된 방법입니다. 알레르기, 소화불량, 혈관 건강 등의 건강 문제로 육류를 제한해야 하는 경우에도 적합합니다. 단백질 섭취량이 약간 적지만 탄수화물을 충분히 섭취해주면 단백질을 절약하는 효과가 생기므로 보디빌더처럼 많은 근육량을 원하는 게 아니라면 큰 문제는 없습니다.

단점은 저지방 다이어트와 마찬가지로 식욕 관리입니다. 대부분의 다이어트가 다 그렇겠지만 특히 고탄수화물 저지방 다이어트가 실패하는 요인은 항상 '너무 많이 먹어서'입니다.

뒤에 나올 다른 다이어트들도 마찬가지지만 이 다이어트법을 주장하는 측에서도 '배부르게 먹어도 살이 안 찐다'는 문구를 전가의 보도처럼 내세웁니다. 통곡물은 포만감이 강해 과식할 우려가 없고, 지방을 먹지 않으면 체지방이 쌓이지 않는다고 주장합니다. 하지만 현실에서는 과식하는 사람도 많고, 모든 식품에는 어느 정도의 지방이 들어 있고, 당분이 지방으로 일정량 전환되는 것도 분명한 사실입니다. 따라서 여기서도 엄격한 식사량 조절이 필수이며, 많이 먹으면 당연히 살이 찝니다.

밴팅 다이어트에서 본격적으로 시작된 저탄수화물(LC, Low Carb) 다이어트는 인슐린을 통제하는 다이어트라고 할 수 있습니다. 인슐린이 체지방 증가를 불러오므로 탄수화물을 제한하는 것이 살을 빼는 핵심이라는 관점입니다. 이를 탄수화물-인슐린 가설(Carbohydrate-Insulin Hypothesis)이라고 하는데 최근 저탄수화물 다이어트들의 근간이 된 주장이죠.

이 가설은 인슐린이 없이도 식이 지방을 바로 체지방으로 저장하는 ASP(Acylation Stimulating Protein)와 그 메커니즘이 밝혀지면서 탄수화물에 한정된 반쪽짜리 가설로 많은 반론에 직면해 있습니다. 하지만 이 가설의 사실 여부를 떠나서, 최근에 저탄수화물 방식이 대중적으로 널리 유행할 수 있었던 건 탄수화물보다는 지방이나 단백질을 더 먹는 편이 포만감이 커서 허기를 관리하기 대체로 쉽기 때문입니다. 또한 인슐린 저항성이 높은, 다시 말해 혈당 관리가 잘 안 되는 사람에게도 잘 통한다는 이유도 있습니다.

저탄수화물 다이어트는 탄수화물을 총열량의 50% 미만 섭취하는 여러 다이어트를 포괄합니다. 탄수화물을 40% 안팎으로 섭취하는 일반적인 저탄수화물 다이어트부터 5~10%로 가장 엄격히 실시하는 애트킨스나 케토제닉 다이어트까지 포함합니다. 탄수화물이 빠진 자리에 지방을 넣을지, 단백질을 넣을지에 따라서도 차이가 납니다.

우리 몸은 탄수화물과 지방 모두를 태워 에너지를 낼 수 있지만 뇌나 적혈구처럼 당분만 고집하는 입맛 까다로운 친구도 있고, 최소한의 혈당치를 유지하는 데도 당분이 필요합니다. 하지만 이 모든 당분을 꼭 탄수화물 형태로 먹어야 하는 건 아닙니다. 음식으로 들어온 탄수화물이 부족하면 우리 몸은 단백질이나 지방을 분해해 당분을 만들어내는 비상 시스템을 작동하는데, 이를 '당신생糖新生(Gluconeogenesis)'이라고 합니다. 지방의 경우는 중성지방에서 지방산을 떼어내고 남은 글리세롤이 당분으로 변신합니다. 떨어져 나온 지방산은 당신생에 필요한 에너지를 공급하고, 당신생 과정의 부산물로 케톤체가 남습니다.

케톤체는 처음에는 제대로 대사되지 않고 상당량이 소변으로 배출됩니다. 이렇게 당신생으로 케톤이 생성되어 혈액 속에 축적되는 상태를 '케토시스Ketosis'라고 하는데, 굳이 저탄수화물 다이어트가 아니더라도 열량이 부족하면 벌어지는 흔한 양상입니다. 일시적으로 입 냄새, 두통, 기침, 무기력증 등이 나타나기도 하는데 일부는 독감과 비슷해 케토 플루Keto-Flu라고도 부르죠.[31] 케톤체가 피부에 영향을 끼쳐 발진과 심한 가려움증을 일으키기도 합니다.

이렇게 당분 기근 상태가 지속되면 당분만 고집하던 기관들은 케톤을 에너지원으로 쓰기 시작합니다. 케톤이 당분을 대신해 주 에너지원이 되는 것을 케톤에 적응(Keto-adaptation)했다고 표현하는데 짧게는 2~4일, 길게는 2주 이상이 걸립니다.

일단 케톤을 주 연료로 쓰기 시작하면 당신생도 감소하고 소변을 통한 케톤 배출도 줄어듭니다. 하지만 우리 몸은 기본적으로 당분을 선호하기 때문에 당분을 다시 섭취하면 일종의 비상 모드인 당신생과 케토시스를 중단합니다. 다만 케톤 적응 기간이 길수록 이후 다시 당분

고갈 상태가 되었을 때 재적응에 소요하는 기간은 짧아집니다.

이제부터 대표적인 저탄수화물 다이어트들을 짚어보겠습니다.

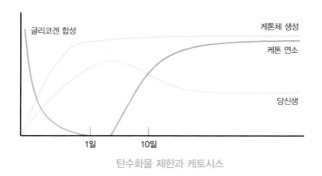

탄수화물 제한과 케토시스

애트킨스 다이어트

현대적 버전의 저탄수화물 다이어트의 원조는 애트킨스 다이어트Atkins
Diet로 우리에게는 '황제 다이어트'로 더 잘 알려져 있습니다. 이 방법
은 1972년 미국의 심장의인 로버트 애트킨스 박사가 저술한《애트킨
스 박사의 다이어트 혁명》이라는 제목의 책에 처음 등장합니다. '고단
백질＋저탄수화물＋고지방' 식단을 모토로 인슐린이 비만의 원흉이며,
케토시스를 통해 살을 빼야 한다고 주창한 선구자 격입니다. 하지만
첫 책이 출간된 1970년대 당시에는 저지방 식단을 지지하는 보건 정책
과 학계의 분위기가 워낙 군건해 큰 호응을 얻지는 못합니다.

하지만 이후 미국의 비만 문제가 점점 심각해지면서 기존 정책에 대
한 회의론이 등장하기 시작합니다. 때맞춰 1992년에《애트킨스 박사
의 다이어트 신혁명》이 출간되지만 이때도 큰 비난과 반론에 직면합니
다. 이 책이 실제로 대중적인 주목을 받기 시작한 건 2002년 뉴욕타임

즈에 실린 '당신을 살찌게 하는 게 지방이 아니라면?'이라는 제목의
기획기사가 계기가 됩니다.

애트킨스 다이어트는 시기에 따라 세부적으로는 조금씩 변화를 보이
지만 큰 틀에서는 다음의 4단계로 이루어집니다.

1단계

2주의 케토시스 적응 기간입니다. 탄수화물을 가장 엄격하게 줄여 하
루 18~22g만 섭취합니다. 단, 섬유소나 당알코올 등은 탄수화물로 표
기하지만 인슐린을 거의 자극하지 않으므로 합산하지 않습니다. 그래
도 대부분의 식품에 미량의 탄수화물이 있으므로 사실상 채소밖에 못
먹습니다.

　육류, 달걀, 생선 등 단백질과 지방 섭취는 별 제약을 두지 않습니다.
주의할 것은 양념류로, 당분이 섞인 소스 등은 당연히 금물입니다. 보
통 이 단계에서 가장 많은 체중이 줄어듭니다. 케토시스 초반의 부작
용을 덜기 위해 물을 많이 섭취합니다. 설탕, 크림이 들어가지 않은 커
피나 홍차처럼 열량 없는 음료는 마실 수 있습니다. 건강을 위해 가벼
운 운동은 권장하지만 필수는 아닙니다. 케토시스 적응이 최우선이므
로 무리한 운동은 몸에 무리를 줄 수 있습니다.

2단계

일단 케토시스에 적응했다면 탄수화물의 섭취량을 일일 50g 정도까지
조금씩 늘려갑니다. 당분을 첨가하지 않은 유제품, 저열량 과일, 견과

류 등을 식단에 추가할 수 있습니다. 목표 체중에 2~5kg 이내로 근접할 때까지 지속합니다. 본격적인 운동은 이때부터 시작합니다.

3단계

목표 체중에 근접하면 일일 탄수화물 섭취량을 주당 10g씩, 최대 일일 100g까지 늘려갑니다. 어느 정도의 탄수화물을 섭취할 때 체중이 증가하는지를 확인하는 과정입니다. 체중이 늘면 탄수화물 섭취를 그 이하로 유지해야 합니다. 이때부터는 과일의 선택 범위도 넓어지고, 약간의 곡류 섭취도 가능합니다.

4단계

유지 단계입니다. 체중을 유지하는 범위의 탄수화물을 찾아냈다면, 그 수준 이하를 유지하며 체중을 관리합니다.

장단점

애트킨스 다이어트는 케토시스를 적극적으로 활용하는 다이어트의 효시가 되었고, 나름 장점을 지닌 방법이었던 것이 사실입니다. 장점을 정리하면 다음과 같습니다.

- 로버트 애트킨스 박사 한 사람이 선도한 만큼 목표와 방법이 명확합니다. 뒤에 등장하는 수많은 다이어트에서는 여러 전문가들이 중구난방 목소리를 높이며 방법론이 난립한 것과 비교하면 단순하고 쉽게 따라할 수 있다는 면이 큰 장점입니다.
- 육류나 달걀 등 포만감이 높은 식품을 섭취하는 데 제약이 없어 식욕과 씨

름할 우려도 적습니다. 실제로 세 끼니를 소금 말고는 다른 양념 없이 육류, 생선, 달걀만 먹게 되면 처음에는 신이 나도 대개는 한두 끼면 질려 식사량이 줄어듭니다. 덕분에 힘든 운동을 매일 하기 힘든 일반인도 따라 하기 쉽습니다.

- 일단 케토시스에 적응되면 지구력은 이전과 비슷한 수준을 유지할 수 있습니다. 마라톤이나 장시간 사이클 등의 종목에서는 운동 능력이 크게 떨어지지 않습니다. 이미 근육을 키운 상태에서 체지방 관리만 할 때도 활용 가능합니다.
- 케토시스 상태가 지속되면 뇌 기능이 개선되어 정신이 맑아지고, 탄수화물 과다 섭취로 인한 인슐린 저항성도 개선되며, 암도 예방된다고 주장합니다.

반면 단점도 많습니다.

- 1단계에서 부작용으로 포기하는 사례가 많습니다.
- 고강도 운동으로 근육을 늘리려는 사람은 순간 근력이나 파워의 저하로 이 방법을 그대로 실시하기는 어렵습니다. 탄수화물과 인슐린이 근육 생성을 촉진하는 가장 강력한 인자라는 사실은 부인할 수 없으니까요. 따라서 체중 감량보다 근육량 증가가 시급하다면 적용하기 어렵습니다.
- 가장 큰 어려움은 지금까지 주식으로 인식해온 각종 곡류와 단 음식을 거의 포기해야 한다는 점입니다. 단순히 개인의 인내력 문제만은 아닙니다. 가족, 친지, 동료와 함께하는 모든 식사가 스트레스가 되며 주변 사람과 마찰을 빚기도 쉬우니까요. 포기하는 사람들의 상당수도 이런 이유 때문입니다.
- 애트킨스 박사 생전에는 다량의 동물성 지방 섭취가 심장병, 고혈압, 동맥

경화 등 심혈관질환을 불러올 수 있다는 비난이 가장 컸습니다. 이 문제는 20년 가까이 지난 지금까지도 학계의 결론이 명확하지 않습니다.

- 탄수화물을 적게 먹어도 단백질을 많이 먹으면 단백질을 분해해 당분을 공급할 수 있으므로 케토시스가 활발히 일어나지 않습니다. 이는 최근에 애트킨스 방식을 수정한 케토제닉 다이어트가 등장한 배경이기도 합니다.

이런저런 이유로 비판이 팽배해지고, 2003년에 애트킨스 박사가 사망하면서 2005년엔 애트킨스 뉴트리션도 파산을 맞습니다. 현재는 당시 제시한 방법 그대로 실천하는 사람은 많지 않지만 원리는 이후 등장하는 저탄수화물 다이어트의 바탕이 됩니다. 그 뒤에 등장하는 저탄수화물 다이어트들은 애트킨스 다이어트에서 조금씩의 변형을 준 것에 불과하니까요.

케토제닉 다이어트

케토제닉 다이어트는 저탄수화물 고지방 다이어트(LCHF), 수정 애트킨스 다이어트(Modified Atkins Diet) 등 여러 이름으로 불립니다. 조금씩의 차이는 있지만 대개 총열량의 75~90%를 지방으로 섭취하기 때문에 저탄수화물 다이어트 중에서도 가장 극단적인 방식입니다.

원래 케토제닉 식단은 뇌전증(간질) 환자의 치료식으로 제시된 특수한 식단입니다. 이후 애트킨스 다이어트 등 탄수화물을 배격하는 분위기와 맞물려 일부에서 감량 목적으로도 활용하기 시작했습니다. 케토제닉 다이어트도 구체적인 실행 방법에는 여러 변형이 있습니다. 얼마 전, 한 공중파 TV 프로그램에 소개되어 유행을 탄 방법 역시 그 중 하나입니다. 이 책에서는 일반인을 대상으로 하는 대중적인 모델을 다루겠습니다.

영양 구성

탄수화물

초반에는 전체 열량에서 탄수화물을 5% 이내로 제한합니다. 성인 일일 권장열량(2,000kcal)으로 환산하면 100kcal(25g) 정도에 해당하죠. 단, 섬유소는 인슐린을 자극하지 않으므로 여기서 제외합니다. 식빵 한 장이나 밥 반 공기로도 이 양을 훌쩍 넘기기 때문에 밥, 빵, 감자, 고구마, 과자, 각종 음료를 포함해 사실상 모든 탄수화물 식품을 끊어야 합니다. 현미, 오트밀, 콩처럼 흔히 건강한 탄수화물로 여기는 재료도 여기서는 금물입니다.

브로콜리, 양배추, 쌈채소 같은 녹색 잎채소는 충분히 먹어야 하지만 토마토, 단호박, 당근처럼 열량이 있는 채소류는 탄수화물을 고려해 주의해서 섭취합니다. 과일은 베리(딸기)류, 지방이 많은 아보카도 외에는 당분이 많아 금물입니다. 케토시스에 적응한 후에는 탄수화물을 총 열량의 10~15%까지 늘리는 경우도 있지만 케토시스 적응이 깨질 수 있으니 주의합니다.

단백질

총열량의 15% 이내를 유지합니다. 단백질 역시 어느 정도 인슐린을 자극하기 때문이죠. 2,000kcal의 일일 권장량으로 환산하면 300kcal, 무게로는 75g입니다. 단백질을 제한하는 것이 이전 애트킨스 방식과의 가장 큰 차이입니다. 단백질을 제한하기 위해 닭고기보다는 비계가 많은 돼지고기나 쇠고기를, 흰 살 생선보다는 등 푸른 생선을 택합니다.

지방

케토제닉 다이어트는 탄수화물 대신 지방을 주 연료로 사용한다는 의미입니다. 탄수화물을 줄이는 만큼 충분한 지방을 먹어야 합니다. 다이어트를 위해 탄수화물을 줄이고, 지방은 살찔까봐 겁나서(?) 못 먹는다면 이도저도 아닌 채 몸만 망가집니다. 지방에 대한 두려움을 버리는 게 핵심입니다.

지방은 총열량의 75% 이상을 차지하는 주된 영양소이므로 아무 지방이나 먹어서는 안 됩니다. 우리 주변에는 오메가6 불포화지방을 함유한 식품이 유독 많습니다. 대부분의 식물성 기름, 곡물로 사육한 가축의 육류 등에는 오메가6가 과도하게 많습니다. 오메가6는 염증 반응을 촉진해 지나치게 섭취하면 건강에 해롭다고 보기 때문에 케토제닉에서는 최대한 조절합니다. 자연적인 식재료에 포함된 양질의 지방, 즉 오메가3나 단일불포화지방, 포화지방을 많이 섭취합니다.

유제품이나 육류는 목초를 먹은 소에서 나온 것이 오메가3의 비율이 높습니다.[32] 올리브유나 코코넛유를 제외한 식물성 기름은 오메가6가 대부분이므로 최대한 줄입니다. 이에 따라 튀기거나 볶은 음식도 잘 선별해야 합니다. 흔한 식용유 대신 굽고 남은 고기 기름이나 버터에 채소를 볶아먹는 것도 그 때문입니다.

이 모든 제약 조건을 고려하면 가능한 한 비계가 많은 고기, 달걀, 기름이 많은 등 푸른 생선, 버터, 고지방 치즈, 올리브유, 코코넛유, 마카다미아, 호두 등이 주식이 되죠. 흔히 삼겹살을 실컷 먹는 다이어트로 오해하지만 돼지 기름은 '포화지방＋단일불포화지방＋오메가6 불포화지방'으로, 오메가3가 적어서 삼겹살에 과하게 의존하면 밸런스가 무너져 건강에 해롭고 부작용이 따르기 쉽습니다. 즉 고지방 식품이라도 최대한 골고루 섭취하는 게 좋습니다.

기타

가공식품은 주의해서 섭취합니다. 특히 햄, 소시지, 너겟 등 분쇄육 가공품 대부분은 제조 과정에서 다량의 전분이 혼합되어 많은 탄수화물을 포함하고 있습니다.

시판하는 소스도 다량의 당분을 포함한 제품이 많으므로 주의합니다. 가능하면 인슐린을 덜 자극하는 발사믹 식초, 소금, 기름 등을 소스로 사용합니다.

알코올은 최대한 피해야 하지만 굳이 먹어야 한다면 당분이 없는 위스키, 소주, 드라이 와인 등을 소량만 마십니다. 맥주는 탄수화물이 많으므로 피하는 게 좋습니다.

실행 방법

애트킨스 다이어트 1단계와 마찬가지로 초반에 케토시스 부작용이 있을 수 있지만 1~2주 후 몸이 본격적으로 케톤에 적응하면 대개 사라집니다. 초반에는 컨디션이 떨어질 수 있으므로 격하고 과도한 운동은 권하지 않지만 조금씩 운동량을 늘려 나갑니다. 배가 고프지 않다면 한번쯤 끼니를 걸러도 무방하지만 하루 전체로 봤을 때는 필요 열량을 모두 섭취해야 합니다. 케토시스 상태에서 열량까지 부족하면 에너지가 고갈되어 매우 힘들어집니다.

케토시스를 왕성하게 하려면 글리코겐을 최대한 줄이는 운동이 유리합니다. 인터벌 트레이닝, 서킷 트레이닝처럼 짧고 강한 운동이 당분을 빨리 소모시키므로 케토제닉 다이어트와 잘 맞습니다.

케토시스 다이어트, 애트킨스 다이어트의 가장 큰 특징은 바로 케톤을 주 연료로 사용하는 단계(Keto-adaptation)를 유지하느냐에 있습니다. 거의 대부분의 다이어트가 기본적으로 케토시스를 유도하지만 케토제닉은 아예 케토제닉 자체를 몸의 기본 에너지대사로 만들어버립니다.

식사량은 하루 필요 열량에 대비해 산정합니다. 다른 여느 다이어트처럼 케토제닉 다이어트도 열량을 따지지 않고 마음껏 먹어도 된다고 주장하는 측이 있습니다. 하지만 지방 특유의 포만감과 느끼함 때문에 상당수가 많이는 못 먹는다는 의미일 뿐입니다. 많이 먹을 수 있다면 당연히 찝니다. 영양 비율의 가이드라인을 잡을 때도 열량을 따질 수밖에 없습니다.

하루 총 필요 열량이 2,500kcal인 젊은 남성이 여기서 20%를 줄여 2,000kcal를 섭취하며 다이어트를 할 예정이라면 대략의 일일 섭취량은 다음과 같이 잡습니다.

지방(80%) : 1600kcal, 177g

단백질(15%) : 300kcal, 75g

탄수화물(5%) : 100kcal, 25g

이 양을 실제 하루치 식품으로 예를 들어보겠습니다. 열량을 내는 식재료만 정리했으며, 열량이 거의 없고 인슐린을 자극하지 않는 녹색 잎채소나 블랙커피, 차 종류는 임의로 추가할 수 있습니다.

	분량(g)	탄수화물(g)	단백질(g)	지방(g)	열량(kcal)
삼겹살	200	–	30	60	660
버터	30	–	–	25	225
코코넛오일	20	–	–	20	180
호두	20	1	2.4	10	110
올리브오일	10	–	–	10	90
들기름	10	–	–	10	90
노르웨이 고등어	180	–	30	27	360
아보카도	60	2	2	10	106
자연 치즈	20	0.8	5	4.4	62.8
블루베리, 딸기	50	5	0.7	–	22
발사믹 식초	10	7	–	–	28
무가당 요거트	90	5	4	4	72
합계		20.8	74.1	180.4	2,005.8

* 출처 : 식약처 식품안전나라/제품별 영양표

위의 재료와 양으로 구성한 실제 식단의 두 가지 예는 다음과 같습니다.

	식단 A	식단 B
아침	버터 커피 (블랙커피+버터+코코넛오일)	버터에 구운 삼겹살 100g, 쌈채소와 들기름장, 딸기를 얹은 요거트
점심	삼겹살 200g과 들기름장, 아보카도와 호두 샐러드	고등어구이 180g, 발사믹+올리브유 샐러드
저녁	고등어구이 180g, 치즈+발사믹+올리브유 샐러드, 딸기를 얹은 요거트	식전 코코넛오일, 치즈를 얹은 삼겹살 100g, 아보카도와 호두 샐러드

케토제닉 다이어트의 하루 식단 예시

이때 삼겹살이나 고등어 등을 구울 때 나온 기름도 모두 열량 계산에 들어 있으니 드레싱이나 채소를 볶는 데 사용해서 버리지 말고 먹어야 합니다. 한편 쌈채소를 먹을 때는 쌈장보다는 오메가3가 풍부한 들기름을 이용한 기름장을 사용합니다.

외식에서는 제약이 크지만, 꼭 필요한 경우에 적용할 수 있는 방식은 다음과 같습니다.

- 내장탕, 감자탕, 뼈해장국, 순댓국 등에서 밥과 순대, 감자 등을 빼고 고기와 채소만 먹기(다만 내장류는 퓨린 함량이 높으므로 통풍 위험군이라면 주의)
- 생선 구이 메뉴에서 밥을 빼고 생선만 먹기
- 삶은 달걀, 달걀말이(설탕이나 케첩은 제외)
- 연어나 참치뱃살 회
- 빵과 소스를 뺀 쇠고기 패티 햄버거
- 소시지나 햄, 어묵바 등은 권하지는 않지만 선택의 여지가 없다면 탄수화물 함량을 확인하기

장단점

케토제닉 다이어트의 장단점은 몇 가지 특이점을 빼면 애트킨스 다이어트와 대체로 유사합니다. 장점은 다음과 같습니다.

- 느끼한 맛에 예민한 사람이라면 지방의 포만감으로 허기를 덜 느낄 수 있습니다. 다만 느끼한 맛에 둔감한 사람은 전혀 이득을 보지 못할 수 있습니다.
- 단맛에 대한 갈망이 강하거나 고강도 운동을 하기 어려운 고도비만인에게는 유용할 수 있습니다. 고도비만은 인슐린 저항성이 높은 경향이 있어

이득을 볼 가능성이 상대적으로 높습니다. 단맛에 둔해진 미각을 개선해 다이어트를 중단한 후에도 단것을 덜 찾게 될 수 있습니다.

- 애트킨스 방식에서처럼 지구력이 중요한 종목은 함께할 수 있습니다. 케톤의 근육 보존 효과로 근육 손실도 최소화할 수 있습니다. 따라서 피트니스 모델이나 여성 비키니 모델 등 근육량을 늘릴 필요성이 낮은 선수들도 체지방 감량에 활용할 수 있습니다.

- 처음 국내에 알려졌을 당시 비용이 많이 든다는 비판이 있었습니다. 한국 실정에 맞는 메뉴가 덜 알려졌고, 고가의 특정 수입 식자재만 먹어야 한다는 잘못된 자료가 많았기 때문입니다. 다소 비용이 많이 드는 것은 어쩔 수 없지만 잘 알고 실시한다면 어마어마하게 몸값 비싼 다이어트는 아닙니다.

- 신진대사가 왕성해지고 두뇌 활동이 활발해진다는 주장도 있지만 누구에게나 적용되지는 않습니다. 컨디션이 너무 나빠져 포기하는 사람도 많습니다.

케토제닉 다이어트의 단점은 다음과 같습니다.

- 위험성에 대해 아직 제대로 검증되지 않았습니다. 지지하는 학자들이 주로 온라인이나 대중매체를 통해 건강에 문제가 없다고 주장하지만 아직 소수입니다. 주류 학계에서는 이렇게 극단적으로 많은 양의 지방, 특히 포화지방을 섭취하는 것에 부정적이라는 점도 간과해서는 안 됩니다. 사람들은 믿고 싶은 견해만 골라 믿기 쉽고, 다이어트 문제에서는 감정적인 경향도 있습니다. 본인이 지지자이든 아니든 반대편의 견해도 한 번쯤 진지하게 고려해보는 중용이 필요합니다.

- 열량이든, 특정 영양소이든 극단적으로 제한하는 건 심리적인 붕괴의 위험도 그만큼 큽니다. 어느 순간 자제력을 잃고 탄수화물 폭식으로 연결되는

사례도 많습니다.

- 한국 식생활에서는 애트킨스 방식보다도 실시하기 어렵습니다. 일단 케토시스에 적응된 후에는 주당 한두 번쯤 일반 식사도 가능하지만 고강도 운동을 하지 않는 일반인일수록 적응이 깨질 우려가 큰 만큼 최대한 자제해야 합니다. 가족 친지의 도움이나 양해가 반드시 필요합니다.

- 인슐린은 남성호르몬과 함께 강력한 근육 생성 호르몬입니다. 인슐린을 제한하는 만큼 근육량 증가나 파워에서는 불리합니다. 힘이나 근육량 증가가 우선이라면 이 방식보다는 뒤에 나오는 일반적인 저탄수화물 다이어트나 칼로리 사이클링이 적합합니다.

- 일부 사람들은 케토시스의 부작용도 매우 크고 적응이 힘듭니다. 이런 사람들에겐 맞지 않습니다.

- 일부에서는 신진대사를 높인다고 주장하지만 과거 연구에서는 탄수화물을 극단적으로 줄였을 때 신진대사를 관장하는 갑상선 호르몬이 크게 떨어진 사례도 많습니다.[33]

주의할 점

- 많은 물을 섭취해야 케토시스의 부작용을 줄일 수 있습니다.

- 인슐린 분비가 줄면 나트륨, 마그네슘 등 전해질이 소변으로 많이 빠져나갑니다. 애트킨스나 케토제닉처럼 탄수화물을 극도로 제한하는 식단에서는 염분과 전해질을 충분히 섭취하지 않으면 컨디션이 나빠집니다. 녹색채소를 충분히 섭취하고, 저염식은 금물이며, 필요하다면 미네랄 보조제도 활용합니다.

- 초반에 근육 내 글리코겐의 감소, 인슐린 수치의 저하에 따른 수분 배출로 다른 다이어트법에 비해 허수 감량이 큽니다. 다이어트의 초반에는 동기부

여가 되겠지만 그 체중을 진짜 체중으로 착각할 수 있습니다. 약간의 당분과 물만으로도 언제든 원상 복귀가 가능한 가짜 체중임을 잊지 맙시다.

- 뒤에 나올 간헐적 단식과 병행하면 감량 효과가 극대화됩니다.
- 버터, 요거트, 치즈 등을 고를 때는 첨가물이 없는 순수 성분인지 반드시 확인합니다. 첨가물과 경화유가 섞인 가공 버터, 식물성유로 만든 가공 치즈, 당류를 첨가한 요거트 등도 많습니다.
- 당뇨, 고혈압 등 내과 질환자에게 득인지 실인지는 의사들 사이에서도 논란이 많습니다. 이런 질병이 있다면 반드시 케토제닉 다이어트에 대해 잘 아는 의사를 찾아 상담 후에 실시합니다. 임신이나 모유 수유 중에도 삼갑니다.
- 케토시스 부작용이 심하다면 중단하고 다른 방법을 찾습니다. 모두에게 맞는 다이어트 방법은 없다는 것을 기억하세요.

수피의 개인적인 평가

케토제닉 다이어트는 2010년 무렵부터 3~4년간 대중의 큰 관심을 받았습니다. 하지만 주류 학계에서는 그동안 효과에 대해 내내 부정적인 입장이었고, 대중적인 유행과 함께 시작된 대규모 연구들도 하나 둘 결과를 내놓고 있지만 기존 다이어트에 비해 두드러진 효과를 보이지도 않았습니다. 따라서 앞으로도 계속 관심을 받을 수 있을지는 지켜볼 문제입니다.

군이 개인적인 평가를 하자면 군것질만 줄여도 충분히 살을 뺄 수 있는 대부분의 경도비만 사례에서는 이런 극단적인 방식을 권하지 않습니다. 그저 '식습관이 아주 불량하고 운동조차 하기 어려운 사람들'에 한해 일시적인 극약 처방으로 유용할 수는 있습니다. 당 중독을 해소하는 데는 도움이 될 수 있지만 정반대로 당분 폭식을 불러오는 사례도 많으니 다른 식이요법을 다 실패했을 때 마지막 방편 정도라고 봐야 합니다.

단, 다른 다이어트에 비해 고려할 것이 많으므로 사전 예습과 건강 체크가 필수입니다. 초반 한 달에 3~4kg 이상 빠지지 않으면 허수 감량 외에는 없는 셈이니 다른 방법을 찾는 게 낫습니다.

감량할 체지방이 많지 않거나 주기적으로 운동을 하는 사람이라면 케토제닉 다이어트보다는 일반적인 저탄수화물 다이어트나 칼로리 사이클링을 권장합니다.

일반적인 저탄수화물 다이어트

애트킨스, 케토제닉 다이어트와 일반적인 저탄수화물 다이어트와의 가장 큰 차이는 지방을 주된 영양원으로 삼아 케톤 연소에 적응한 상태를 지속하느냐, 아니면 두뇌활동과 컨디션 유지에 필요한 만큼의 탄수화물은 섭취하고 나머지를 지방으로 충당하느냐에 있습니다.

일반적인 저탄수화물 다이어트에서는 굳이 성질 사납고 예민한 뇌에까지 케톤을 쓰라고 강요하지 않고 탄수화물을 적정량 섭취합니다. 뇌에는 당분이 최우선으로 공급되므로 케토시스에 따른 부작용도 거의 나타나지 않고 애트킨스, 케토제닉 다이어트에서처럼 초반 적응 과정도 필요 없습니다. 뇌만 달래놓으면 근육이나 내장 등 나머지 기관은 자기들이 알아서 지방도 잘 태우니까요. 한마디로 무난한 중도 방식의 다이어트라고 할 수 있죠.

영양 구성

일단 일일 총 필요량에서 본인이 원하는 감량 속도에 따라 10~30%까지 줄인 열량을 적용해 하루 섭취 열량을 정합니다. 그 뒤 개별 영양소의 비중을 결정합니다. 저탄수화물 다이어트의 구성은 정해진 게 따로 없고 운동량과 목적에 따라 조금씩의 차이가 납니다. 지방 섭취를 줄이면 대체로 포만감 유지가 어려워지는 만큼 단백질 섭취를 늘려 이를 벌충합니다. 영양 비율은 대개 다음을 참고합니다.

- 운동 강도, 근력운동에서의 중량이 높을수록 탄수화물을 많이 섭취한다.
- 근육량이 목적일수록 단백질을 많이 섭취한다.
- 지구력이 중요한 종목을 즐긴다면 지방을 많이 섭취한다.
- 체중 감량이 목적이라면 단백질을 많이 섭취한다.

위의 기준에 따라 조합해 각자의 균형을 맞춥니다. 여러 방법이 있지만 전형적인 비율 구성의 예는 다음과 같습니다.

① 철수 : 스트렝스 트레이닝 기록을 더 높이고 싶음

단백질 30%　　　탄수화물 50%　　　지방 20%

② 수희 : 근 부피를 키우는 운동을 위주로 하고, 체지방도 적정선에서 유지하고 싶은 내추럴 보디빌더 지망생

단백질 30~40%　　　탄수화물 40%　　　지방 20~30%

③ 희태 : 장거리 라이딩을 즐기는 자전거 마니아

| 단백질 20% | 탄수화물 40% | 지방 40% |

④ 태진 : 따로 운동은 하지 않고 평소에 많이 움직여 살을 빼고 싶음

| 단백질 30% | 탄수화물 30% | 지방 40% |

실행 방법

- **탄수화물** 단순당류(Sugars)는 일일 총열량의 10%를 넘기지 않으며, 미량영양소와 섬유소가 풍부한 통곡물(현미, 통밀, 오트 등)을 위주로 섭취합니다.

- **단백질** 육류나 생선, 달걀, 콩류 등 질 좋은 단백질을 섭취합니다. 단백질 보충제는 포만감이 적기 때문에 불가피한 경우에 한해 최소한으로 활용하고 가능하면 덩어리 육류를 위주로 섭취합니다.

- **지방** 1/4~1/3 정도를 포화지방으로 섭취하고, 나머지 불포화지방산은 오메가6에 치중하지 않도록 주의합니다. 오메가3가 풍부한 생선이나 들기름을 충분히 섭취하고, 옥수수유처럼 오메가6가 너무 많은 식용유는 피합니다.

- **섬유소** 열량 계산과 별개로, 장 건강을 위해 일일 최소 20~30g이상은 섭취합니다.

- **가공식품** 모든 경우에 가능한 한 피합니다. 가공식품에는 다른 이름으로 숨어 있는 당류가 너무 많습니다.

- **미네랄** 탄수화물이 적을수록 염분과 마그네슘 등 미네랄은 충분히 섭취해야 합니다.

장단점

저탄수화물 다이어트의 장점은 다음과 같습니다. 가장 큰 장점은 말할 것도 없이 '검증되었고 안전하다'는 것이죠.

- 적응 과정이 필요 없고 부작용도 가장 덜합니다.
- 근육 성장 측면에서도 보디빌딩이나 파워 스포츠 초기부터 널리 시행해온 확실하고 안전한 방법입니다.
- 일상의 식단을 계속 즐길 수 있고, 외식할 때도 메뉴를 선택하는 부담이 적습니다. 폭식을 자제하고 하루 한두 끼나 간식만 조절해도 누구나 일일 영양 섭취 기준에 맞출 수 있습니다.
- 제대로 따르기만 하면 감량 효과도 확실하다고 검증되었습니다.
- 자신의 건강을 놓고 모험을 하기는 부담스러운 일반인에게는 행복한 중용(Happy medium)이 나을 수 있습니다.

물론 단점도 있습니다.

- 애트킨스, 케토제닉 다이어트에 비해 포만감이 덜하다고 느끼는 사람도 있습니다. 탄수화물은 포만감이 적은 영양소라 또 다른 탄수화물을 부르는 악순환이 벌어질 수 있습니다. 포만감 관리가 안 된다면 단백질을 추가합니다. 식단에 닭가슴살이나 흰 살 생선 한 토막을 더하는 정도로는 크게 살이 더 찌지 않습니다.
- 지구력이 필요한 종목에서는 단백질 섭취가 과도하면 컨디션이 나빠지기도 합니다. 그때는 단백질을 줄이고 지방이나 탄수화물 중 하나의 섭취량을 확실하게 늘려주는 편이 컨디션 관리에 유리합니다.

- 신장 질환이나 간 질환 등 일부 질환에서는 많은 단백질 섭취가 해가 될 수 있습니다. 이때는 의사와 상담이 필요합니다.

팔레오 다이어트

팔레오 다이어트[34]는 우리나라에는 '구석기 다이어트'로 알려진 엄격한 저탄수화물 다이어트의 한 종류입니다. 인류가 농업과 목축을 시작하고 자연적인 식품을 멀리하면서 비만이 생기고 건강이 악화되었다는 관점을 가지고 다이어트에 접근합니다.

영양 구성과 실행 방법

팔레오 다이어트에서는 권장하는 식품과 금지하는 식품을 명확히 구분합니다. 초기 팔레오 다이어트의 구성은 유제품을 불허한다는 점을 제외하면 애트킨스 다이어트와 유사합니다.

금지 또는 제한하는 식품군	허용하는 식품군
· 모든 곡류, 가공품	· 목초로 키운 가축의 육류
· 감자, 고구마 등	· 양식하지 않은 자연산 생선
· 콩류(땅콩 포함)	· 달걀
· 대부분의 식물성 기름	· 녹황색 채소류
· 유제품	· 코코넛이나 올리브유
· 소금, 설탕 등의 첨가물	· 베리류 등 일부 과일
· 가공식품	· 견과류

팔레오 다이어트의 식품군

애트킨스 다이어트에서와 마찬가지로 팔레오 다이어트에서도 식사량 제한은 없다고 말합니다. 의도적으로 양을 제한하지 않아도 허용하는 식품만 먹다보면 결국 포만감 때문에 총량이 저절로 줄어든다는 설명입니다. 하지만 여러 차례 적었듯이, 포만감 제어가 적당한 선에서 되는 사람에게나 해당하는 이야기입니다.

최근의 팔레오 다이어트에서는 통일된 영양소 비율을 제시하지는 않습니다. 초기 팔레오는 애트킨스 방식에 가까웠지만 여러 다이어트의 특징이 도입되고, 크로스핏 등 운동 동호인을 중심으로 퍼지면서 경기력 저하를 막기 위해 탄수화물을 허용하는 변형이 등장합니다. 최근의 팔레오 다이어트는 과거에는 금지했던 과일·고구마·호박 등의 탄수화물 식품을 폭넓게 허용하기도 하고, 유제품도 유청단백질·버터·치즈까지 먹기도 합니다. 방식에 따라 탄수화물 섭취가 적게는 5%부터 많게는 40% 이상까지 범위가 넓습니다. 온라인에서는 특정 식재료가 팔레오냐 아니냐를 놓고 설전하는 모습도 자주 목격하게 됩니다.

지금의 팔레오 다이어트는 영양소 비율보다는 '최대한 자연적인 식재료를 먹는 저탄수화물 다이어트'라는 큰 틀에서 접근해야 합니다.

쉬어가기

다이어트 할 때, 식사 순서도 고려하자

다이어트 방법으로 정리된 건 아니지만 식사 순서도 식사량이나 다이어트에 영향을 줄 수 있습니다. 특히 전채요리와 후식 개념이 있는 서구에서 관심을 가질 법한 문제죠. 밥과 반찬을 같이 먹는 한국식 백반에는 다소 안 맞을 수 있지만 외식이나 별식 등에서는 충분히 적용 가능합니다. 방법은 간단합니다.

단백질, 섬유소가 많고 탄수화물이 적은 메뉴를 먼저 먹습니다. 일반적으로 서구에선 빵, 파스타를 전채로 먹고 본 음식인 고기를 나중에 먹습니다.(물론 그들도 일상의 가정식은 한 접시에 함께 담아 먹습니다.) 이 순서를 거꾸로 해서 본 음식을 먼저, 빵과 파스타는 뒤에 먹습니다. 탄산음료나 주스는 어느 다이어트에서든 피하는 게 좋지만 굳이 마신다면 마지막에 둡니다.

이 방식을 한국화해 보겠습니다. 뷔페로 치면 회, 드레싱이 없는 샐러드, 쌈채소, 양념 없는 고기를 먼저 먹습니다. 이때의 음료는 맹물이나 차가 좋습니다. 그 뒤 양념요리나 볶음요리를 먹고 마지막에 김밥이나 초밥, 빵, 죽, 과일을 먹습니다. 이런 식사 순서는 두 가지에서 다이어트에 영향을 줍니다.

① **단백질, 섬유소는** 다른 영양소보다 흡수가 느리고 포만감이 커서 뒤에 먹는 탄수화물을 다소 줄일 수 있습니다. 이를 위해서는 단백질이나 섬유소 식품을 먹은 후 잠시 시간 여유를 두고 탄수화물 식품을 먹는 게 낫습니다. 몸이 포만감을 최대로 느끼는 데는 적어도 15~30분 정도의 시간이 걸리니까요.

② **두 번째는 혈당 관리입니다.** 먼저 들어간 단백질과 지방이 나중에 들어오는 탄수화물의 흡수에 완충 작용을 해서 GI를 낮추는 역할을 합니다.

실제로 당뇨 환자 스무 명을 대상으로 단백질과 지방, 탄수화물 중 어느 쪽을 먼저 먹어야 혈당 상승이 완만해지는지 확인한 실험이 있었습니다. 모든 환자에게 같은 메뉴의 다이어트 식단을 주되, 전채와 본 음식의 식사 순서만 다르게 했습니다. 8주간의 실험 후 체중은 양쪽이 비슷한 정도로 빠졌지만 '탄수화물→단백질, 지방 섭취' 실험군보다 '단백질, 지방→탄수화물 섭취' 실험군이 혈당도 덜 올랐고 근육보다는 체지방의 감소가 컸습니다.

이 효과는 '프리 로딩Pre-Loading'이라는 이름으로 전부터 경험적으로는 알려져 있었습니다. 주의할 건 프리 로딩을 '실컷 먹어도 안 찐다'는 다이어트 업체의 단골 광고 문구처럼 과대평가해선 안 됩니다. '쓰는 것보다 덜 먹어야 빠진다'는 살빼기의 대전제가 달라지는 건 아니니까요.

일상의 식단에서는 밥보다 반찬을 먼저 먹으면 됩니다. 열량이 없는 나물, 샐러드, 삶은 달걀 등을 먹고 잠시 기다린 후 본격적으로 밥을 먹습니다. 식당이라면 메추리알이나 물미역, 채소 등 먼저 나오는 반찬 중 당분이 없고 배부를 만한 것을 재빨리 먹고 본 음식을 기다립니다.

이때 주의해야 할 것이 조리법입니다. 달달한 제육볶음이나 갈비찜처럼 강한 양념으로 조리한 육류는 단백질이 많지만 설탕이나 물엿, 전분이 많이 들어갑니다. 이런 음식은 다른 음식으로 배를 조금이라도 채운 후에 먹는 편이 낫습니다.

04
플렉시블 다이어트

지난 수십 년간 다이어트 트렌드는 좋은 음식이냐 나쁜 음식이냐 식의 편 가르기였습니다. 기존 다이어트법은 물론 애트킨스나 케토제닉, 채식주의에 기반한 고탄수화물 저지방 다이어트 모두 먹을 수 있는 것과 먹어선 안 되는 것을 엄격하게 가르고 있습니다. 이런 방식은 시키는 대로만 하면 되니 쉽지만 경직되어 있고, 스트레스도 너무 큽니다.

이에 대한 반작용으로 '기본 영양소만 맞춰 먹으면 결과적으로 뭘 먹든 그게 그거더라' 라는 풍조도 생겨납니다. 처음엔 IIFYM(If It Fits Your Macros, 의역하면 '큰 틀에만 맞으면')이라는 이름으로 알려졌지만 매크로 영양소에만 치중한 나머지 미량영양소를 무시하고 정크푸드 등도 무절제하게 먹는 방식으로 오해를 사기도 했습니다. 최근에는 보다 체계화된 형태의 플렉시블 다이어트flexible diet(유연한 다이어트)라는 이름으로 불립니다. 저도 개인적으로 자주 활용하는 방식입니다.

영양 구성과 실행 방법

플렉시블 다이어트는 감량법이라기보다는 식단을 짜는 큰 그림입니다. 감량을 원하는 사람부터 단순히 몸매만 다듬으려는 사람, 체중을 늘리려는 사람까지 모두 활용할 수 있습니다. 군이 특정 식품으로 한정하거나 금지하지 않고 3대 영양소와 섬유소 등 몇 가지 기본적인 틀만 본인 목적에 맞게 먹습니다. 햄버거, 아이스크림, 피자, 치킨 등 대부분의 기존 다이어트에서 금기시하는 음식도 균형 내에서만 먹는다면 상관없습니다. 일반적인 식재료 안에서 큰 균형을 맞추다보면 미량영양소는 대부분 따라오기 마련입니다. 애당초 인간의 몸이 그렇게 진화하고 적응해왔으니까요.

방법은 간단합니다. 하루 필요 열량에서 탄수화물, 단백질, 지방의 비율을 정해 그에 맞춰서 먹습니다. 최근에는 섬유소도 기본 영양소의 하나로 보아 20~30g 이상 섭취하게 합니다. 때에 따라 인슐린치 안정을 위해 단순당류를 탄수화물의 20% 이내로 제한하기도 합니다. 여기서 금지하는 식품은 순수한 설탕이나 말토덱스트린처럼 특정 영양소만 정제 가공한 물질입니다. 미량영양소도 없으면서 영양소 비율을 임의로 변조할 수 있기 때문입니다.

'탄수화물 : 단백질 : 지방'의 균형은 본인이 잡기 나름이지만 대중적인 가이드라인으로 예를 들면 다음과 같습니다.

① 진영 : 이미 몸이 좋지만 체지방을 조금 더 줄이려는 트레이너

　　단백질 30%　　　탄수화물 30~40%　　　지방 30~40%

② 영신 : 벌크업으로 근육량과 체중을 늘리고 싶음

　　단백질 20~30%　　　탄수화물 50~60%　　　지방 20%

③ 신주 : 현 체중을 유지하려는 크로스핏 마니아

　　단백질 30%　　　탄수화물 40~50%　　　지방 20~30%

④ 주연 : 사무직이라 활동량이 적어 살찌는 게 걱정임

단백질 20%   탄수화물 40~50%   지방 30~40%

⑤ 연호 : 훈련이 잦은 보병 부대에 복무 중인 일병

단백질 20%   탄수화물 60%   지방 20%

이쯤에서 드는 생각이 있죠. 아무 거나 먹어도 된다면 정크푸드, 과자만 먹고 살아도 된다는 뜻일까요? 실제로는 불가능합니다. 어쩌다 한 끼니 정도는 정크푸드나 과자를 먹을 수 있겠지만 그 때문에 무너진 균형을 다른 끼니에서 벌충해야 하기 때문입니다.

제 경우 햄버거를 유독 좋아해서 주당 한두 번쯤은 먹는데, 시중 패스트푸드점 햄버거는 열량의 절반 이상이 단순당류와 지방에서 옵니다. 아침에 큰 햄버거 하나를 먹으면 그날 먹을 지방과 단순당 할당량의 절반 이상을 써버립니다. 따라서 점심과 저녁에는 지방과 단순당을 확 빼야 하니 결국 먹을 수 있는 건 담백한 백반, 생선, 닭가슴살 같은 부담 없는 메뉴뿐입니다.

장단점

플렉시블 다이어트는 어느 다이어트법에도 응용할 수 있습니다. 그래서 저지방이든, 저탄수화물이든 기본적으로 해당 다이어트의 장단점을 그대로 따라갑니다.

플렉시블 다이어트만의 장점을 꼽자면 제한된 식품만 먹어야 한다는 부담이 없고, 외식이나 사교생활에도 지장이 없습니다. 군부대나 학교 급식처럼 배식을 받는 환경에서도 부담이 없습니다. 특히 뒤에 나올 칼로리 사이클링법과 함께 쓰기에 좋습니다.

단점은 자유로운 만큼 생각할 것도 많다는 점이죠. 삼시 세끼를 집에서 먹거나 도시락을 싸서 먹으며 미리 열량을 계산해 놓는다면 몰라도 외식에선 영양소를 파악하기가 어렵습니다. 성분과 열량을 대략적으로나마 파악할 만큼 감각이 생기려면 상당한 경험과 공부가 필요합니다. 모바일로 영양소를 검색하기도 쉬워졌고, 대형 요식업체에서는 영양 정보를 제공하지만 한계는 있습니다. 이 때문에 플렉시블 다이어트는 몸 관리를 막 시작한 일반인보다는 다년간 식사 관리 경험이 있어서 자신의 필요 영양소와 웬만한 식재료의 영양 특징을 파악한 사람이라야 제대로 실행하기가 쉽습니다.

또 하나의 단점은 '오차가 크다'는 점입니다. 일반인이나 비시즌의 전문가에게는 열량과 영양소가 어느 정도 들쑥날쑥하는 건 중요하지 않지만 대회 전 체중 관리나 프로필 촬영을 준비할 때처럼 고도의 세심한 관리가 필요한 때는 어려움이 큽니다. 이런 때는 고구마, 바나나, 닭가슴살, 달걀흰자처럼 '복잡한 조리 과정이 없고 무게만 달면 영양소가 분명하게 나오는' 몇 안 되는 단일 식품으로 제한하는 편이 실수의 우려가 적습니다. 단, 이런 시합용 식단(Prep Meal)을 일반인이 평상시 다이어트에 장기간 따라 하는 것은 적합하지 않습니다.

05
칼로리 사이클링

칼로리 사이클링Calorie Cycling 또는 카브 사이클링은 최근 운동인들 사이에서 널리 사용되는 식사 관리법입니다. 직역하면 섭취 열량이나 탄수화물을 주기적으로 바꿔준다는 의미입니다. 주로 저열량·저탄수화물 식이(체지방 관리)와 고열량·고탄수화물 식이(회복과 운동 능력 향상)를 주기적으로 바꿔주기 때문에 카브 사이클링이라고도 합니다. 단순히 살을 빼는 관점의 다이어트가 아니고 제한된 열량 내에서 최적의 신체 컨디션을 내기 위한 영양소 관리 방식입니다.

격일 다이어트나 카브 사이클링처럼 짧은 주기의 방식은 표준체중 언저리에서 규칙적인 운동을 할 때 적합합니다. 한편 비교적 긴 호흡으로 조절하는 주기적 다이어트는 비만이 심해 장기간 다이어트를 하는 경우에 활용할 수 있습니다. 단, 두 경우 모두 폭식 성향이 있는 사람에게는 맞지 않습니다.

칼로리 사이클링의 초기 형태는 1950년대 보디빌더 빈스 지론다의 '스테이크와 달걀 다이어트(Steak & Egg Diet)'입니다. 4일간은 스테이크, 달걀, 버터만으로 하루 두 끼니를 먹고, 5일째는 양질의 탄수화물을 다량 섭취하는(리피딩) 조금은 당황스러운 방법입니다. 언뜻 애트킨스 다이어트 4일에 고탄수화물 다이어트 하루를 합쳐놓은 것 같죠.

1990년대에는 과거의 방식을 체계화한 파스퀠 박사의 아나볼릭 다이어트Anabolic Diet가 프로 레슬러와 내추럴 보디빌더들 사이에서 유행합니다. 지론다의 방식과 아나볼릭 다이어트는 '고지방, 고단백 식단을 통해 테스토스테론을 높여주면 아나볼릭 스테로이드와 비슷한 효과를 낼 수 있다'는 다소 무리한 주장을 하며 등장했지만 '케토시스 4~6일+탄수화물(글리코겐) 로딩 1~2일'이라는 이론 그 자체는 큰 문제가 없습니다.

다이어트로 에너지 섭취가 줄면 우리 몸은 그에 적응해 소비량도 줄입니다. 렙틴·인슐린·갑상선 호르몬이 줄면서 신진대사가 느려지고, 새 조직의 합성도 느려져 근육량이 감소하고, 피지가 줄고, 탈모가 오기도 하고, 여성의 경우 생리와 배란이 멈추는 등 갖은 수단을 동원해 당장 급하지 않은 지출을 틀어막습니다. 스스로 의식하지 못하는 사이 일상의 자잘한 움직임도 줄면서 에너지를 최대한 아낍니다. 다이어트를 원하는 당사자에게는 달갑지 않지만 생존 차원에서는 매우 중요한 '비상사태 적응'이죠.

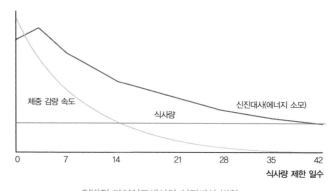

일반적 다이어트에서의 신진대사 변화

긴축재정 끝에 소비량을 섭취량과 맞추면 감량 속도는 0에 수렴하면서 결국 정체기가 옵니다. 몸은 이제 살았다며 행복해 하고, 당사자는 미칠 지경이 되는 시기죠.

칼로리 사이클링은 이렇게 몸이 저열량에 적응하는 것을 막는 게 가장 큰 목표입니다. 신진대사를 올리는 결정적인 영양소는 탄수화물이므로 대개는 다량의 탄수화물을 주기적으로 섭취하는 리피딩refeeding으로 신진대사를 올리고 다이어트로 바닥난 글리코겐을 재충전하며 근육 성장을 촉진할 수 있다고 주장합니다.

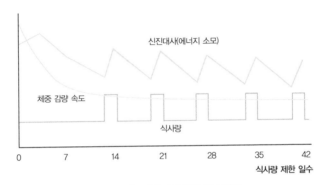

칼로리 사이클링에서의 신진대사 변화

한편 한동안 탄수화물을 제한하면 인슐린 민감성이 높아지는데, 그 상태에서는 들어온 탄수화물은 체지방으로 축적되기보다는 근육 성장에 더 기여해서 간접적으로도 체지방 관리에 도움이 됩니다.

한때 일부에서 유행했던 치트밀Cheat Meal도 개념은 비슷했지만 현실에서는 무절제하게 고열량을 섭취하다가 다이어트를 망치거나 최악의 경우 습관적인 폭식으로 변질되는 경우가 잦았습니다. 최근에는 부정적인 뉘앙스를 지닌 치트밀이라는 표현 대신 '적절히 제어해 열량을 올리는'이라는 의미에서 리피딩Refeeding이라는 표현을 주로 씁니다. 칼로리 사이클링과 리피딩은 적절한 통제 아래 식사량의 완급을 조절해 심리적인 안정과 신진대사 조절을 꾀하는 방식입니다.

영양 구성과 실행 방법

칼로리 사이클링도 기간을 어느 정도로 할지, 탄수화물과 지방 중 어느 쪽을 조절할지에 따라 여러 방법이 있습니다. 일반적으로 높은 열량을 섭취하는 기간은 짧게는 하루, 길게는 2주 정도입니다.

지금까지의 연구 사례를 보면 과거의 치트밀 같은 한 끼니 폭식은 대사량 회복에는 별 도움이 되지 않았습니다. 최소한 주 2회, 가능한 한 연속 이틀 이상은 정상치 열량 이상을 섭취해야 의미 있는 회복을 기대할 수 있습니다. 가장 대표적이고 손쉬운 방법들을 정리했습니다.

다이어트-리피딩, 격일 다이어트

이 둘은 칼로리 사이클링의 가장 쉬운 방식으로, 일 단위로 다이어트 하는 날과 정상 식사 하는(리피딩) 날을 구분하는 방식입니다. 감량할 체중이 많지 않은 과체중인 초보자가 기존 생활에 큰 변화를 주지 않고 장기간 실시하기에 적당합니다. 정상 식사는 주당 이틀 이상은 되어야 의미 있는 효과를 보이므로 평일에 다이어트를, 모임이 많은 주말에 리피딩을 하는 사례가 많습니다.

그 외에 격일 다이어트(ADF, Alternate Day Fasting)법이 있습니다. 하루는 정상적인 식사를, 그 다음날은 고강도 다이어트를 번갈아 실시합니다. 격일로 완전히 굶는 극단적인 간헐적 단식도 있지만 폭식을 유발할 수 있어 권장하지는 않습니다. 하루짜리 리피딩이 신진대사를 얼마나 회복시킬지에 대해서는 회의적인 견해도 있지만 격일로 정상 식사를 할 수 있다는 데 심리적인 위안을 얻는 사람이라면 시도해볼 수 있습니다.

예를 들어 일일 유지 열량(TDEE)이 2,500kcal인 키 175cm, 80kg의 과체중 남성 호영이가 체지방 10kg을 6개월에 걸쳐 빼려 합니다. 체지방 조직 1kg을 태우면 7,700kcal를 내니까 단순 계산으로 호영이는 6개월간 총 77,000kcal(7,700kcal×10)를 줄여 먹어야 합니다. 여유 잡아 80,000kcal를 줄인다고 보면 1달에 대략 13,000kcal, 1주에 3,300kcal를 덜 먹으면 됩니다. 그렇다면 다음과 같은 구성이 가능해지죠.

	월	화	수	목	금	토	일
다이어트-리피딩	1,800	1,800	1,800	1,800	1,800	2,500	2,500
격일 다이어트	2,500	1,400	2,500	1,400	2,500	1,400	2,500

리피딩과 격일 다이어트

물론 어디까지나 이론적인 추정입니다. 실제로는 칼로리를 칼같이 지켜서 먹을 수 없고, 체중이 줄면 TDEE도 줄기 때문에 앞으로 빠질 체중을 처음부터 정확히 계산하는 건 불가능합니다. 이 수치는 시작점을 잡기 위한 1차 가이드라인에 불과하고, 실행 단계에서는 식사량을 적절히 가감해야 합니다.

중요한 건 다이어트를 하는 날보다 리피딩을 하는 날입니다. 이때도 정해진 양을 넘기지 말아야 하고, 다이어트에 대한 보상 심리로 폭식을 해버리면 실패로 가게 됩니다.

주기적 다이어트

긴 주기로 다이어트와 유지기를 번갈아 수행하는 방식으로 다이어트 브레이크Diet Break라고도 합니다. 일 단위로 열량을 조절하는 대신, 일정 기간 동안 아예 다이어트를 중단한다는 게 차이입니다. 2주 주기를 가장 많이 활용하는데, 고강도 다이어트에서도 통계적으로 2주까지는 근육량과 신진대사 손실이 크지 않다고 보기 때문입니다. 또한 장기간의 다이어트에 따르는 스트레스도 크게 줄어듭니다.

가장 최근에 나온 한 연구[35]에서 A그룹은 유지 열량에서 30% 줄여 16주 연속 다이어트를 했고, B그룹은 '유지 열량에서 30% 줄인 다이어트 2주→유지 열량 섭취 2주'를 번갈아가며 30주간 진행했습니다. 두 그룹이 줄인 총열량은 같았지만 B그룹이 1.5배 체지방을 더 많이 줄였고, 신진대사 감소도 거의 없었으며, 실험 종료 후 체중이 도로 늘어나는 정도도 적었습니다.

이 방식은 비만도가 높은 사람도 활용 가능한 대신 기존의 다이어트 법보다 훨씬 긴 시간을 소요한다는 점을 감안해야 합니다. 하지만 대부분의 사람들이 단기간 효과에 집착해 결국은 다이어트에 실패한다는 현실을 생각할 때 일반인도 충분히 시도해봄직한 안전한 방식입니다.

카브 사이클링

카브 사이클링 방식은 칼로리 사이클링에서 가장 널리 알려진 방식으로 주로 고강도 운동을 소화하는 선수나 상급자들이 운동 프로그램에 맞춰 탄수화물 섭취량의 완급을 조절하는 것을 말합니다.

탄수화물은 운동 수행 능력, 특히 고강도 운동에서 수행 능력을 좌우하는 결정적인 영양소이지만 체중 관리를 생각하면 마냥 든든히 섭취할 수도 없습니다. 이 때문에 카브 사이클링은 꼭 필요한 타이밍에 필요한 만큼의 탄수화물을 배치하는 것이 목적입니다.

일단 하루에 섭취하는 표준 탄수화물의 양을 정해야 합니다. 체중을 유지하려 한다면 일일 필요 열량에 맞추고, 다이어트를 원하면 일일 필요 열량에서 10~30%를 줄여서 잡습니다. 탄수화물을 배치하는 방법은 대개 다음 세 가지 중 하나입니다.

① 저탄수화물 → 표준 탄수화물 → 고탄수화물 사이클

탄수화물 섭취를 주기적으로 높였다 낮추는 방식입니다. 저(-50~100g)-표준-고(+50~100g) 탄수화물 날짜가 꼭 같은 일수일 필요는 없으며, 탄수화물량을 꼭 같은 수치로 바꿀 필요도 없습니다. 한 주간의 총 탄수화물량을 기준으로 필요량과 일치시키면 됩니다.

주말마다 데이트가 있어 외식을 해야 한다면

월	화	수	목	금	토	일
저탄수	표준	고탄수	저탄수	표준	고탄수	표준
-50g	-	+50g	-50g	-	+50g	-

주중 회식이 많고 주말에 다이어트를 하고 싶다면

월	화	수	목	금	토	일
표준	고탄수	표준	저탄수	고탄수	표준	저탄수
-	+50g	-	-50g	+50g	-	-50g

카브 사이클링 Ⅰ단계

카브 사이클링에서는 운동 프로그램을 식단과 맞추는 게 중요합니다. 고탄수화물을 섭취한 다음날에는 대개 가장 힘이 드는 운동(근력운동의 경우 하체나 등운동)을 합니다. 표준치로 섭취한 후에는 가슴·어깨나 팔처럼 비교적 체력을 덜 소모하는 운동을, 저탄수화물 섭취 후에는 휴식일이나 유산소운동을 배치합니다.

달력 날짜로 기준을 맞출 필요는 없으니 운동 스케줄에 맞춰 아침·

점심·저녁 중 적당한 끼니를 기준점으로 짜면 됩니다. 오후에 운동을 한다면 전날 저녁부터 당일 점심까지는 푸짐하게, 아침에 운동을 한다면 전날 푸짐하게 먹도록 짭니다.

고탄수화물과 저탄수화물의 편차는 표준치에서 ±50g 정도의 작은 차이로 시작해 점점 편차를 키워가는 편이 적응하기에 쉽습니다. 고탄수화물을 섭취하면 글리코겐이 충전되면서 일시적으로 체중이 2~3kg 까지 증가할 수 있는데 저탄수화물로 접어들며 다시 빠집니다. 즉 체지방은 선형으로 감소하는 것이 아니라 오르락내리락 파동을 그리면서 줄어듭니다.

② 저탄수화물 → 고탄수화물
위의 방식이 익숙해지면 저탄수화물과 고탄수화물 두 가지로만 실시할 수도 있습니다. 표준치를 기준으로 일정량을 덜 섭취하는 날과 더 섭취하는 날로 나눕니다.

격일로 실시할 때

월	화	수	목	금	토	일
저탄수	고탄수	저탄수	고탄수	저탄수	고탄수	표준
−100g	+100g	−100g	+100g	−100g	+100g	−

저탄수화물 2일 + 고탄수화물 1일

월	화	수	목	금	토	일
저탄수	저탄수	고탄수	저탄수	저탄수	고탄수	저탄수
−50g	−50g	+100g	−50g	−50g	+150g	−50g

카브 사이클링 2단계

③ 무탄수화물 → 고탄수화물

카브 사이클링의 가장 극단적인 형태로 탄수화물을 완전히 끊는 식단과 탄수화물을 위주로 섭취하는 식단을 주기적으로 번갈아 실시합니다.

이 방식은 케토시스와 글리코겐 로딩[36]을 병행하는 것으로, 지론다의 스테이크-달걀 다이어트나 아나볼릭 다이어트와 유사한 방식입니다. 애트킨스 다이어트 수준으로 탄수화물을 극도로 제한해 글리코겐과 체지방을 감소시킨 후 다시 고탄수화물로 글리코겐을 최대치로 충전합니다. 우리 몸은 근육 내의 글리코겐이 고갈된 후 탄수화물을 많이 섭취하면 평소에 저장하던 양 이상으로 글리코겐을 저장하는데, 그만큼 체지방으로는 덜 축적합니다.

앞에서 살펴본 애트킨스나 케토제닉 다이어트에서는 케토시스를 장기간 지속해 아예 몸을 적응시켜야 하지만, 이 방식은 케토시스가 시작되는 초반까지만 실시합니다. 체력과 근육, 신진대사가 덜 손상된 상태에서 다량의 탄수화물을 섭취해 근육의 주된 에너지원인 글리코겐을 재충전합니다. 이 때문에 주기적 케토제닉 다이어트(Cyclical Ketogenic Diet)라고도 부릅니다.

초기 형태인 파스꾈 박사의 아나볼릭 다이어트는 월요일부터 금요일까지 5일간 무탄수화물을 지속한 후 토요일과 일요일에 고탄수화물을 섭취합니다. 최근 쓰이는 방식에서는 케토제닉에 들어가는 2~3일간 무탄수화물을 실시한 후에 하루 동안 고탄수화물을 섭취합니다.

월	화	수	목	금	토	일
무탄수	무탄수	고탄수	무탄수	무탄수	고탄수	무탄수

카브 사이클링 3단계

무탄수화물 섭취일에는 총열량에서 탄수화물은 5% 미만, 단백질 30~40%, 지방 55~65%로, 애트킨스 방식과 유사합니다.

고탄수화물 섭취일에는 탄수화물 70~80%, 단백질 10~20%, 지방 10% 이내로 탄수화물을 압도적으로 많이 섭취합니다. 곡류나 떡, 면류, 식빵, 감자나 고구마처럼 지방이 적고 포도당이 풍부한 탄수화물이면 됩니다. 단백질을 과하게 섭취하면 글리코겐 로딩이 느려질 수 있으므로 고지방일 때보다 단백질을 조금 줄이기도 합니다.

열량 총량 관리는 다음과 같이 목적에 따라 달라집니다.

- 체중 감량이 주목적이면 무탄수화물 섭취일에는 표준 유지 열량의 70~80% 정도만 섭취하고, 고탄수화물 섭취일에 일일 유지 열량만큼 섭취합니다.
- 체중을 유지하며 체지방만 조절하기를 원한다면 주간 열량 총량을 '표준 유지 열량×7일'로 설정해 관리합니다. 매일 같은 유지 열량을 섭취할 수도 있고, 무탄수일에 줄여 먹은 만큼의 열량을 고탄수화물일에 추가로 섭취하는 방식으로도 가능합니다.

장단점

칼로리 사이클링은 장점과 단점이 매우 분명한 방식입니다. 장점부터 짚어보면 다음과 같습니다.

- 다이어트에 따른 신진대사가 감소를 단기적으로는 예방할 수 있습니다. 따라서 지속적으로 적게 먹는 것보다는 정체기가 올 확률이 낮습니다.
- 다이어트를 하면서도 운동의 수행 능력과 컨디션을 어느 정도 유지할 수 있습니다.

- 저열량을 섭취하는 날의 허기와 스트레스도 리피딩에서 식사를 제대로 할 수 있다는 심리적인 기대감에 버티기가 쉽습니다.
- 플렉시블 다이어트와 개념상 유사해서 짝을 이루어 함께 하기에 좋습니다.

칼로리 사이클링의 단점은 다음과 같습니다.

- 열량 계산에 익숙하지 않고, 본인의 적정량을 모르면 매일 영양 구성을 바꾼다는 것이 매우 어렵습니다. 감량이 되지 않을 때 언제, 무엇을 더 먹어서인지 파악하기도 어렵습니다. 따라서 경험이 부족한 경우 실패할 가능성이 높습니다.
- 주기적 다이어트를 제외하면 체지방률이 아주 높은 고도비만인이나 당뇨 환자에게는 맞지 않습니다. 혈당 관리에서 문제가 생길 수 있고, 고탄수화물 섭취로 자칫 뱃살만 찌우고 실패할 가능성도 높습니다. 체지방률이 남성 20%, 여성 30% 이상이라면 매일 같은 양을 먹는 보통의 다이어트가 무난합니다.
- 비교적 고강도의 운동을 병행해야 최적의 결과를 얻을 수 있으며. 식사 관리만으로 살을 빼려는 분들에게는 비효율적입니다.
- 폭식 성향이 있는 분들이 해서는 절대 안 됩니다. 과자나 케이크 등 고열량 식품을 먹기 위한 편법으로 악용해서도 안 됩니다.
- 하루 이틀의 고열량 섭취가 신진대사를 일시적으로 올릴 수는 있지만, 지지자들의 주장처럼 장기적으로도 계속 유지할 수 있는지는 아직 과학적으로 밝혀진 게 없습니다. 신진대사 보존이 확인된 주기적 다이어트를 제외하면 지금까지의 주장은 과학적인 설명보다는 가설과 경험에 의존한 부분이 큽니다.

06
간헐적 단식

인터미턴트 패스팅(IF, Intermittent Fasting)은 국내에는 '간헐적 단식'이라는 이름으로 소개되었습니다. 식사량을 매 끼니 조금씩 줄이는 게 아니라 특정 시간대나 특정 날짜에 음식을 집중해 섭취하고, 나머지 시간대는 완전히 굶는 식사 패턴 관리법입니다. 살을 빼는 방법으로 쓰이기도 하지만 건강을 개선하거나 과도한 식욕을 관리하는 방법으로도 활용합니다.

간헐적 단식에서 주장하는 첫 번째 근거는 단식 자체의 긍정적인 효과입니다. 장기간의 열량 제한은 신진대사를 느리게 하고, 근육량을 줄이고 건강을 해치지만 그보다 짧은 단식은 이와는 메커니즘이 정반대라는 것이죠. 야생 상태에서 배가 고프면 사냥을 준비하듯이 몸은 음식을 구하기 위한 비상 모드에 들어가는데, 이때 분비되는 호르몬(아드레날린, 글루카곤, 성장호르몬)이 신진대사를 높이고 근육의 분해도 어느 정도 예방한다고 주장합니다.

한편 장시간 당분의 유입이 없어 인슐린 수치가 낮아지고, 인슐린 저항성이 낮아지는 것도 건강에 유익하다는 주장입니다. 식사량이 줄기 때문에 당연히 감량 효과도 따라옵니다. 즉 먹을 때는 제대로 먹고, 다른 때는 차라리 아예 거른다는 접근입니다.

구성 방법

간헐적 단식법은 지금까지 여러 방법이 나와 있는데, 그 중 가장 널리 쓰이는 방법은 다음 두 가지입니다.

① 5 : 2법

간헐적 단식 중에서 가장 먼저 유명해진 방법으로, 처음 주장한 마이클 모슬리 박사의 이름을 따 '모슬리 단식법'이라고도 합니다. 이 방법의 원형은 1주일 중 5일간은 평상시와 같은 식사를 하고, 나머지 2일은 평상시의 4분의 1 정도만 먹는 방법입니다. 엄밀히 말해 단식이라기보다는 다소 극단적인 방식의 칼로리 사이클링입니다.

최근에는 주중 2일은 완전 단식을 실시하는 변형도 있습니다. 예를 들어 매주 월요일과 목요일은 단식일로 정해 점심까지만 먹고 '그날 저녁 – 다음날 아침 – 다음날 점심' 세 끼니를 거른 후, 다음날 저녁부터 먹는 방법입니다. 시간대는 본인이 가장 허기를 참기 유리한 때로 선택하면 됩니다.

② 16 : 8법

마틴 벌칸이 제안한 방식으로, 하루 24시간 중 16시간을 단식하고, 나머지 8시간 동안 식사를 합니다. 하루 중 특정 시간대에만 식사를 하는 시간제한 식사법(Time restricted feeding) 중 가장 대중적으로 성공한 모델입니다. 근육량을 지키는 데 역점을 두고 있어 '린 게인 모델Lean Gain Model'이라고도 합니다.

시간제한 식사법에는 이 외에도 12시간 단식과 12시간 식사를 결합하는 무난한 방식부터 20시간 단식과 4시간 식사를 결합하는 다소 극단적인 워리어 모델Warrior Model까지 시간 숫자만큼의 여러 방식이 있는데, 주장하는 사람에 따라 숫자만 조금씩 다를 뿐 기본 개념 자체는 거의 같습니다.

16:8법은 대개 아침이나 저녁 중 한 끼니를 걸러 16시간의 공복을 만듭니다. 아침을 거르는 방식에서는 예를 들어 저녁 8시부터 다음날 낮 12시까지 16시간 공복을 유지하도록 짤 수 있습니다. 이때는 낮 12시에 첫 식사를 시작해 저녁 8시까지는 모든 음식물 섭취를 끝내야 합니다. 8시간 내로 식사를 끝내려면 시간 관계상 대개 두 끼니만 먹거나 '두 끼니＋한 번의 간식'을 먹습니다.

저녁을 거르는 형식은 예를 들어 아침 6시에 첫 식사를 하고, 낮 1시에 점심식사를 시작해 2시까지는 모든 음식물 섭취를 끝냅니다. 2시부터는 공복 상태를 유지한 후에 잠자리에 듭니다. 오전 9~10시 정도에 한 끼를 추가할 수도 있습니다. 구체적인 시간 구성은 본인의 생활 패턴에 따라 잡으면 됩니다.

아침을 거르는 방식 예제

오전						오후					
1	3	5	7	9	11	1	3	5	7	9	11
단식						식사			식사	단식	

저녁을 거르는 방식 예제

오전						오후					
1	3	5	7	9	11	1	3	5	7	9	11
단식		식사		식사		단식					

간헐적 단식-16:8법

위에 적은 방법 외에도 1일 1식(23:1법, OMAD, One Meal A Day)이나 하루

걸러 하루씩 정상 식사를 하는 ADF(Alternate Day Fasting)의 다소 극단적인 방식도 있습니다.

이쯤에서 이런 의문이 들지 모르겠습니다. '아침에 입맛이 없어 거른다는 친구들이 많은데 죄다 뚱뚱하더라!'라고요. 실제 여러 통계에서도 비만일수록 특정 식사를 거르는 케이스가 많다고 나옵니다. 그렇다면 그들은 모두 비만을 벗어났어야 하는데 대체 어떻게 된 노릇일까요? 간헐적 단식과 단순히 아침 입맛이 없어 거른다는 것과는 실행 방법에서 차이가 있습니다.

실행 방법

- 단식 중에는 열량이 있는 일체의 음식은 입에 넣지 않습니다. 음료도 맹물, 블랙커피, 홍차, 녹차 정도로 제한합니다. 약간의 인슐린 분비로도 단식 상태를 깨뜨릴 수 있기 때문입니다. 과도한 커피도 인슐린을 유도할 수 있고 의존성이 생기기 쉬우니 한 잔 이상은 피합니다.

- 완전 공복이 좋지만 초반 적응 기간에는 고기 국물, 당분이 없는 소량의 채소는 먹을 수 있습니다. 커피나 차에 한두 스푼의 우유나 약간의 지방을 넣거나, 올리브 오일을 한두 방울 뿌린 양상추 두세 장 정도는 가능합니다. 모든 종류의 당분은 금합니다.

- 폭식도, 과한 절식도 하지 않습니다. 단식 자체만으로 감량 효과는 충분하기 때문에 매 끼니의 식사량을 줄이면 안 됩니다.

- 운동도 함께 할 수 있습니다. 유산소운동은 어느 때 해도 무방하며, 근력운동은 식사 후 약간의 시간 여유를 두고 실시해야 최상의 근력을 발휘할 수 있습니다. 린 게인 모델에서는 식사 시간인 8시간 중 근력운동을 하는 게 권장되고, 5:2법에서도 근력운동은 식사를 하는 날 실시하는 편이 유리합

니다. 단식 동안 케토시스가 일어나 지방을 왕성하게 태우기 위해서는 운동으로 글리코겐을 줄여놓아야 하므로 탄수화물을 많이 태우는 인터벌 트레이닝이나 서킷 트레이닝이 적합합니다.

- 음식 종류를 엄격히 가리지는 않지만 팔레오나 케토제닉 같은 저탄수화물 다이어트를 병행하는 경우가 많습니다. 인슐린을 제한한다는 면에서 간헐적 단식과 일맥상통하기 때문입니다.

- 허기를 버티기 힘들다면 처음부터 원칙대로 시작하지 말고 1~2주에 걸쳐 한 끼 식사를 조금씩 줄이거나 단식 시간을 늘려갑니다. 초반부터 시간 간격에 너무 기계적으로 얽매일 필요는 없습니다.

- 이 외의 변형으로는 단식을 하며 버터나 올리브 오일, 코코넛 오일 같은 순수 지방만 소량 섭취하는 지방섭취 단식(Fat Fasting)이 있는데, 이 방법은 주로 초기 적응 과정이나 하루를 완전히 거르는 방식의 간헐적 단식에서 사용합니다. 케토제닉 다이어트에서 케토시스 적응을 앞당기는 목적으로도 사용합니다.

- 물조차 마시지 않는 건단식(Dry Fasting)은 이슬람의 라마단 등 주로 종교적인 목적의 단식으로, 건강 관점에서는 권장하지 않습니다.

장단점과 주의할 점

간헐적 단식을 지지하는 측에서 말하는 장점은 다음과 같습니다.

- 허기는 일정 시간이 지나면 사라집니다. 매 끼니 적게 먹는 것보다 안 먹는 편이 체감하는 허기도 적고 심리적으로 덜 힘들 수 있습니다.

- 비용이나 시간 투자가 필요 없으며, 어느 다이어트법과도 병행할 수 있습니다. 단식 시간대를 제외하면 자유로운 식사가 가능하므로 식습관이나 입

맛 자체를 뜯어고치거나 주변 사람과 마찰을 빚을 위험도 적습니다.

- 인슐린 저항성이 개선되고, 공복 시에 머리가 맑아지며, 성장호르몬이 왕성하게 분비되어 신진대사도 활발해진다고 주장합니다.
- 식사 시간이 제한되므로 결국은 덜 먹습니다. 기존 식단을 유지하면서도 식사 총량을 비교적 쉽게 줄일 수 있습니다.

간헐적 단식의 체중 감소 효과가 먹는 양이 줄어든 결과인지, 일부의 주장대로 단식 자체의 신진대사 향상 효과 때문인지는 확인된 것은 없습니다. 하루에 섭취하는 식사의 총량이 같다면 식사 횟수나 시간대를 바꾼다고 해서 살이 더 빠진다고 확인된 것도 없습니다. 아직은 이 방법으로 뺐다고 주장하는 일부의 경험담과 가설만 있을 뿐입니다.

최근 발간된 3년간의 대규모 연구에서는 간헐적 단식(ADF방식)과 일반적인 열량 제한 다이어트를 비교했는데, 간헐적 단식이 딱히 우월한 효과를 보이지는 않았습니다.[37] 감량 속도는 물론 건강 지표에서도 두 방식이 별반 차이가 없었습니다. 기존 주장과 달리 중도 포기는 간헐적 단식에서 더 많이 나왔습니다.

따라서 간헐적 단식 자체가 감량을 보장하는 것은 아니며, 나머지 시간에 폭식을 한다면 살이 찌기는 마찬가지입니다. 아직까지 간헐적 단식은 그저 '사람에 따라서는 쉽게 식사량을 줄일 수 있는 도구가 될 수도 있다' 정도로만 받아들이기를 권합니다.

간헐적 단식을 실시할 때 주의할 점도 있습니다.

- 가장 큰 위험은 폭식 가능성입니다. 폭식 성향이 있는 사람들은 단식 시간대를 버티기 어렵고, 일단 음식에 손만 대면 수천 칼로리도 어렵지 않게 섭

취할 수 있습니다. 심지어 간헐적 단식을 '한두 끼 굶고 나서 과자나 정크
푸드를 마음 놓고 먹는 편법'으로 여기는 사람도 많습니다. 간헐적 단식에
서 가장 나쁜 사례로 100% 실패를 장담합니다.

- 근육이 쉽게 자라는 초·중급자, 이미 만든 근육을 유지하며 체지방만 관리
하는 경우에는 큰 손해가 없지만 근육량을 크게 늘려 근육질 몸매를 만들
거나 강한 힘을 기르려는 사람에게는 불리합니다. 식사 시간이 너무 짧아
체중을 늘릴 만큼 충분한 열량을 섭취하기 어렵고, 특히 단백질은 하루 전
체에 걸쳐 고루 섭취할 때 근 성장에 최적이라는 게 중론입니다. 간헐적 단
식을 옹호하는 몸 좋은 전문가들도 이미 만든 몸을 관리하거나 체지방 관
리를 할 때만 한시적으로 쓰는 경우가 많습니다.

- 간헐적 단식도 케토시스를 유발하기 때문에 두통이나 구취, 체취가 생길
수 있습니다. 대개는 시간이 지나면 줄어듭니다.

- 배가 고프면 잠 못 드는 사람들이 있습니다. 공복 시 아드레날린 분비가 잠
을 방해하기 때문입니다. 이때는 아침과 낮에 단식을 하고 저녁에 식사를
하는 편이 낫습니다. 불면이 심하면 그로 인한 손해가 더 크므로 간헐적 단
식은 포기하는 게 좋습니다.

- 케토제닉 다이어트와 마찬가지로 인슐린을 낮게 유지하므로 저염식, 무염
식 등 전해질 섭취를 줄이는 식단은 안 됩니다. 소금은 충분히 섭취합니다.
채소나 과일, 필요하다면 보조제를 통해서라도 칼륨, 마그네슘 등 여타 무
기질도 충분히 섭취합니다.

- 당뇨 등 혈당 관리에 문제가 있다면 위험할 수 있으니 간헐적 단식에 대해
잘 아는 의사나 전문가와 상담 후 실시합니다.

세계에서 가장 오래 굶은 사나이

세계에서 가장 오래 식사를 안 한 사람은 누구일까요? 이에 대해서는 과거 문헌도 많았고, 현대에도 인도 등에는 수십 년을 아무것도 안 먹고 버텼다고 주장하는 수행자나 오지에 고립되어 피치 못하게 수십 일간 굶은 사람들이 많습니다. 하지만 이런 단순 경험담을 공식적인 기록으로 볼 수는 없습니다.

전문기관의 관리감독 하에 식사를 거르면서 버틴 최장기 기록은 현재 기네스북에 올라 있는 영국의 앵거스 바르비에리Angus Barbieri의 사례입니다.

이 사람은 1965년 6월에 단식을 시작해 1966년 7월까지 지속해 무려 382일이라는 전무후무한 기록을 세웠습니다. 그 기간 동안 영국 던디의 메리필드 병원에 입원해 물과 커피, 차, 약간의 소다수와 병원이 제공하는 비타민만 섭취하며 의료진의 엄격한 감독을 받았습니다. 단식 후, 체중은 214kg에서 80.74kg으로, 총133kg이 줄었습니다. 바르비에리는 1990년 사망할 때까지 90kg 정도의 비교적 양호한 체중을 유지했으며, 큰 후유증은 없었다고 합니다.

일부에서는 바르비에리의 사례를 장기간 단식의 안전성을 홍보하는 데 활용하지만 실제로는 입원 상태에서 의료진이 24시간 건강 상태를 체크해야 했습니다. 그 기간 동안 혈당이나 칼슘, 마그네슘 같은 전해질 이상이 여러 번 발생해 처치를 받았으니 혼자 했다면 결코 안전했다고 말할 수는 없을 겁니다.[38]

기네스 협회에서도 유사한 시도가 위험하고, 기록 관리도 어렵다고 판단해 같은 항목의 기록 갱신을 더 이상 받지 않겠다고 선언했습니다. 결국 그의 기록은 사실상 영구적으로 남게 되었죠.

내겐 어떤 다이어트가 맞을까?

피트니스의 격언 중 '모두에게 맞는 다이어트는 없다'는 말이 있습니다. 여러 다이어트법을 설명했지만 각각의 방법은 통하는 사람이 있고 아닌 사람이 있습니다. 빈스 지론다처럼 극단적인 저탄수화물 다이어트를 했던 보디빌더도 있지만 비슷한 시기의 전설적인 보디빌더 스티브 리브스는 고탄수화물 다이어트를 고집했죠. 현재도 케토제닉 다이어트를 쓴다는 트레이너가 있는가 하면, 고탄수화물 식단을 옹호하는 트레이너도 있습니다.

다이어트에서 가장 바보짓은 누군가의 경험담만 보고 무작정 따라하는 것입니다. 로또 1등을 꿈꾸는 게 확률적으로는 터무니없는 짓이지만 거의 매주 누군가는 됩니다. 마찬가지로 터무니없는 다이어트도 성공하는 사람은 분명 있습니다. 온라인, 방송 매체 등의 사례는 성공한 소수만 보여주지만 그 이면에서는 훨씬 많은 실패자들이 침묵하고 있습니다. 그러니 다이어트도 정석이 가장 확실하다는 것을 명심했으면 합니다.

그럼 다이어트의 양대 축인 저탄수화물과 저지방 다이어트 중 무엇이 나을까요? 십여 년 전까지의 연구 사례에서는 탄수화물을 줄였을 때 같은 열량에서도 체지방 감소가 많았던 게 사실입니다.

그런데 이런 실험들이 놓친 변수가 단백질입니다. 탄수화물 대신 지방 섭취를 늘릴 때 대개 덤으로 따라오는 것이 단백질이죠. 육류, 유제품 등 대부분의 고지방 식품은 고단백이기도 하니까요. 하지만 단백질은 소화에 낭비되는 열량이 많고 인체의 기본 성분으로 주로 쓰이기 때문에 실제 태우거나 저장할 수 있는 열량은 적습니다. 결국 저탄수화물 다이어트에서 살이 더 빠진 과거 사례들은 탄수화물이 줄어서가 아니라 단백질 비중이 높아서 나온 결과라는 주장이 힘을 얻습니다.[39]

이에 따라 최근에는 단백질 섭취량을 동일하게 맞추고 탄수화물과 지방의 비중만 바꿔서 여러 연구를 실시했는데, 둘 사이에는 차이가 거의 없었습니다. 2018년 초에는 저지방과 저탄수화물의 해묵은 논쟁을 끝내기 위해 무려 600명 이상을 대상으로 1년간 실시한 대규모 연구 결과가 발표되었는데, 역시나 '차이 없음'이라는 결론이 나왔습니다.[40] 과거의 저지방 다이어트가 많이 실패했던 것도 포만감 부족과 당 중독 등으로 섭취 열량 관리에 실패해서이지 원리 자체에 문제가 있어서 살이 안 빠진 건 아닙니다. 즉 어느 쪽이 좋다 나쁘다를 따질 것 없이 본인에게 맞는 쪽으로 택하면 됩니다.

사실 살 빼는 것 자체는 아주 쉽습니다. 굶으면 되니까요. 그런데도 거의 대부분이 실패하는 건 식욕 때문에, 사회생활 등 현실적인 이유로 중도 포기하거나 뒷일은 생각지도 않고 체중만 마구잡이로 줄였다가 후유증을 감당 못 하기 때문입니다. 수많은 요요를 경험한 분들이라면 감량 그 자체보다 이후의 관리와 지속 가능성이 더 중요하다는 것을 뼈저리게 알고 있을 겁니다. 다이어트는 본인에게 맞는 지속 가능한 방법을 찾아야 합니다.

이 책을 읽는 독자들이 다이어트를 처음 시작한다고 할 때, 어느 방법으로 시도해야 할지 가이드라인을 적어보려고 합니다. 가이드라인은 각각의 상황에 한정해 별표를 매겼습니다. (본서에 제시한 방식 중 간헐적

단식은 식사량 조절이라기보다는 식사 패턴의 조절이기 때문에 사람마다 생활 패턴에 따

른 개별성이 커서 제외했습니다.)

각각의 항목에서 모두 같은 다이어트법을 제시한다면 좋겠지만 조금

	저지방 다이어트	케토제닉 · 애트킨스	저탄수 다이어트	플렉시블 다이어트	칼로리 사이클링
고도비만	★	★★	★★★	★★	★
중도비만	★★	★	★★★	★	★
과체중	★★★	×	★★	★★★	★★★
복부비만(인슐린 저항성↑)	×	★★	★★★	×	★
전신비만(인슐린 저항성↓)	★★★	★	★	★★	★★★
활동량이 적다	×	★★	★★★	★	×
이미 낮은 체지방을 더 낮추고 싶다	★★	×	★★★	★	★★
육체노동이 많다	★★★	×	★★	★★★	★
지구력 종목을 즐긴다	★	★★	★★	★★	★★★
근력 위주의 종목을 즐긴다	★★★	×	★	★★	★★★
채식주의거나 채식을 즐긴다	★★★	×	×	×	★
경제적인 방법을 찾는다	★★	×	×	★★★	★
단기간 감량	★	★★★	★★	×	×
장기간 감량	×	★	★★	★★★	★
어린이, 청소년	★★	×	★★	★★	★
고령자	★★	×	★★	★	×
탄수화물에 대한 갈망이 심하다	×	★★★	★★	×	×
기름진 음식에 대한 갈망이 심하다	★★★	×	★	★	×
폭식하는 때가 많다	×	★★★	★★	×	×
외식이 잦은 직종이다	★★	×	★★	★★★	★★
운동과 체중 관리 경력이 길다	★★	★	★★	★★	★★★

씩 다른 답을 얻을 수도 있습니다. 그렇다면 어느 상황을 더 우선해서 고려할지 판단해 순위를 정합니다.

각 상황에서 이론적으로 가장 유리한 방법을 제시했지만 자신에게 맞을지는 시도해보기 전까지 알 수 없습니다. 2~3개월간 해보고, 결과가 나오지 않거나 너무 힘들다면 맞지 않는 것이니 다른 방법으로 바꾸는 게 낫습니다. 두세 가지 이상을 바꿔서 해봐도 여전히 살이 빠지지 않거나 제자리로 돌아간다면 다이어트 접근법이나 기본적인 열량 계산부터 잘못되었을 가능성이 큽니다. 그때는 이 책의 첫 부분부터 꼼꼼히 읽으며 문제점이 무엇인지 찾아보기 바랍니다.

이 식단들에 어떤 운동을 결합할지, 어떤 목표로 어떻게 빼야 할지는 다음 장에서 다루겠습니다.

02

다이어트와

THE ESSENCE OF
DIET

운동

체중 관리에서 가장 중요한 요소는 당연히 식사입니다. 반면 운동은 당장의 체중계 바늘에서는 조력자 이상을 기대할 수 없습니다.

그런데도 전문가들이 반드시 운동을 체중 관리와 짝지어 말하는 이유는 두 가지입니다. 하나는 살을 빼거나 찌웠을 때 어떤 몸매가 나올지를 운동이 결정하기 때문입니다. 단순히 체중만 팍 줄이거나 배만 나온 볼품없는 몸매가 될지, 적당히 볼륨과 근육이 있는 몸매가 될지는 운동이 결정합니다.

또 하나는 뺀 체중의 유지 가능성입니다. 신진대사의 상당 부분을 운동이 좌우하기 때문에 운동은 이후 체중의 되돌림을 예방할 수 있는 가장 큰 무기입니다.

크게 볼 때, 식사는 지금의 체중을 결정하지만 운동은 장기적인 체중에서 핵심 요소입니다.

Chapter
05
체중 관리를 위한 운동 이론

다이어트에서도 그래 왔듯, 운동도 수많은 유행이 지나갔습니다. 다이어트 업계에서는 '배부르게 먹고도 살을 뺀다'는, 알면서도 속는 식상한 문구가 있듯이 운동에도 '힘 들이지 않고도 단기간에 살을 뺀다'는 달콤한 문구가 여기저기서 사람들을 현혹합니다.

이런 문구에 더 이상 휘둘리지 않기 위해서는 기본부터 알아야 합니다. 그래야 광고만 요란한 운동, 시간과 돈만 잡아먹는 운동, 내게 맞지도 않는 위험한 운동들을 걸러내는 최소한의 기준을 마련할 수 있습니다. 5장에서는 그런 운동을 가려내는 밑바탕에 대해 설명합니다.

몸의 에너지와 심박수

지금부터는 자신에게 맞는 최적의 운동법을 찾기 위해 꼭 알아야 할 내용들입니다. 운동과 몸에 대한 기본 이론은 전작인《헬스의 정석》이론편에서 비교적 상세하게 다뤘습니다. 이 책에서는 그 중에서도 살을 빼는 데 기본이 되는 내용에 집중하려고 합니다.

몸에서 쓰는 에너지

최종 단계만 볼 때 몸에서 에너지를 내는 궁극적인 연료는 딱 하나, ATP입니다. ATP는 인산을 떼어내 ADP가 되면서 에너지를 발산하고, ADP는 크레아틴 인산에서 인산을 받아 ATP로 복원되는 무한 사이클을 돕니다. 탄수화물이든 지방이든 궁극적으로는 ATP를 만들어낸 후

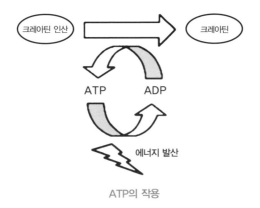

ATP의 작용

물과 이산화탄소로 장렬히 산화합니다.

이때 산소가 충분하다면 '크렙스 사이클'이라는 과정이 작동되는데, 포도당 한 분자로 38개의 ATP분자를, 지방산 1분자로는 129개의 APT분자를 만들어냅니다.

몸의 입장에서 최고의 연료는 ATP나 크레아틴 인산을 직접 저장하는 것이겠지만 ATP는 굉장히 무거운 분자라 하루에 쓰는 총량을 환산하면 거의 자신의 몸무게에 육박합니다. ATP는 굉장히 빠른 속도로 생산, 분해, 재활용되기 때문에 굳이 많은 양을 ATP 형태로 보유할 필요는 없습니다. 대신 잠시 필요한 만큼의 ATP와 크레아틴 인산만을 여분으로 보유하고, 한편에서 '탄수화물, 지방+산소 → 크레아틴 인산 → ATP'를 만들어 기초대사나 평상시 에너지 수요를 충당합니다. 그러다가 고강도 운동에 들어가면 갑자기 에너지 수요가 많아지면서 몸에는 비상이 걸립니다.

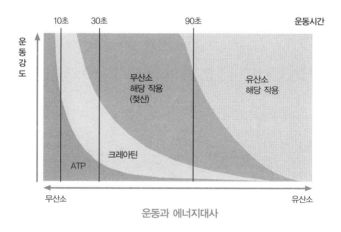

운동과 에너지대사

중간 강도 이상의 유산소운동, 근력운동에서 ATP는 10초 이내에 바닥나고, 크레아틴 인산도 20~30초면 고갈됩니다. 빨리 크레아틴 인산과

ATP를 보충해야 하는데, 문제는 산소입니다. 발 빠른 포도당은 바로 준비가 되지만 둔해터진 산소는 혈관에서 세포막을 지나 들어오는 데 1분 이상 걸리니 특단의 조치가 필요합니다.

에너지 부족에 직면한 몸에서는 급한 대로 산소 없이 당분을 젖산으로 바꿔 ATP를 만드는데, 포도당 한 분자로 ATP가 고작 2개밖에 안 나오고, 덤으로 젖산이라는 군더더기까지 떠안게 됩니다. 산소가 충분히 들어올 때까지 잠시 버티는 미봉책이죠. 여기까지를 무산소 과정이라고 합니다.

일단 산소가 들어오면 그때부터는 크렙스 사이클이 본격적으로 작동되면서 왕성하게 산소와 당분을 태워 많은 양의 ATP를 만들어냅니다. 흔히 말하는 유산소 과정입니다.

시간이 더 지나 세포 안에 산소가 풍부해지고, 크렙스 사이클이 왕성하게 돌면 비로소 지방도 더 많이 태울 수 있습니다. 지방을 태우는 데는 포도당보다 산소가 더 많이 필요한 데다가, 단독으로는 크렙스 사이클을 돌리지 못하고 포도당이 시동을 걸어야 거기에 편승해 제대로 연소되기 때문입니다. 즉 지방은 같은 양에서는 에너지를 많이 내지만

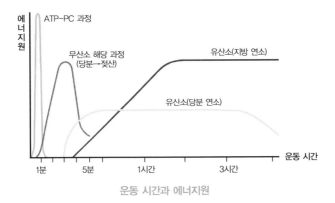

운동 시간과 에너지원

에너지를 내는 순발력과 산소 대비한 효율 면에서 썩 좋은 연료는 아닙니다. '지방은 탄수화물의 불꽃에서 탄다'는 운동생리학의 유명한 명제가 여기서 탄생했죠.

흔한 오해를 짚고 넘어가자면, 이 과정은 순서대로 일어나는 게 아니고 동시에 일어납니다. 탄수화물이 타면서 지방도 탑니다. 에너지 소모에 비해 산소 공급이 부족하다면, 즉 숨이 턱에 찰 만큼 운동 강도가 높으면, 부족분을 메우기 위해 무산소대사도 한편에서 계속 일어나 젖산도 만듭니다.

심폐 능력과 분당 심박수

운동을 얼마나 강도 높게 하고 있나요? 열에 아홉은 자신이 힘들게 운동하고 있다고 생각하지만 제3자의 눈으로 봤을 때 상당수는 자신의 운동 강도를 객관적으로 알지 못합니다. 정말로 한계치까지 두드려본 경험이 없는 사람들은 '정말 힘든 것'과 '익숙하지 않아 힘들다고 느끼는 것'을 구분하지 못합니다. 신참 트레이너들에게 강조하는 말도 '힘들다는 고객의 말은 잘 가려들어라'입니다.

그렇다면 운동 강도나 얼마나 에너지를 태우고 있는지를 객관적으로 표시하는 지표가 있을까요? 단순히 달린 시간이나 속도, 들어 올린 무게로 구분할 수는 없습니다. 1시간을 달려도 끄떡없는 강골이 있고 5분만 걸어도 숨이 턱에 걸리는 고도비만인도 있으니까요. 사람마다 지구력과 심장의 파워가 다르고, 혈액의 산소 운반 능력도 제각각입니다. 자동차의 엔진 배기량처럼 몸의 출력을 가늠하는 대표적인 지표는 최대산소섭취량(VO_2max)으로, 학술논문 등에서 운동 강도의 지표로 삼습니다. 문제는 전문적인 장비를 갖춘 실험실에서나 측정이 가능하다는 것이죠. 그렇다면 평상시에 심폐 능력과 운동 강도를 확인할 수 있는 간편한 방법은 없을까요?

이때 대중적으로 사용하는 지표가 분당 심박수(BPM, Beat Per Minute)입니다. 에너지를 거의 쓰지 않을 때는 산소 필요량이 적으니 심장도 느리게 뛰고, 격한 운동을 할 때는 빠르게 뜁니다. 따라서 유산소성 운동에서 강도를 판별하는 기준으로 많이 씁니다.

일반인의 안정 시 심박수는 대개 분당 60~70회 정도이지만 운동선수처럼 심폐기능이 우수하면 심장이 많이 뛰지 않고도 산소를 충분히 운반하기 때문에 40~50대를 보이기도 합니다. 이런 사람들은 힘든 운동에도 심박수가 많이 올라가지 않고, 조금만 쉬어도 바로 낮아집니다.

반대로 체중이 많이 나가거나 운동이 부족한 사람들은 체중 대비 심폐기능이 떨어져 분당 심박수도 높아집니다. 심지어 걷기만으로도 운동선수가 뛸 때보다 심박수가 더 올라가기도 합니다. 운동능력이 나쁠수록 일단 올라간 심박수가 잘 떨어지지도 않습니다. 즉 운동능력이

최대심박수 대비	RPE	RPE 판별
100%	20	완전한 탈진, 1분 이내
90%	19	극도로 힘듦, 1~2분 운동 가능
80%	17	매우 힘듦, 5~10분 운동 가능, 정상적인 대화가 어려움
70%	15	숨이 가쁨, 15~20분 운동 가능, 한 번에 두어 단어씩밖에 말할 수 없음
60%	13	숨이 약간 가쁨, 30~45분 운동 가능, 힘들지만 대화는 가능함
50%	11	호흡이 조금 빨라짐, 1~2시간 운동 가능, 말하는 데 힘들지 않음

운동 자각도

좋든 나쁘든 비슷한 심박수에서는 비슷한 난이도를 느낍니다.

　이러한 운동 난이도는 대개 '운동 자각도(RPE, Rated Perceived Exertion)' 를 기준으로 나눕니다. 다음의 표는 유산소운동이나 컨디셔닝 운동에서 흔히 사용하는 보르그 척도(Borg scale)입니다. 나이가 20대라면 분당 심박수를 10으로 나눈 수치가 대략 비슷합니다.

심박수의 측정

심박수는 1분간 손목이나 귀 밑에서 측정하거나 10초간 측정한 후 6을 곱할 수도 있지만 현실적으로 운동 도중에 재기는 어렵죠. 그래서 시중에는 운동 중 심박수를 보여주는 여러 종류의 심박계가 나와 있습니다.

　과거부터 많이 사용해온 가슴띠 방식은 가장 정확하고, 심박수 변화를 실시간으로 즉각 보여주면서 운동 동작에도 방해가 되지 않습니다. 단점은 착용이 번거로워 운동 도중에만 한시적으로 쓸 수 있고, 별도의 리시버가 필요하다는 점입니다. 인터벌 트레이닝처럼 심박수가 빠르게 오르내리는 운동, 손목을 많이 쓰는 운동에서 유용합니다.

　최근에는 손목에 착용하는 스마트 워치, 피트니스 밴드에 심박 측정 기능이 더해진 제품도 나옵니다. 착용이 간편하고 하루 종일 측정이

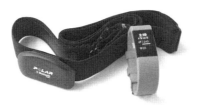

가슴띠 심박계　　　　피트니스 손목밴드

가능한 게 장점이지만 팔을 많이 쓰는 근력운동에서는 기계 자체가 거치적거릴 수 있고, 가슴띠에 비해 정확도가 떨어지며, 심박수 변화도 즉각 쫓아가지 못하는 게 흠입니다. 심박수가 빠르게 변하는 인터벌 트레이닝보다는 걷기나 가벼운 달리기, 사이클 같은 전통적인 유산소 운동에 더 적합합니다.

두 제품 모두 일반인 수준에서 객관적인 운동 강도를 확인하는 용도로는 유용합니다. 효율적인 운동을 위해 하나쯤 마련하는 것을 추천합니다.

운동 강도를 판정하는 법

운동 강도를 말할 때 대개 '최대치의 몇 퍼센트'라는 표현을 씁니다. 근력운동에서는 본인이 들 수 있는 최대 중량 대비를 말하고, 유산소운동이나 복합 운동에서는 최대산소섭취량이나 분당 최대심박수를 기준으로 말합니다. 심박수는 처음에는 운동 강도에 비례해 빠르게 올라가다가 일정 수준에서 정체되는데, 이를 최대심박수라고 하죠.

최대심박수는 원칙적으로는 최대 강도로 여러 번 반복 체크해서 평균치를 내지만 최대 강도 운동이 어려운 대부분의 일반인에서는 220에서 본인의 나이를 빼서 추산하는 해스켈 공식을 씁니다. 20세라면 200회, 55세라면 165회니까 아주 간단하죠. 단, 어디까지나 일반적인 추정치일 뿐 운동 능력과 건강 상태에 따라 개인차가 있으니 탄력적으로 받아들여야 합니다. 40대 후반인 저도 이론적으로는 170대가 한계이지만 실제로는 훨씬 더 올라갑니다. 이런 경우 최대심박수를 고려해서 수치를 보정해 사용해야 합니다.

심박수를 기준으로 운동 강도를 파악할 때는 다음과 같은 카보넨 공식을 활용합니다.

여유 심박수 = 최대심박수 − 안정 시 심박수

목표 심박수 = 안정 시 심박수 + 여유 심박수 × 운동 강도

40세인 찬우의 안정 시 심박수가 65회라면 여유 심박수는 115(180-65) 회입니다. 찬우가 80%, 60% 달리기를 할 때 목표 심박수는 157회 (65+115×80%), 134회(65+115×60%)입니다.

이런 수치를 운동하며 하나하나 다 계산하기는 짜증나고 번거롭습니

	50%	60%	70%	80%	90%	100%
20세	130	144	158	172	186	200
25세	128	141	155	168	182	195
30세	125	138	151	164	177	190
35세	123	135	148	160	173	185
40세	120	132	144	156	168	180
45세	118	129	141	152	164	175
50세	115	126	137	148	159	170
55세	113	123	134	144	155	165
60세	110	120	130	140	150	160
65세	108	117	127	136	146	155
70세	105	114	123	132	141	150
75세	103	111	120	128	137	145
80세	100	108	116	124	132	140

나이와 운동 강도에 따른 심박수(안정 시 분당 60회로 가정)

다. 다행히 심박계를 사용할 때는 관련 수치를 입력하면 스마트폰이나 밴드의 어플에서 자동으로 강도와 에너지 소모량까지 산출해서 알려 줍니다.

앞의 표는 안정 시 심박수를 성인 평균치인 분당 60회로 보았을 때 해스켈 공식과 카보넨 공식으로 산출한 이론적인 연령별, 강도별 분당 심박수입니다.

자세에 따른 변수

보통 심박수를 말할 때 기본적인 상태는 걷거나 달릴 때처럼 서 있는 자세에서 재는 것을 의미합니다. 수영이나 자전거처럼 눕거나 웅크리고 하는 운동은 어떨까요? 이때는 심장이 피를 밀어 올려야 하는 높이가 섰을 때보다는 낮아집니다. 펌프가 물을 10미터 올리려면 5미터 올릴 때보다 훨씬 많이 돌아야 하는 것처럼 심장 박동수도 자세나 동작에 따라 달라집니다.

엎드리거나 누워서 하는 운동

수영, 푸시업, 마운틴 클라이머처럼 엎드리거나 누워서 하는 운동에서는 심장과 머리, 발끝이 거의 같은 높이에 있어서 서 있을 때만큼 심장이 많이 뛸 필요가 없습니다. 따라서 목표 심박수를 10 이상 낮게 잡아야 합니다. 앞에서 예로 든 찬우의 경우 80% 강도의 마운틴 클라이머를 하고 싶다면 계산해서 나온 분당 157회가 아니라 147회로 잡아야 하죠.

수영은 물이 체온을 식히기 때문에 체열 발산을 위한 혈액순환도 줄어들어 최대 15까지 낮게 잡기도 합니다. 날씨가 쌀쌀할 때도 체열 발산이 잘 되어 심박수가 잘 올라가지 않습니다. 이때도 산술적으로 나온 것보다 5~10 정도 낮은 수치를 목표치로 봅니다.

앉아서 하는 운동
사이클이나 로잉머신처럼 앉아서 하는 운동은 누웠을 때와 서 있을 때의 중간 범위쯤 됩니다. 따라서 이때는 5 정도를 낮게 봐야 합니다. 목표치가 분당 150이라면 145 정도에 다다르면 같다고 봐도 됩니다.

선 자세로 몸이 상하로 크게 움직이지 않는 운동
달리기, 걷기, 배틀 로프, 에어로빅 등 선 상태로 몸이 위아래로 크게 움직이지 않는 종목에서는 수치 그대로 봅니다.

수직 점프나 상하로 크게 움직이는 운동
버피, 점프, 역도 등 수직 점프나 상하로 큰 움직임이 있는 동작에서는 혈액이 몸을 쫓아가기 위해 평소보다 더 힘차게 빨리 돌아야 합니다. 피가 힘차게 따라 올라가지 못하면 일시적으로 머리가 어지러울 수도 있습니다. 이런 운동에서는 심장박동이 실제 강도보다 5~10까지 더 올라갑니다.

앞에서 언급한 찬우가 80%로 버피 체조를 한다면 산출한 수치인 157회에 5~10을 더해 162~167회가 목표입니다.

02

저강도 운동
지방을 많이 태운다는 사기극

20세 후반부터 다이어트 운동의 주류로 한동안 자리를 잡았던 운동 방식이 바로 '걷기'를 필두로 하는 저강도 유산소운동입니다. 저강도 운동이 다이어트 운동의 주류가 된 건 숨이 많이 차고 힘든 고강도 운동보다는 숨이 많이 차지 않은 가벼운 운동, 즉 최대심박수의 50~70% 범위에서 총 에너지 소모 중 지방의 연소 비율이 높기 때문이었죠.

최대심박수	지방 연소비 (%)	단백질 연소비 (%)	체중(kg)당 매 시간 소비 열량(kcal)	체중(kg)당 매 시간 지방 연소(g)	해당하는 운동
90~100%	10~15	5	시간 단위로는 측정 불가		전력 달리기
80~90%	10~20	5			빠른 달리기, 계단 뛰어오르기
70~80%	40~60	5	8.2	0.44	달리기, 계단 오르기
60~70%	50~70	5	6	0.43	빠른 걷기, 오르막 걷기, 느린 달리기
50~60%	70~85	5	4	0.34	천천히 걷기

운동 강도별 소비 열량

위의 표에서도 체중당 지방 연소량만 따지면 대략 최대심박수의 60~70% 정도가 가장 합리적인 운동 강도로 보입니다. 그보다 쉬운 50~60% 범위는 지방 연소량이 너무 적고, 그보다 높은 70~80%는 지방 연소량에서 큰 차이가 없지만 너무 힘들어 오래 지속하지 못할 테니까요. 하물며 80~90% 범위는 죽도록 힘들기만 하지 저걸 왜 하나 싶을 정도입니다. 지금까지 수많은 다이어트 매체에서 '걸으세요'를 합창한 이유입니다.

강도가 낮은 운동일수록 왜 지방이 더 많이 탈까요? 간단합니다. 탄수화물에 비해 지방을 태울 때 산소가 더 필요하고, 과정도 복잡해 정말 힘든 운동에서는 즉각 활용하기 어렵습니다. 하지만 보유량이 가장 많으니 조건이 허락할 때, 즉 운동 강도가 높지 않을 때 최대한 쓰긴 써야 하죠. 그래야 초특급 에너지원인 탄수화물을 최대한 보존할 수 있습니다. 탄수화물의 보유량은 많지 않으니 맹수를 만나 전력으로 도망칠 때나, 전쟁터에서 적을 향해 죽을힘을 다해 칼을 휘두를 때처럼 꼭 필요한 때를 위해 아껴둬야 합니다.

저강도 운동의 민낯

현대인이 맹수에게서 도망칠 일은 거의 없으니 문제는 다이어트입니다. 다이어트로 한정해서 볼 때 저강도 운동은 굉장히 답답합니다. 54kg의 여성이 1시간을 걸어도 300kcal(라면 2/3개 또는 달달한 프라푸치노 한 잔 또는 밥 한 공기)밖에 못 태웁니다. 애당초 쓰는 에너지의 총량이 손톱만큼이니 거기서 지방이 타는 비중이 많아 봤자 새 발의 피입니다.

그에 비해 달리기처럼 심박수가 높은 운동들은 일단 에너지 소모량부터 압도적입니다. 절대치가 완전히 다른데 비율 따위를 따지는 것이 넌센스입니다.

이쯤해서 생각해볼 문제가 또 있습니다. 하루 1시간씩 운동한다면 나머지 23시간의 열량 소모는 어떻게 되는 걸까요? 저강도 운동은 운

운동	속도나 강도	체중별 시간당 열량 소모(kcal)			
		54kg	70kg	80kg	90kg
야외 걷기	시속 3km	120	140	160	185
	시속 4km	180	210	245	280
	시속 5km	195	230	270	310
	시속 6.5km(파워워킹)	300	350	410	470
	시속 8km(속보)	450	560	650	750
	가파른 언덕 오르기는 30~50%를 추가(트레드밀에서는 각도를 1% 이상 높여야 함)				
달리기	시속 10km	550	680	800	920
	시속 12km	700	850	1000	1,150
	시속 14km	810	980	1,120	1,300
	시속 16km 이상	920	1,100	1,280	1,450
야외 자전거	시속 16km미만	200	280	330	370
	시속 20km	450	550	650	740
	시속 30km	700	840	960	1,120
고정 자전거	최대심박수 60% 이상	300	370	440	510
	최대심박수 70% 이상	400	480	550	630
	최대심박수 80% 이상	600	730	840	950
수영	천천히 물 지치기	340	420	480	540
	자유형, 평영	550	700	810	930
	배영	400	470	560	640
	아쿠아로빅	220	270	320	370
로잉머신	느린 속도	480	610	720	870
	빠른 속도	710	844	980	1,110

* 추가 연소 효과 제외

주요 운동의 시간당 열량 소모

동을 하는 시간만 지방이 탈 뿐 일단 끝나면 지방 연소도 땡~ 하고 끝
나버립니다. 지금까지 '걸으세요'를 합창한 수많은 자료들에서 눈감고

있던 불편한 진실이고요.

무엇이 타느냐에 속지 마라

그렇다면 지방이 덜 탄다고 관심을 두지 않은 중강도, 고강도 운동은 어떨까요? 고강도 운동이 시간당 에너지는 훨씬 더 많이 쓰는데, 그 에너지는 어디서 올까요? 에너지는 공짜가 아니니 지방 말고 무언가를 태워야겠죠. 이런 고강도 운동에서 주로 태우는 건 탄수화물, 즉 글리코겐입니다. 이를 근거로 과거에 '무산소운동은 탄수화물만 태우니 살빼는 데는 도움이 안 된다'는 이야기를 쏟아내곤 했지만 조금만 생각해보면 뭔가 좀 이상합니다. 그 탄수화물은 하늘에서 뚝 떨어졌나요?

운동 후 회복기에 몸은 방금 전에 써버린 글리코겐을 최우선으로 채우려 합니다. 식사로 들어온 당분은 글리코겐으로 총집결하고, 그 시간 동안은 지방을 더 태웁니다. 반면 저강도 운동은 운동을 하는 동안에는 지방을 위주로 쓰지만 운동 후에는 지방을 거의 쓰지 않습니다. 결국 운동으로 지방을 태웠든 탄수화물을 태웠든, 같은 열량을 소모했다면 시간이 지나 회복 후 몸의 탄수화물과 지방 저장량은 거기서 거기죠.[41]

큰 그림에서 지방과 탄수화물은 U자로 연결된 튜브에 담긴 물과 같습니다. 한쪽을 퍼내면 당장은 그쪽이 더 줄어도 곧 같은 높이로 맞춰집니다. 관건은 물을 얼마나 퍼내느냐에 있지 어느 쪽에서 퍼내느냐가 아닙니다. 그러니 다이어트 할 때 지방을 많이 태우는 운동에 연연하는 건 큰 실수입니다.

운동생리학에서 탄수화물과 지방의 연소 비율을 연구한 본래 목적은 힘과 체력을 연구하는 것입니다. 지방보다는 탄수화물을 많이 태울수록 산소를 덜 사용하고 더 강한 힘을 낼 수 있기 때문이죠. 그런 연구가 살 빼기에 잘못 이용된 결과가 '지방 연소 비중이 큰 운동=살 빼는 운동'이라는 이상한 미신을 낳았습니다.

체력 향상이라고?

체력이 아주 약한 고령자나 고도비만이 아닌 한 저강도 운동에서 체력 향상을 기대하긴 어렵습니다. 하루 한 시간 걷거나 고정 자전거를 슬렁슬렁 돌리는 정도는 몸에 병이 없다면 누구나 할 수 있는 '활동'이고, 그걸로 하체 근육이 탄탄해지거나 엉덩이에 탄력이 생기거나 심폐기능이 두드러지게 좋아지지는 않습니다.

반면 고강도 운동은 짧게 해도 그 자체만으로도 심폐기능이 좋아지고, 본격적인 근력운동 수준까지는 아니어도 상당한 수준의 근육 단련도 함께 거둘 수 있습니다.

지루함은 어떡하죠?

평소에 운동을 안 하는 사람에게 왜 안 하는지를 물으면 열에 아홉은 '시간이 없어서'라고 대답합니다. 정말로 시간이 없어서인지 그저 귀찮아서 대는 핑계인지와는 별개로 저강도 운동은 정말 지루합니다. 운동의 질을 낮추고 양으로 승부하려 드니 시간만 턱없이 길어집니다. 하루 서너 시간 걷거나 실내 자전거만 타는 정도면 수도의 경지입니다. 오죽하면 트레드밀 앞에 TV나 잡지를 놓아둘까요? 시간이 지날수록 긴장감은 떨어지고, '나 운동했어!'라는 위안에 밥을 더 먹지나 않으면 다행입니다.

안 그래도 바쁜 현대인인데 몸이 허락한다면 귀한 시간 낭비하지 말고 운동 시간을 줄여버리는 게 낫습니다. 남는 시간은 책 읽고 공부 하고 잠을 더 자는 게 훨씬 건설적입니다.

식욕 문제

비만인 가운데는 운동 직후 유독 식욕이 더 강해지거나 심지어 폭식을 하는 사례가 많습니다. 대개 고강도 운동 후에는 식욕이 감소하는 데 비해 저강도 운동일수록 운동 후 식욕을 자극하거나 폭식을 유발하는 경향이 높습니다.

저강도 운동이 필요할 때

그렇다고 고강도 운동이 모든 사람에게 만병통치약은 결코 아닙니다. 저강도 운동에도 분명히 필요성과 장점은 있습니다.

- 몸이 약하거나 질병에서 회복중인 사람, 심하게 비만한 사람도 할 수 있습니다. 관절이나 근육 등에 부상 우려가 적습니다. 굳이 시간 효율에 얽매이지 않고 장시간 운동에 투자할 수 있다면 저강도 운동은 이런 이들에게 가장 안전한 선택입니다.
- 본인의 한계 중량 가까이 드는 스트렝스 트레이닝이나 역도와 같은 고강도 근력운동은 전력 달리기나 인터벌 트레이닝 같은 고강도의 심폐운동과

는 병행하기 어렵습니다. 이런 고강도 근력운동의 워밍업이나 마무리 운동에는 저강도 운동이 적합합니다. 고강도 심폐운동은 다른 날 별도로 실시합니다.

- 운동이라는 관점을 벗어나서 볼 때, 가벼운 산책은 정신을 맑게 하고 두뇌 활동을 개선합니다. 특히 아침에 햇빛을 받으며 가볍게 산책하는 건 세로토닌 분비를 촉진해 기분을 좋게 하고, 학습 능력도 키워줍니다. 낮은 강도의 유산소운동 후 집중력과 학습 능력이 향상된다는 연구 결과는 매우 많습니다. 정신건강 측면에서 야외 걷기는 매우 좋은 활동입니다.

- 일부러 시간을 내지 않아도 일상에서 쉽게 할 수 있습니다. 한두 정거장 먼저 내려 걷거나, 가까운 거리라면 자전거를 이용하는 것도 좋습니다.

- 급하게 살을 뺄 이유가 없고, 강한 체력이나 근육은 굳이 필요 없다고 여긴다면 저강도 운동과 식이 조절만으로도 건강한 일상생활이 충분히 가능합니다. 저강도 운동은 일부러 시간을 내어 하는 운동의 관점보다는 정신건강, 평소 생활의 일부로 활동량을 늘리는 차원에서 접근하는 편이 좋습니다.

여담이지만 요즘 온라인 게임들은 직접 플레이하지 않는 때도 '자동사냥'으로 아이템을 모으고 레벨을 높이는 기능이 있습니다. 다이어트에도 그런 게 가능하면 얼마나 좋을까요? 책상에 앉아 공부를 하거나 사무실에서 업무를 볼 때도 몸에서 저절로 지방을 태워주면 좋겠다는 생각 안 해보셨나요?

그런데 정말로 있습니다. 바로 고강도 운동입니다. 어느 운동이든 고강도 운동이 끝난 후 우리 몸은 회복을 위해 평소보다 조금 더 많은 열량을 태우거든요.

운동 후 추가 연소

모든 운동은 운동 그 자체만으로 열량 소모가 끝나지 않습니다. 운동 후에도 많든 적든 몸은 약간의 에너지를 더 쓰게 됩니다. 여기에는 휴식기 추가 산소 소모(EPOC)와 근육 자체의 회복 과정이 있습니다. 이 둘을 합쳐 보통 운동 후 추가 연소라고 하는데, 운동인들은 흔히 '애프터번afterburn'이라고 부릅니다. 좀더 자세히 설명하겠습니다.

휴식기 추가 산소 소모, EPOC
운동 후 에너지 소모가 늘어나는 첫 번째 요소는 휴식기 추가 산소 소모, 흔히 말하는 EPOC(Excess Post-exercise Oxygen Consumption)입니다.

고강도 운동에서는 늘 산소 부족이 문제입니다. 전력 달리기에서도 다리가 지쳐 못 뛰기보다는 숨이 턱 끝까지 차서 못 뛰는 게 보통이죠. 이때는 급한 대로 산소 없이 소량의 ATP를 만드는데, 이때 부산물로 많은 젖산이 생겨난다는 건 이미 밝혔습니다.

이쯤에서 궁금증 하나, 그렇다면 불청객인 젖산은 어디로 갈까요? 젖산의 대부분은 유산소 반응이 일어날 때 함께 산화되어 없어지고, 일부는 간으로 보내져 '코리 사이클cori cycle'이라는 과정을 통해 포도당으로 환원됩니다. 이 과정은 운동 후 쉬는 시간에 이루어지며 많은 산소와 에너지가 필요합니다. 에너지 효율 관점에서는 산소만 충분했다면 한 방에 많은 에너지를 냈을 포도당을 괜스레 젖산으로 한 번 귀양 보냈다가 되돌려 쓰느라 에너지까지 허투루 써버린 셈입니다.

이 과정을 달리 해석하면 부족한 산소(에너지)를 고금리 할부로 빌려 쓰고, 운동 후 쉬는 시간에 터무니없이 뻥튀기된 금액으로 나눠 갚는 셈입니다. EPOC의 기전이 아직 명확히 밝혀지지는 않았지만 대략적

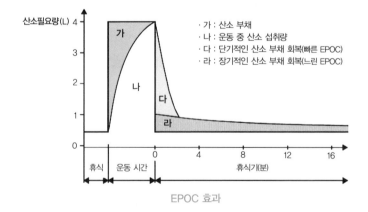

EPOC 효과

으로 분석하면 그림과 같습니다.

위 그림에서의 '빠른 EPOC'는 운동 초기에 사용한 ATP를 원 상태로 회복하고, 근육과 혈액 내의 바닥난 산소 보유량을 회복하는 데 쓰인 양입니다. '느린 EPOC'는 젖산을 포도당으로 되돌리고, 한편 운동으로 높아진 체온과 신진대사를 감당하기 위해 추가로 태우는 에너지를 말하죠. 길게는 24~48시간까지 지속되니 에너지를 더 태운다는 면에서 가장 주목해야 할 부분입니다.

운동 당시에는 지방을 안 태운다고 욕을 먹던 고강도 운동이지만, 강도만 충분히 높다면 일일 소모 열량의 10%인 200kcal까지 더 태우기도 합니다. 저강도 운동을 30분 이상 한 만큼 덤으로 더 타는 셈입니다.

휴식기에 타는 열량은 대부분 지방에서 얻습니다. 운동할 때 당분, 즉 글리코겐을 많이 소모했기 때문에 우리 몸은 회복기에는 당분을 최대한 절약해 글리코겐으로 저장하려 하니까요.

반면, 걷기나 가벼운 자전거 타기처럼 에너지를 얼마 안 쓰는 운동은 산소 부족이 생기지 않으니 빚을 질 일이 없어 운동 후 15~30분 이내에 신진대사가 평소와 다름없이 떨어져버립니다. 운동할 때 태우는 것으로 사실상 땡 치는 셈이죠. 결과적으로 저강도 운동 도중에 타는 지방보다 고강도 운동 후 쉬는 시간에 타는 지방이 더 많을 수도 있습니다. 하루 한 시간 걷는 사람보다 20~30분 숨이 차도록 뛰는 사람이 살은 더 잘 빠지는 게 이 때문이죠.

EPOC 효과는 주로 심장박동을 높게 올리는 전력 달리기나 인터벌 트레이닝 등 고강도 심폐운동에서 두드러집니다.

근육의 회복 과정

근육을 강하게, 많이 사용하는 운동에서는 스트레스 물질도 많이 발생합니다. 많은 노폐물을 내보내야 하고, 손상된 근육도 재건해야 합니다. 이를 위해 몸은 많은 에너지를 투자해야 하죠. 근육의 회복 과정에 많은 에너지를 쓰는 대표적인 운동이 근력운동입니다. 근력운동 자체로는 심폐운동보다 에너지를 적게 소모하는데도 일정 수준의 살을 뺄 수 있는 게 이 때문입니다.

애프터번은 EPOC와 근육 회복 두 가지의 합작품인데, 여기서 태우는 총열량은 어느 정도나 될까요?

한 연구에 따르면[42] 트레드밀에서 3.5분간 보통의 빠른 걷기를 했을 때 120kJ이 탔고, 그 37% 정도인 55kJ이 운동 후 추가로 연소해 총 164kJ이 탔습니다. 반면, 15초 달리기를 3번 실시한 인터벌 트레이닝에서는 운동 도중에는 고작 16kJ이 탔지만 운동 후 그 16배인 257kJ이 추가로 연소해서 총 273kJ이 탔습니다. 정리하자면 1/5의 운동 시간으로 2배 가까운 열량을 더 태운 셈입니다. 단, 여기서의 시간은 워밍업이나 쉬는 시간을 고려하지 않았기 때문에 무조건 10배 더 태웠다고 보기는 어렵습니다. 그저 시간 투자 대비 약간 효율적이라는 관점으로 받아들이면 됩니다.

장기적인 효과를 연구한 사례 중에서 눈에 띄는 건 고강도 인터벌 트레이닝과 일반적인 장시간 유산소운동을 20주간 비교한 연구입니다.[43] 인터벌 트레이닝 그룹은 운동 도중에 쓴 에너지는 절반에 불과했지만 20주 후에는 피하지방 두께가 3배 가까이 더 줄었고, 무게로 환산한 보정치로는 9배 가까이 더 줄었습니다. 한편 장시간 유산소운동에서는 근육량 증가가 미미한 반면, 인터벌 트레이닝 그룹에서는 근육량이 크게 늘었습니다. 즉 근육은 지키거나 늘고, 체지방은 빠지는 가장 긍정적인 결과를 보인 것이죠.

하지만 고강도 운동에도 분명 단점은 있습니다. 고강도 운동을 할 때 고려할 점은 다음과 같습니다.

- 일단 몸에 큰 부담이 되기 때문에 저강도 운동처럼 매일 실시하기는 어렵습니다. 고강도의 인터벌 트레이닝은 주당 2~3회 정도가 한계입니다. 이 때문에 살을 빼려는 사람이라면 고강도 운동에만 올인하기보다는 저강도 운동과의 병행이 필요합니다.
- 저강도 운동에 비해서 부상 위험이 크고, 체력이 약한 사람에게는 제약도 많습니다.
- 운동 후에도 에너지를 추가로 태울 수 있는 건 사실이지만 워밍업과 휴식도 실질적인 운동 시간에 집어넣어야 하고, 주당 횟수에 제약이 있다는 것까지 고려하면 지지자들이 주장하는 것처럼 몇 분의 운동만으로도 저강도 운동보다 압도적으로 살을 많이 뺀다는 건 과장된 면도 있습니다. 감량 측면만 볼 때는 시간 대비 효율이 조금 높다는 정도로만 받아들이는 게 합리적입니다.

운동 후에도 에너지를 태우는 조건

아무 운동이나 운동 후에까지 에너지를 팍팍 태워주지는 않습니다. 심장박동을 최고조로 끌어올려 EPOC를 올리거나 근육을 최대로 자극해 무산소대사를 높이는 운동일수록 효과가 크고, 이 둘을 겸할 수 있다면 금상첨화입니다.

짧게 해도 최대한 힘들게

심박수를 기준으로 할 때 70~80% 정도가 산소 부족을 일으키는, 즉 EPOC를 불러오는 경계선입니다. 그 강도로 수십 분간 계속 운동을 할 수도 있겠지만 이 역시 시간이 오래 걸리고 힘도 듭니다. 그래서 최근에는 차라리 그보다 더 높은 80~90% 이상의 '숨이 넘어갈 정도의 운동'을 적당한 간격으로 끊어서 실시하는 방법을 많이 씁니다. 이렇게 고강도의 운동과 휴식을 번갈아 실시하는 것을 고강도 인터벌 트레이닝(HIIT, High Intensity Interval Training)이라고 합니다.

최대한 많은 부위를

힘들다고 무조건 에너지가 많이 타지는 않습니다. 1시간 동안 뱃가죽이 찢어지도록 플랭크 같은 복근운동을 하거나 팔운동을 하는 건 힘들다고 느낄지 몰라도 열량은 거의 소모하지 않습니다. 운동 후에도 에너지를 활활 태우려면 최대한 많은 근육을 써야 합니다. 전력 달리기, 로잉머신, 점프, 버피 체조, 계단 뛰어오르기, 케틀벨 스윙 등 온몸의 큰 근육을 활용하는 운동이 가장 좋습니다. 근력운동을 한다면 온몸을 휴식 없이 돌아가며 단련하는 서킷 트레이닝, 데드리프트나 스쿼트, 벤치프레스 등 근육을 최대한 많이 쓰는 운동이 낫습니다.

무겁게 보다 빠르게

무겁게 운동하는 건 스트렝스, 즉 힘을 기르기에는 좋습니다. 하지만 같은 시간 많은 열량을 소모하려면 무겁고 느린 동작보다는 빠르고 힘차게 반복하는 동작이 유리합니다. 파워리프터보다 스프린터가 되어야 합니다. 무거운 바벨로 데드리프트 3번을 드는 건 근력운동에서 따로 하고, 살을 빼는 게 목적이면 그 1/3 무게의 바벨로 파워클린을 빠르게 연이어 하는 편이 낫습니다. 맨몸 스쿼트를 느릿느릿 10번 하기보다 제자리 점프 30번이 낫습니다. 고정 자전거도 가장 힘든 단계로 끙끙대며 20번 돌리기보다 중간이나 조금 낮게 세팅해서 머리털이 휘날리도록 빠르게 1분간 돌리는 게 낫습니다.

쉬는 시간은 최소한으로

인터벌 트레이닝이나 근력운동처럼 높은 강도로 중간중간 끊어서 실시하는 운동에서는 휴식이 짧아야 ATP의 회복이 줄어 산소 빚이 더 많이 생깁니다. 근육도 근력을 회복할 시간이 줄어들어 더 힘이 들고, 더 강한 자극을 받습니다. 몸의 입장에서는 피곤한 일이지만 에너지를 많이 태워야 한다면 이 방법만 한 게 없습니다. 따라서 쉬는 시간은 강도 있는 운동을 지속할 수 있는 한도에서 짧게 두는 편이 유리합니다.

컨디셔닝 운동, 무산소와 유산소의 콜라보레이션

최근 피트니스 분야에서 '컨디셔닝 운동'이라는 용어를 자주 들을 수 있습니다. 이는 메타볼릭 컨디셔닝 트레이닝Metabolic conditioning training을 말하고, MC 트레이닝이라고도 합니다. 학술적으로 정립된 용어는 아니지만 우리말로는 '대사 향상 트레이닝' 정도로 옮길 수 있습니다.

심폐기능에만 주력하는 기존 유산소운동이나, 근육 발달에만 주력하는 전통적인 근력운동의 틀에 얽매이지 않고 둘을 결합해 전반적인 체력과 신진대사 발달을 노리는 운동입니다. 전신의 근육을 역동적으로 움직이며 몸의 기능을 최대로 활용하고 최대의 에너지를 소모합니다.

근육을 단련하는 동시에 파워와 순발력, 근지구력도 어느 정도 단련하고 체지방도 관리합니다. 이런 조건을 만족하려면 '쉼 없이 몸 전체를 움직여야 하고, 빠르게 반복할 수 있는 단순한 동작이어야 하며, 한두 번 하고 체력이 소진될 만큼 너무 힘들어서도 안 되고, 파워와 속도감 있는 동작일수록' 좋습니다.

전형적인 컨디셔닝 운동 범주에는 로잉머신, 케틀벨 스윙이나 버피 등이 있지만 그저 대표적인 운동일 뿐 하루가 멀다 하고 운동이 추가되고 있습니다. 기존의 운동을 약간 바꾸거나 조합해 컨디셔닝 성격의 운동을 만들어낼 수도 있습니다. 전신을 돌아가며 단련하는 맨몸 서킷 트레이닝, 전력 달리기와 근력운동을 결합한 방식 등 원리만 안다면 자신에게 맞는 컨디셔닝 운동을 만들 수도 있습니다.

현재는 크로스핏 같은 종합 운동이나 RKC, SFG 등의 케틀벨 운동단체, 프리레틱스 같은 맨몸운동 등이 컨디셔닝 운동을 적극적으로 활용하고 있습니다. 심지어 전통적인 보디빌딩이나 피트니스 영역에서도 근육량을 덜 잃으면서 단시간에 체지방 관리를 하는 목적에 활용하고 있죠.

그렇다고 해서 컨디셔닝 운동이 만능은 아닙니다. 컨디셔닝 운동을 할 때 고려할 점은 다음과 같습니다.

- 분 단위로 단시간 유지되는 체력을 높이는 데는 탁월하지만 마라톤과 같은 장시간 지속하는 심폐지구력 발달에는 한계가 있습니다.
- 근육과 심폐기능 발달을 동시에 추구한다는 건 어느 쪽에도 최적화된 운동이 아니라는 의미도 됩니다. 체중 감량이나 몸매 관리를 원하는 대다수의 일반인에게는 이것만으로도 충분한 운동이 되겠지만 특정 종목에 주력하는

운동선수나 그에 버금가는 동호인에게는 주된 운동에 덤으로 실시하는 보조운동일 뿐입니다.

- 비만인처럼 체력과 관절이 약한 사람들은 종목과 강도 선정에 주의해야 합니다.

- 주어진 시간이나 횟수 등 특정 목표에 주력하다 보면 부상을 입거나 과로, 심한 경우 횡문근융해증(몸을 움직이는 가로무늬근인 횡문근 세포가 과도한 운동이나 외상으로 심하게 손상되면서 세포를 구성하는 미오글로빈 등 주요 물질이 혈액으로 일시에 다량 유입되어 독성을 일으키는 증상) 같은 문제가 생길 확률도 높습니다. 이런 위험성은 종목에 따라 차이가 납니다. 특히 서킷 트레이닝이나 고강도 인터벌 트레이닝처럼 휴식이 짧은 운동에서는 횡문근 융해증이 종종 보고되므로 소변 색이 변하는 등의 의심 증상이 발생하면 즉시 병원을 찾습니다.

공복에 운동하면 살이 더 잘 빠질까?

공복 상태로 운동을, 특히 유산소운동을 하면 살이 잘 빠진다는 건 오래 전부터 이어져온 믿음입니다. 공복에는 에너지로 쓸 당분이 부족해서 그만큼 체지방을 많이 태운다고 하니 그럴싸하게 들리기도 합니다. 이건 그냥 속설일까요? 아니면 일부라도 유효할까요?

공복 운동이 뭔가요?

일단 공복 운동에서 '공복'의 정의부터 알아봅시다. 우리말로 공복은 '속이 비었다'는 의미로 말 그대로 보면 음식이 위에서 소화되어 장으로 넘어가는 식후 두세 시간 이후입니다. 그런데 이때는 유산소운동이든 근력운동이든 상관없이 운동에는 최적의 시간입니다. 위에 음식이 있으면 혈류가 위로 몰려 제대로 운동을 못 하거든요. 식후 두세 시간에 하는 운동은 지극히 정상적인 보통 운동일 뿐, 지금부터 말하려는 공복(fasted) 운동은 아닙니다.

공복 운동에서의 공복은 영어의 'fasted(굶주린)'를 우리말로 나름 고상하게 옮긴 표현입니다. '굶주리고 하는 운동'이라고 하니 듣기에 좀 이상하긴 합니다. 운동생리학에서의 fasted는 보통 8시간 이상의 단식으로 혈당과 인슐린이 최하인 상태를 말합니다. 식사를 하면 인슐린 수치가 올라가는데, 이 수치가 바닥까지 떨어지는 데는 대개 6~8시간

이상이 소요되기 때문이죠. ('공복' 혈당을 잴 때 전날 밤에 뭐 먹고 오지 말라고 하는 이유입니다.) 간헐적 단식이라도 하는 게 아닌 한, 낮에 이렇게 긴 공복을 유지하기가 어렵다 보니 대개 자고 일어난 직후의 운동이 실질적인 공복 운동이 됩니다.

공복 운동이 체지방은 더 태우지만

실제로 공복 상태의 유산소운동이 식후 운동보다 지방을 20%쯤 더 태운다는 고전적인 연구가 있습니다.[44] 단, 여기서의 결과는 운동 도중의 에너지 소모량 중에 지방의 산화 비중이 높다는 의미죠. 그런데 이거 꼭 어디선가 들어본 말 같죠? 앞에서 소개한 저강도 운동에서 지방을 많이 태워 좋은 운동이라고 주장했던 내용의 복사본 느낌입니다.

문제는 이미 말했듯이 운동 중에 지방이 더 타는 것이 하루 전체의 체지방량 감소에는 별 도움이 안 된다는 사실입니다. 지금까지 이와 관련된 여러 연구가 있었고, 이들을 종합해 통계를 낸 결과에서도 차이를 찾을 수 없었습니다.[45] 앞서 언급한대로, 운동 당시에는 약간의 지방을 더 태워도 나머지 시간에는 지방 연소가 줄어서 결과적으로 하루의 지방 총감소량에서는 차이가 없다는 점도 확인되었고요.[46] 결론적으로, 본인이 시간 되는 때 하면 되는 것이지 굳이 공복 운동을 고집할 이유는 없습니다.

공복 운동을 할까, 말까?

지방 연소 문제를 떠나 공복 운동에는 나름의 장단점이 있습니다. 장점부터 짚어보겠습니다. 고강도 인터벌 트레이닝을 제외하면 걷기나 달리기 같은 대부분의 전통적인 유산소운동에서는 굳이 강한 힘이 필요한 것도 아니고, 뱃속이 비었을 때 부담 없이 더 잘 될 수도 있습니다. 음식을 먹고 강도 높은 운동을 하면 복통을 느끼거나 몸이 더 무거워지기도 하는데, 유산소운동이면 더더욱 그렇습니다.

또 하나의 장점은 현실적인 시간 배분입니다. 식사 직후에는 속이 불편해 운동하기 어려운데, 그렇다고 바쁜 아침에 운동 몇 시간 전 꼭두새벽부터 일어나 밥을 먹고 소화가 되기를 기다리는 것도 현실성이 없습니다. 차라리 일어나자마자 커피나 한 잔 마시고 바로 운동을 해버리면 남은 하루의 시간 활용에도 좋고, 약속이나 직장 문제 등으로 운동 스케줄이 흐트러지는 경우도 거의 없습니다. 운동 후 즉시 아침을 먹으면 직장이나 학교에 가는 데도 문제가 없습니다.

지금부터는 단점입니다. 공복 운동은 근력운동에서 유독 약점을 보이기 쉽습니다. 대부분의 사람은 하루 중 아침의 근력이 가장 약하고, 오후에서 저녁 무렵에 강해집니다. 아침에는 몸이 덜 풀려 있어서 워밍업에도 더 신경을 써야 합니다. 근육 발달에 주력하는 사람이 아침에 운동해야 한다면 완전 공복보다는 속이 불편하지 않을 정도로 약간의 탄수화물을 섭취하고 근력운동을 하는 편이 조금이라도 운동 능력을 향상할 수 있습니다. 이때는 설탕커피나 핫초코, 완숙 바나나처럼 소화가 잘되는 탄수화물이 좋습니다. 운동 시작 전에도 워밍업 운동에 20분 이상 투자하는 게 좋습니다.

또한 아침 공복 운동 후에 종일 피로를 느끼는 분들도 많습니다. 아침에는 스트레스 호르몬이 많이 분비되기 때문이죠. 대개는 적응하면 사라지지만 그렇지 않다면 공복 운동은 포기하는 게 좋습니다.

현실에서의 적용

공복 운동이 모든 사람들에게 최선의 선택은 아니겠지만 사정상 아침 밖에는 시간을 내기 어렵다면 다음과 같이 활용할 수 있습니다.

비만인

비만인에게는 실보다 득이 많습니다. 비만인은 어차피 관절을 위협할 수 있는 고강도 운동을 해서는 안 됩니다. 또한 아침 공복은 다른 시간대 공복보다 허기를 덜 느끼고, 운동 후 폭식 위험도 상대적으로 적습니다. 실제로 많은 비만인들이 아침은 아예 거르기도 합니다. 운동을 거를 위험이 적다는 것도 현실적으로 큰 이점입니다. 이때는 빠른 걷기나 자전거 타기 같은 보통의 유산소운동을 30~60분 실시합니다.

체력 향상, 뱃살 관리를 하려는 평균 체중

주 3~4회, 20~30분 이내의 달리기나 인터벌 운동을 실시합니다. 고강도 달리기는 뱃속에 음식이 든 상태에서는 어렵기 때문에 공복 상태가 제격입니다. 강도가 높아도 운동 시간이 짧으면 피로나 코티졸의 악영향도 최대한 줄일 수 있습니다. 단, 2주 이상의 적응기를 두는 편이 좋습니다.

고혈압이나 당뇨 등 대사질환자, 고령자

대사질환자나 고령자는 아침 공복 운동이 자칫 문제를 일으킬 수 있으니 가능한 한 피하고, 담당의사와 반드시 상담 후에 실시합니다.

에너지를 '많이' 태우려면 일단 오래 하는 방법이 있습니다. 걷기나 달리기를 두세 시간씩 하거나, 헬스장에서 두세 시간 이상 붙어 앉아 계속 이런저런 기구를 도는 것이죠. 하지만 시간 대비 비효율적이고, 지구력을 빼면 체력 발달에 큰 도움이 안 됩니다. 운동 시간도 과하게 길어지면 역효과가 나는 데다 운동 후 에너지를 추가로 태우는 EPOC도 당연히 기대할 수 없습니다.

운동 후에도 체지방을 활활 태우면서 체력도 함께 올리려면 운동 강도가 높아야 하는데, 고강도 운동은 타고난 국가대표급 체력이 아닌 한 오래 하기 어렵습니다. 전력 달리기가 아무리 좋다고 해도 몇 분씩 전력으로 달릴 수 있는 사람은 거의 없습니다. 고강도의 운동을 효율적으로 하려면 적절하게 끊어가며 해야 합니다. 이렇게 고강도의 '부하기'와 '휴식기'를 번갈아 배치해 운동하는 방식을 인터벌 트레이닝이라 합니다. 최근 저강도 운동의 한계가 하나 둘 밝혀지면서 감량과 체력 발달을 위한 운동 방법의 주류로 부상하고 있습니다.

인터벌 트레이닝을 어떻게 구성할까?

인터벌 트레이닝은 부하기, 휴식기, 워밍업과 마무리 운동으로 구성합니다.

- **부하기** 지정된 강도와 목표 시간까지 전력으로 운동하는 시간입니다.

- **휴식** 다음 부하기를 수행할 수 있을 만큼 최소한의 휴식을 취하는 시간으로 동작을 아예 멈추고 쉴 수도 있고, 강도만 낮춰 운동을 계속하기도 합니다. 휴식기에도 심박수는 60~70% 아래로 내려가서는 안 되며, 더 낮아진다면 휴식 시간을 줄입니다.

- **워밍업과 마무리 운동** 인터벌 트레이닝은 그 자체로 강도가 높기 때문에 준비 없이 바로 시작해서는 안 됩니다. 최소 5분 이상의 워밍업과 마무리 운동이 필요합니다. 달리기나 사이클, 로잉머신처럼 속도와 강도가 비례하는 운동은 속도만 낮춰서 하면 됩니다. 버피나 마운틴 클라이머처럼 '하거나 안 하거나'밖에 옵션이 없어 그 자체로는 워밍업이 어렵다면 전신체조, 빠르게 걷기, 일립티컬, 줄넘기 등의 유산소운동으로 워밍업과 마무리 운동을 실시합니다.

대부분의 인터벌 트레이닝은 시작할 때의 부하기와 휴식기 패턴을 처음부터 끝까지 지속합니다. 예를 들어 부하기 30초에 휴식기 30초로 시작했다면 끝까지 그 패턴을 유지합니다. 초반에는 힘도 덜 들고, 심박수도 예상보다 덜 오를 수 있습니다. 한두 세트는 그럭저럭 할 만한 게 정상입니다. 하지만 세트를 반복할수록 난이도가 높아지고, 어느 수준에서는 심박수가 더 이상 오르지 않는 정체기인 고원(plateau) 상태에 다다르게 됩니다. 마지막 세트를 끝낼 즈음에는 거의 체력적인 한계치에 이르도록 구성하면 됩니다.

인터벌을 반복하면서 체력이 강해질수록 부하기의 강도를 높이거나 휴식기를 줄여갑니다.

- 1단계 인터벌을 처음 접한다면 주기를 분 단위로 길게 잡고, 휴식기는 부하기의 2배로 설정한다. (예 : 부하기 2분 + 휴식기 4분)

- 2단계 인터벌이 익숙해지면 주기를 줄이고 휴식기와 부하기를 같은 시간으로 구성한다. (예 : 부하기 1분 + 휴식기 1분)

- 3단계 체력이 더 강해지면 휴식기를 부하기의 절반 수준으로 줄인다. (예 : 부하기 1분 + 휴식기 30~40초)

- 4단계 최고의 체력을 원한다면 부하기 시간을 ATP-PC 시스템이 고갈되는 한계 시간인 20~30초로 줄이고 강도를 최고로 높인다. (타바타, 볼라드 등)

인터벌 트레이닝에서는 목표로 하는 운동 강도를 달성하는 게 핵심이기 때문에 본인의 운동 강도를 자각해 조절할 만큼 경력자가 아닌 한 심박계 사용을 권장합니다.

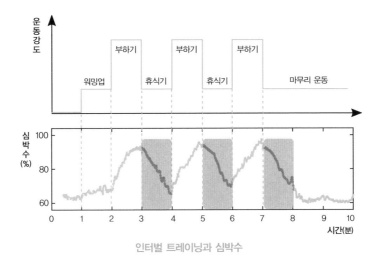

인터벌 트레이닝과 심박수

전형적인 인터벌 트레이닝 루틴들

인터벌 트레이닝 자체는 매우 역사가 깁니다. 이미 20세기 초반부터 많은 엘리트 선수들이 기록 향상을 위한 비법으로 활용해 왔죠.

인터벌 트레이닝이라는 용어 자체는 '강도를 달리해가며 운동하는 방식'을 총칭하는 가장 큰 개념입니다. 뒤에 나올 모든 인터벌 루틴들이 이 하위 개념입니다. 즉 5분 단위로 걷다 뛰다 해도, 30초 간격으로 전력 달리기와 휴식을 반복해도 이론적으로는 모두 인터벌 트레이닝에 속합니다.

워밍업 5분 이상(60~70%)		
부하기 1~5분(80% 이상) + 휴식기 5분 이내(60% 이상)	2~3세트 이상	총 운동 시간 20~50분
마무리 운동 5분 이상(60~70%)		

일반적인 인터벌 트레이닝

인터벌 트레이닝은 크게 보면 최대심박수 80% 정도를 목표로 하는 일반적인 인터벌 트레이닝과, 최대심박수 90% 이상을 목표로 1분 이내의 짧은 주기로 운동하는 고강도 인터벌 트레이닝(HIIT)으로 나뉩니다. 최근에는 짧은 주기의 HIIT가 대중적인 인기를 끌고 있지만 각각은 분명한 목표와 용도가 있습니다. 그럼 개별적인 구성과 특징들을 살펴보겠습니다.

파트렉
인터벌 방식이 대중적으로 널리 퍼진 계기는 파트렉Fartlek으로 알려진

20세기 스웨덴식 훈련입니다. 파트렉은 이전의 육상 훈련에서 일정한 페이스로 오래 달리던 방식에서 벗어나 컨디션과 지형에 따라 빠르거나 느리게 속도를 변화시키며 달립니다. 파트렉이라는 단어 자체에 '놀이'라는 뜻이 있는 만큼 지루함을 더는 차원이기도 합니다. 컨디셔닝 운동보다는 러닝이나 자전거 같은 전통적인 유산소운동에 적합합니다. 트레드밀보다는 야외, 특히 크로스컨트리처럼 높낮이 차이가 있는 지형에 적합합니다.

파트렉에서는 체력이나 상황에 맞게 자유롭게 부하기와 휴식기를 정합니다. 예를 들어 평지에서는 400미터를 빠르게 달리고 200미터를 느리게 달리는 방식을 반복할 수도 있고, 100미터의 오르막을 달리고 다시 그 길을 걸어서 내려오는 방식을 반복하며 실시할 수도 있습니다. 정해진 강도나 시간 설정이 없다는 면에서 현대의 인터벌 개념과는 차이가 있습니다. 하지만 인터벌 트레이닝을 막 시작하려는 초보자에게, 걷기나 단순한 달리기에 지루함을 느끼는 사람들에게 변화의 첫 단추를 꿰는 트레이닝 방법으로는 적당합니다.

장주기 인터벌 트레이닝

장거리 달리기나 사이클, 일부 구기 종목처럼 지구력이 중시되는 종목에서는 빠른 속도를 장시간 지속할 수 있는 능력이 중요합니다. 인터벌은 주기가 짧을수록 강도도 높아지기 때문에 운동 경력이 짧거나, 비만이 심하거나, 신체적인 문제가 있는 사람은 처음부터 짧은 주기의 고강도 인터벌 트레이닝을 실시하기에는 무리가 따릅니다. 이때는 파트렉이나 상대적으로 긴 주기의 인터벌 트레이닝으로 시작하는 게 좋습니다.

장주기 인터벌 트레이닝과 단주기 인터벌 트레이닝을 나누는 기준은 대개 1분입니다. 1분은 에너지 대사 과정에서 무산소대사와 유산소대사가 교차되는 타이밍으로, 육상으로 치면 400미터를 전력으로 달리는 시간과 비슷합니다. 육상 400미터는 가장 긴 단거리 종목으로 단거리의 파워와 장거리의 지구력 모두가 필요한 경계선상에 있죠. 이보다 짧은 주기는 무산소운동 성격이 강하고, 그 이상은 유산소운동 성격이 강한 장주기 인터벌 트레이닝이 됩니다.

장주기 인터벌 트레이닝에 정해진 룰은 없지만 보통은 2~3분 정도의 부하기가 일반인에게 무난한 시작점입니다. 휴식기는 부하기의 1.5~2배 정도의 시간으로 시작해 조금씩 줄여갑니다. 체력이 좋아지면 휴식기는 부하기의 50~70% 정도까지 줄입니다.

워밍업 5분 이상(60~70%)		
고강도 운동 2~3분(80~85%) + 저강도 운동 3~4분(60~70%)	3~5세트	총 운동 시간 30~40분
마무리 운동은 스트레칭으로		

장주기 인터벌 트레이닝

위의 구성은 달리기나 사이클에 적당하며, 단순한 걷기에서 가벼운 조깅으로 달리기를 처음 시도하는 초보 러너에게도 잘 맞는 방식입니다. 체력이 좋다면 로잉머신에도 활용할 수 있습니다. 3~4분의 저강도 운동(휴식기)으로 본운동이 끝나므로 마무리 운동으로 굳이 또 유산소 운동을 할 필요는 없으며, 대신 가벼운 스트레칭이나 체조를 실시합니다.

마라톤이나 장거리 사이클처럼 극단적인 지구력 종목을 위해 인터벌 트레이닝을 실시한다면 더 긴 주기의 운동이 필요합니다. 이때는 달리기 동호인들이 흔히 '템포런'이라 부르는 방식을 씁니다. 대개 5분 남짓을 기준으로 느린 달리기와 빠른 달리기를 반복하며, 세트를 반복할 때마다 빠른 달리기에서의 속도를 조금씩 높여갑니다.

워밍업 10~15분(60~70%)		
고강도 운동 5분(80% 이상) + 저강도 운동 5분(60~70%)	5세트	총 운동 시간 60분
마무리 운동은 스트레칭으로		

템포런 방식

고강도 인터벌 트레이닝

고강도 인터벌 트레이닝(HIIT)은 본인의 최대심박수에 가깝게 훈련하는 인터벌 트레이닝 방식을 말합니다. 대개 부하기 1분 이내, 최대 심박수의 90~95% 이상을 기록해야 합니다. HIIT는 뒤에 나올 여러 고강도 인터벌 트레이닝의 상위 개념이죠. 'SIT(Sprint Interval Training)'라는 용어도 함께 쓰이는데, 타바타나 볼라드 방식처럼 20초 이내의 극단적으로 짧은 주기로 탈진 상태까지 가는 인터벌 트레이닝을 말합니다.

최근에 이런 단주기 인터벌 트레이닝이 유독 인기를 끈 이유는 마라톤이나 사이클 등 일부를 제외한 대부분의 스포츠 종목에서는 '단시간의 폭발적인 체력'이 경기력의 관건이기 때문입니다. 또한 짧은 시간의 폭발적인 운동이 체중 감량이나 혈압, 인슐린 민감성 등 건강 지표에서 장시간 운동에 뒤지지 않거나 때로는 더 우수하다는 연구 결과도 나오고 있습니다. 시간 투자에 대비해 효율적이고 남는 시간은 근력운동이나 휴식, 학습 같은 생산적인 활동을 할 수 있다는 현실적인 장점도 있습니다.

타바타 방식

타바타 방식(Tabata regimen)은 한국에서 운동 좀 해봤다는 분들에게는 가장 익숙한 HIIT 구성입니다. 타바타는 1996년 일본의 이즈미 타바타 박사가 자국의 빙상 국가대표 선수들의 훈련용으로 개발한 극단적인 고강도 인터벌 트레이닝입니다.[47]

　이 방식의 핵심은 운동 강도입니다. 최대산소섭취량 대비 170%로, 심박수는 최대심박수 대비 90~100% 이상입니다. 30살의 건강한 성인이라면 대략 분당 170~190회로, 매 20초가 끝날 때까지는 이 범위에 도달할 만큼의 강도로 운동해야 합니다. 그 뒤 10초간 쉬고 다시 반복합니다. 초반에는 심박수가 충분히 높아지지 않을 수도 있지만 세트를 반복할수록 점점 부담이 커져 후반 세트에선 한계치에 닿게 됩니다.

워밍업 10분 이상(60~70%)		
부하기 20초(90~100% 이상) + 휴식기 10초	8세트	총 운동 시간 24~30분
마무리 운동 10분 이상(60~70%)		

타바타 인터벌 트레이닝

주의할 점은 타바타라는 명칭이 대중화되어 일부 트레이너나 자료에서 남발하는 경향이 있다는 겁니다. 타바타 트레이닝을 몇 번씩, 심지어 수십 분에서 한 시간 동안 반복한다거나 심박수 상승과는 무관한 플랭크 같은 등척성 운동에서 실시한다는 이상한 자료도 있습니다. '진짜' 타바타는 지옥을 경험할 만큼의 20초 단위 운동을 8번 수행해야 하고, 그 후에는 다른 운동을 수행할 수 없을 만큼 기진맥진 상태가 됩니다. 그게 아니면 '20초-10초' 단위의 운동일 뿐 타바타라고 불러서는 안 됩니다. 타바타 박사도 본인의 저서에서 '타바타 트레이닝을 여러 번 한다는 사람들이 있는데, 내 트레이닝을 제대로 이해 못한 것'이라 못 박았습니다.[48]

타바타 방식에 대한 또 하나의 큰 오해는 '4분의 운동으로 1시간의 운동 효과를 본다'라는 매스컴의 자극적인 멘트에서 비롯했습니다. 여기서 말하는 운동 효과는 1시간 운동한 만큼 살을 뺄 수 있다는 게 아니고 최대산소섭취량 증가, 다시 말해 심폐 능력 향상입니다. 타바타 박사 본인도 타바타 트레이닝의 효과를 체지방 제거와 연관 짓는 건 오해임을 지적하며 '신체 능력 향상이 주목적이며 체지방을 추가로 뺀다는 증거는 없다'라고 명백히 밝히고 있죠. 또한 대중 미디어에서는 툭하면 4분을 강조하지만, 실제로는 앞뒤 워밍업과 쿨다운을 합쳐 최소 24분 이상, 보통은 30분 정도 소요되는 프로그램입니다.

타바타 트레이닝에서는 20초 이내에 심박수를 한계치까지 끌어올려야 하므로 아무 종목이나 할 수는 없습니다. 타바타 박사가 제시한 기준은 '단순한 반복 동작으로, 빠르게 강도를 높일 수 있어야 하고, 전신의 큰 근육을 사용'해야 합니다. 따라서 속도가 천천히 오르는 보통의 전동식 트레드밀, 푸시업이나 일반적인 스쿼트 등 보통의 근력운동도 탈락입니다. 하물며 플랭크나 매달리기 같은 등척성(버티기) 운동으로 타바타를 한다는 건 넌센스입니다.

20초 내에 심박수를 최고조로 올릴 수 있는 타바타에 적합한 종목은 고정 자전거, 전력 달리기, 버피, 점프 스쿼트, 케틀벨 스윙, 계단 뛰어오르기, 배틀로프 등이 있습니다.

대부분의 인터벌 트레이닝은 처음부터 끝까지 한 종목만 할 필요는 없습니다. 두세 종목을 번갈아 실시하는 것도 무방하지만 타바타 트레이닝은 휴식기가 10초로 매우 짧아 종목을 바꾸기 어렵습니다. 따라서 원칙적으로는 한 종목으로 8세트를 실시하되, 종목을 바로 바꿀 수 있는 경우에 한해 번갈아 실시합니다. '버피＋케틀벨 스윙', '케틀벨 스윙＋점프 스쿼트' 같은 경우가 이에 해당합니다.

　타바타 트레이닝은 짧은 만큼 난이도가 높아 초보자가 처음부터 지도 없이 수행하기는 어렵습니다. 타바타 트레이닝에 적합한 동작은 대부분 관절에 무리를 주기 때문에 비만이 심해도 하기 어렵습니다. 전문적인 지도가 없는 한 비만이 심한 분들의 체중 감량 운동으로는 맞지 않습니다.

　타바타 트레이닝은 체력 향상이 주목적인 전문 운동선수나 여러 해동안 운동해서 몸을 어느 정도 완성한 중상급자 이상에게 가장 적당합니다. 장시간 운동으로는 자칫 체중이 빠질 우려가 큰 저체중인 분들이 기초체력을 단련하기에도 유용합니다. 이런 분들은 근력운동에 운동 시간의 대부분을 투자하고 주 2~3회 타바타를 실시하는 것으로 전체 운동 계획을 구성합니다.

기발라 방식

기발라 방식(Gibala regimen)은 캐나다의 운동생리학자인 마틴 기발라 박사가 제안한 구성입니다.[49] 기발라 박사는 이미 이전부터 여러 가지의 인터벌 트레이닝 루틴을 제안했는데, 흔히 기발라 인터벌 트레이닝이라고 하면 다음과 같은 방식을 말합니다.

　최고 강도는 타바타와 차이가 없지만 부하기가 60초이고, 휴식기에도 완전히 쉬는 게 아니라 강도만 낮춰 운동을 계속하기 때문에 심박수가 천천히 오르는 운동도 활용할 수 있습니다. 사이클, 달리기, 로잉머신처럼 속도를 그때그때 바꿔 저강도부터 고강도까지 고루 실시할 수 있는 종목이 가장 잘 맞습니다. 타바타에서 제시한 종목들 외에 마운틴 클라이머, 점핑잭(발 벌려 뛰기), 워킹 런지 등도 활용할 수 있습니다. 단, 일부 종목들은 휴식기의 저강도 운동이 애매한데, 이때는 가벼운 제자리 뛰기나 간단한 체조 동작을 합니다.

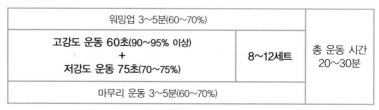

워밍업 3~5분(60~70%)		
고강도 운동 60초(90~95% 이상) + 저강도 운동 75초(70~75%)	8~12세트	총 운동 시간 20~30분
마무리 운동 3~5분(60~70%)		

기발라 인터벌 트레이닝

기발라 트레이닝도 기본적으로는 체력 향상이 주목적이지만 타바타에 비해 신체 부담과 충격이 적은 종목을 활용할 수 있고, 운동 시간과 소모 열량이 커서 비만인의 다이어트를 위한 인터벌 트레이닝에 가장 적합합니다.

기발라 트레이닝은 일반인도 접근이 쉽고 실용성이 높은 인터벌 트레이닝이지만 운동 경력이 없는 사람이라면 처음에 버거울 수 있습니다. 체력이 낮은 사람에게 시켜보면 상당수는 10세트의 절반도 넘기기 힘들어 합니다. 이때는 본 운동 구성을 다음과 같이 순차적으로 바꾸면서 적응해갑니다.

- 1단계 40초 고강도, 70초 저강도 : 총 10세트
- 2단계 60초 고강도, 60초 저강도(2세트) → 60초 고강도, 75초 저강도(3세트) → 60초 고강도, 90초 저강도(3세트) : 총8세트

볼라드 방식

볼라드 방식(Vollard regimen)은 가장 최근인 2017년에 등장한 인터벌 트레이닝 방식입니다. 지금까지 여러 인터벌 트레이닝에 대한 연구를 종합한 결과, 탈진 상태에 이르도록 초고강도 운동을 굳이 여러 차례 반복하지 않고 단 두세 번으로 최대산소섭취능력을 향상할 수 있으며, 그 이상의 탈진 상태는 추가적인 이득이 없거나 오히려 체력에 해가 된다는 주장과 함께 등장했습니다.[50]

워밍업 10분(60~70%)		
초고강도 운동 20~30초(~100%) + 저강도 운동 3~4분	2~3세트	총 운동 시간 30분
마무리 운동 10분(60~70%)		

볼라드 인터벌 트레이닝

볼라드 방식은 대략적인 범위가 정해져 있을 뿐 정확한 시간이나 반복 수를 딱 떨어지게 제시하지는 않습니다. 부하기는 20~30초 내에 완전 탈진에 다다를 만큼의 고강도 운동이어야 하는데, 첫 세트에서부터 완전 탈진이 되어야 한다는 점에서 사실상 타바타보다 높은 강도의 운동이 필요합니다. 그 시간 내에 탈진 상태에 도달하지 못한다면 강도 조절에 실패한 것이므로 다음에는 강도를 높여야 합니다.

　단시간 내에 심폐기능이 탈진에 다다라야 하므로 적용할 수 있는 종목은 매우 제한적입니다. 동작은 극도로 단순해야 하고, 최대로 빨라야 하고, 그렇다고 위험해서도 안 됩니다. 따라서 근력운동이나 대부분의 컨디셔닝 운동에는 적용하기 어렵습니다. 최적의 종목은 (매우 튼튼하고 성능이 좋은) 고정 자전거, 전력 달리기, 언덕길이나 계단 뛰어오르기입니다. 본 운동은 극도로 짧지만 워밍업과 마무리 운동 시간이 길므로 총 운동 시간은 30분 남짓으로 여타 인터벌 트레이닝과 크게 다르지 않습니다.

탈진이라는 단어 때문에 거리감을 느끼기 쉽지만 평상시 하는 30분 남짓의 걷기운동 도중에 계단이나 오르막 코스를 골라 2~3번의 전력 달리기를 끼워 넣으면 되니 타바타처럼 휴식 시간과 횟수 제한이 엄격한 운동보다는 일반인이 실시하기에 간편합니다.

볼라드 방식도 타바타 방식처럼 살을 빼기 위한 목적보다는 심폐 능력을 향상시키는 체력 단련용입니다. 관절에 부담이 가기 쉬워 비만인의 살빼기용 운동으로는 적당하지 않습니다. 대신 이미 몸을 어느 정도 완성한 중상급자의 체력 향상용이나 저체중인들의 기초체력 단련용 운동으로 적합합니다.

어떤 방식으로, 얼마나 자주 할까?

이제껏 소개한 여러 인터벌 트레이닝의 특성과 장단점을 운동 목적과 연결해보면 다음과 같습니다.

● 파워와 체력 향상에 주력한다면

아주 짧은 부하기 + 극도로 높은 강도(90~100%이상) 구성

→ 타바타, 볼라드 같은 SIT

- 파워와 체력 향상, 체지방 감량을 모두 중시한다면

중간 정도의 부하기 + 적절히 높은 강도(80~90% 이상)의 구성

→ 기발라와 같은 HIIT

- 체지방 감량과 지구력 발달을 원한다면

비교적 긴 부하기와 무난한 강도(70~80%)의 장주기 인터벌 트레이닝, 파트렉

그렇다면 이런 인터벌 트레이닝을 얼마나 자주 하는 게 좋을까요? 강도가 높고 몸에도 큰 부담이 실리는 만큼 단시간의 고강도 인터벌일수록 너무 자주 실시하는 건 역효과가 날 수 있습니다.

일반적으로 인터벌 트레이닝은 격일로 하거나 주당 2~3회를 최대치로 봅니다. 체지방 감량이 주목적이라면 인터벌 트레이닝과 30~40분의 일반적인 저강도 유산소운동을 번갈아 실시합니다. 둘을 합쳐 주 4~5일이 적당합니다.

체중을 늘리려는 마른 분들은 심폐기능 운동을 적절한 선에서 제한하는 편이 낫습니다. 인터벌 트레이닝은 주 2~3회 정도 실시하고, 나머지 날은 근력운동 전후에 실시하는 10분 남짓의 워밍업과 마무리 유산소운동으로 충분합니다. 나머지 시간은 모두 근력운동에 투자합니다. 정리하면 다음과 같습니다.

- 살을 빼려는 운동 초보 비만인

장주기 인터벌 트레이닝(주 2회) + 저강도 유산소운동 30분(주 3회)

- 체중은 정상이지만 체력과 몸매를 다듬으려는 사람

HIIT(주 2회) + 중간 강도 유산소운동 20분(주 2회)

- 체중을 늘리려고 근력운동을 하는 저체중인

HIIT/SIT(주 2~3회)

- 기초체력을 향상시키려는 운동 동호인

HIIT/SIT(주 2회) + 장주기 인터벌 트레이닝(주 1회) + 중간 강도 유산소운동

(주 2회)

06
서킷 트레이닝

인터벌 트레이닝은 유산소운동의 강도를 최대로 높여 심폐 능력을 최대로 키우고, 부가적으로 근육 발달도 도모합니다. 즉 무산소운동의 탈을 쓴 유산소운동입니다.

그렇다면 그 반대로 접근해 무산소운동, 근력운동을 바탕으로 유산소운동과 같은 심폐 능력 발달을 부가적으로 거둘 수는 없을까요? 바로 이런 접근법이 연속운동 또는 순환운동이라고도 하는 서킷 트레이닝Circuit Training입니다. 크로스핏 등에서 적극적으로 활용하고 있으며 프리레틱스나 바브라더스 같은 유명한 맨몸 근력운동 루틴도 상당수가 서킷 트레이닝으로 구성합니다.

서킷 트레이닝은 성격이 다른 여러 운동을 연이어 실시하되, 휴식시간이 없는 게 특징입니다. 인터벌 트레이닝이 기본적으로 유산소운동(Cadio Training) 범주에 속한다면 서킷 트레이닝은 근력운동(Resistance Training)에 속합니다. 다만 일반적인 근력운동에 비하면 심폐기능 단련과 체중 감량에 최적화된 운동일 뿐이죠.

인터벌 트레이닝과 서킷 트레이닝은 유산소운동과 근력운동이라는 극단에서 시작해 서로 마주치는 경계선상에 위치한 양대 운동법입니다.

서킷 트레이닝의 원리

서킷 트레이닝을 이해하려면 근력운동의 에너지 시스템을 알아야 합니다. 근력운동은 그 자체로는 유산소운동에 비해 에너지 소모량이 적습니다. 그런데도 체감하는 난이도가 높은 이유는 중량을 드는 짧은 시간에 피로와 에너지 소모가 집중되어서입니다. 다음 세트에도 그만큼 들려면 긴 휴식이 필요하기 때문에 운동 전체로 따지면 많은 열량을 쓰지는 않습니다. 하체나 등처럼 큰 근육은 그나마 낫지만 팔이나 복근처럼 작은 부위의 근력운동은 추가로 쓰는 에너지가 거의 없다고 해도 과언이 아닙니다. 이런 운동 후에 느끼는 피로는 에너지를 많이 소모해서가 아닙니다. 대개는 신경계의 피로죠.

근력운동을 하는 동안만은 유산소운동보다 많은 에너지를 소모한다면 차라리 중량을 줄이고 휴식 없이 근력운동을 하면 어떨까요? 이것도 한계가 있습니다. 10분간 달리는 건 웬만큼 운동을 했다면 어렵지 않지만 10분 연속으로 스쿼트를 한다는 건 상식적인 체력에선 상상하기 어렵습니다. 어렵게 한다 해도 관절이 상하거나 과도한 펌핑 때문에 운동을 지속하기 어렵죠.

다행히 해결책이 있습니다. 일단 할 수 있는 만큼의 스쿼트를 하고, 스쿼트를 쉬는 동안에 등이나 가슴처럼 다른 큰 부위의 근육을 운동하는 것이죠. 개념을 정리해보면 다음과 같은 간단한 형태의 서킷 트레이닝을 생각해볼 수 있습니다.

스쿼트 1분(하체) → 푸시업 1분(가슴, 어깨) → 턱걸이나 랫풀다운 1분(등)
→ 다시 스쿼트 1분 ……(반복)

한 사이클을 끝내고 두 번째로 스쿼트를 할 때는 하체가 2분을 쉬었기 때문에 1분을 또 하는 것도 충분히 가능합니다. 다른 부위도 마찬가지고요. 이 패턴으로 총 5회를 반복한다면 결국 스쿼트·푸시업·풀업(턱걸이)을 각각 5세트씩, 세 종목을 합치면 총 15세트 반복한 것과 같은 결과가 나옵니다. 시간은 딱 15분으로 끝나죠.

여기에는 단순히 15세트를 운동하는 시간이 짧아지는 것 이상의 효과가 있습니다. 평소 근력운동에서의 심장은 운동할 때 잠깐 빠르게 뛰다가 도로 떨어지고를 반복하지만 이번에는 심장이 쉴 틈이 없습니다. 하체에, 가슴에, 등에 연이어 산소와 영양을 보내야 하므로 사이클을 반복할수록 점점 심박수가 올라가고 숨도 찹니다. 결국 근력운동으로 시작했지만 후반부로 가면 인터벌 트레이닝처럼 심박수가 정점을 찍고 유산소운동의 성격을 띠게 됩니다.

서킷 트레이닝의 구성

서킷 트레이닝의 기본 원칙은 주된 자극 부위가 다른 근력운동을 순서대로 엮는 것입니다. 때로는 여기에 유산소운동을 끼워 넣기도 하는데 이때의 유산소운동은 긴장한 전신 근육을 풀어주기도 해서 대개 서킷 사이클의 마지막에 들어갑니다.

서킷 트레이닝은 보통의 근력운동처럼 특정 부위 근육을 집중해서 키우려는 목적이 아니므로 대개는 하체와 가슴, 등, 코어처럼 큰 근육을 쓰는 다관절 복합 운동으로 구성합니다. 여러 근육을 동시에 쓰는 종목일수록 에너지 소모가 많고 심박수를 많이 올리는 데 좋습니다. 스쿼트(하체)와 푸시프레스(어깨)를 결합해 쓰러스터라는 새로운 종목을 낳은 것처럼 아예 표적 부위가 다른 별개의 종목을 합쳐 프랑켄슈타인 같은 새로운 종목을 만들기도 합니다.

서킷 트레이닝에 널리 쓰이는 종목들은 다음과 같습니다. 일부는 인터벌 트레이닝에 흔히 쓰는 종목과도 중복됩니다.

부위	종목
하체	맨몸 스쿼트, 점프 스쿼트, 덤벨 스쿼트, 낮은 중량의 바벨 스쿼트, 힌두 스쿼트, 트랩바 데드리프트, 런지와 그 변형 운동
엉덩이	킥백, 케틀벨 스윙
코어	바이시클 매뉴버, 러시안 트위스트, (리버스) 우드촙
가슴	푸시업과 그 변형들, 체스트 프레스 머신
등	턱걸이, 레니게이드 로우, 인버티드 로우
전신 (복합 운동)	스쿼트+푸시프레스(쓰러스터), 스모 데드리프트+하이풀, 런지+덤벨 컬, 런지+덤벨 프레스

서킷 트레이닝에 유용한 종목들

서킷 트레이닝에서는 특별한 경우가 아닌 한 팔이나 종아리 같은 작은 부위 하나만 단련하는 운동은 넣지 않습니다. 그런 운동은 심박수를 얼마 올리지도 않고, 큰 부위를 운동할 때 어차피 함께 단련되기 때문입니다.

또한 서킷 트레이닝은 후반 사이클로 갈수록 지치고 자세가 무너지기 쉽습니다. 고중량 바벨 스쿼트처럼 높은 중량을 다루는 운동, 자세가 흔들렸을 때 부상 위험이 큰 운동은 배제하는 편이 안전합니다. 일반인의 서킷 프로그램에서는 대개 체중을 이용하는 맨몸운동이나 낮은 중량의 근력운동을 여러 번 반복하는 것도 그 때문이죠. 또한 즉각 종목을 바꿔야 하기 때문에 준비 자세나 세팅에 시간이 걸리는 종목도 곤란합니다.

　헬스장에서 실시한다면 머신을 적극적으로 활용하는 것도 좋습니다. 1970년대 '근력운동용 머신'이라는 개념을 본격적으로 시장에 알린 회사가 미국의 노틸러스 사社인데, 출시 당시의 마케팅 포인트도 자세를 즉각 잡을 수 있고, 자세가 무너질 우려가 없어 서킷 트레이닝에 유리하다는 점이었습니다. 평소 바벨과 덤벨을 쓰는 프리웨이트만 고집하는 분들도 서킷 트레이닝의 일부 종목에서는 머신이 유용할 수 있습니다.

　예를 들어 런지는 지치면 중심을 잃고 넘어지기 쉬운데, 스미스머신을 이용하면 넘어지지 않고도 강제로 반복할 수 있습니다. 지친 상태에서는 벤치프레스보다는 체스트 프레스 머신으로 강제 반복하는 편이 덜 위험합니다.

　운동을 처음 막 시작하는 초보자를 위한 서킷 트레이닝 예제는 다음과 같습니다. 맨몸운동 버전과 기구운동 버전 두 가지로 소개합니다.

운동 구성			횟수
준비운동		걷기, 줄넘기 심박수 60% 이상	10분
본운동	대퇴사두	맨몸 스쿼트 또는 점프 스쿼트	20회
	가슴	푸시업(정자세가 어려우면 무릎을 대고)	15회
	햄스트링·엉덩이	런지 또는 킥백	양쪽 각 20회
	등	턱걸이(수행이 어려우면 인버티드 로우)	3~10회
	코어	러시안 트위스트	양쪽 각 15회
	휴식	가벼운 제자리걸음	30초
마무리 운동		고정 자전거, 점핑잭(심박수 70% 이상), 조깅	10분

본운동 5사이클 반복

맨몸 서킷 트레이닝 프로그램(C1-1)

운동 구성		횟수	
준비운동	걷기, 일립티컬 심박수 60% 이상	10분	
본운동	**대퇴사두** 덤벨 스쿼트나 레그 프레스	15회	5사이클 반복
	가슴 체스트 프레스 머신	15회	
	햄스트링·엉덩이 스미스머신 런지, 케이블 킥백	양쪽 각 15회	
	등 턱걸이(수행이 어려우면 랫 풀다운)	3~10회	
	코어 버티컬 레그레이즈	10회	
	휴식 가벼운 제자리걸음	30초	
마무리 운동	고정 자전거(심박수 70% 이상), 트레드밀 달리기, 로잉머신	10분	

기구 서킷 트레이닝 프로그램(C1-2)

대중 헬스장에서 서킷 트레이닝을 할 때는 주의할 점이 있습니다. 중간에 쉬어서는 안 되기 때문에 미리 기구를 세팅해둬야 합니다. 하지만 여러 사람이 쓰는 공용 시설에서 여러 기구를 혼자 독점하는 건 손꼽히는 민폐 중의 하나죠. 따라서 헬스장에서 서킷 트레이닝을 할 때는 이용자가 적은 시간에 실시하되, 다른 이용자가 기구를 쓴다면 즉시 맨몸운동 버전이나 유사한 다른 종목으로 바꿔서 실시하는 에티켓이 필요합니다.

근력운동과 유산소운동의 콤보

인터벌 트레이닝과 서킷 트레이닝은 체력 단련과 근육 단련, 감량을 동시에 추구할 때 사용하는 좋은 방식입니다. 그렇다고 기존에 다이어트에서 널리 실시해온 근력운동과 유산소운동의 콤보 방식이 잘못되었다는 말은 아닙니다. 살을 빼고 제대로 몸매를 만들기 위해서는 유산소운동과 근력운동이 모두 필요하다는 건 기본 중의 기본입니다.

그렇다면 앞의 내용들은 잠시 머리에서 지우고, 지금까지처럼 근력운동과 유산소운동을 별도로 실시해 감량을 하려면 어떻게 조합해야 더 효율적일까요?

유산소운동과 근력운동, 어떻게 구성할까?

유산소운동과 근력운동 중 어느 쪽을 먼저 할지는 해묵은 논쟁거리입니다. 여기서의 유산소운동은 20~30분 이상 수행하는 본격적인 유산소운동이나 인터벌 트레이닝을 말합니다. 근력운동 전후에 기본적으로 실시하는 5~10분 남짓의 워밍업과 마무리 운동은 논외로 합니다.

과거에는 근력운동을 먼저 실시해 글리코겐을 고갈시킨 후 유산소운동으로 체지방을 태운다는 속설이 통용되었습니다. 그런데 실제로 글리코겐 소모와 체지방 연소는 별 연관이 없습니다. 근력운동을 먼저 한다고 해서 하루 전체로 봤을 때 지방이 더 타는 건 아닙니다.

현재는 어느 쪽을 먼저 해야 자신의 목적에 적합한지 개별적인 관점에서 접근합니다. 대개는 근력운동이 유산소운동보다 에너지는 적게 쓸지언정 고도의 집중력과 힘이 필요하기 때문에 조금이라도 덜 지친 운동 전반에 하는 게 유리합니다. 그 외에 유산소운동과 근력운동을 하루씩 번갈아 실시해도 됩니다. 반면, 주된 목적이 달리기 능력 향상이거나 심폐기능 발달이라면 유산소운동을 먼저 하는 것도 개인의 선택입니다.

근력운동과 유산소운동을 조합할 때 유용한 팁을 정리하면 다음과 같습니다.

- 아침 시간은 몸이 덜 풀려 있고, 컨디션이 정상을 찾는 데 더 오랜 시간이 걸립니다. 따라서 아침 운동은 오후보다 워밍업을 길게 잡아야 합니다. 그럴 바엔 30분 남짓으로 유산소운동을 먼저 하는 편이 시간 대비 효율적으로 운동할 수 있습니다.
- 유산소운동과 근력운동을 아예 다른 날에 실시하면 위와 같은 고민이 필요 없습니다.
- 직업적으로 운동을 한다면 아침에 유산소운동, 저녁에 근력운동으로 나눌 수 있지만 별도의 생업이 있는 일반인에게는 시간 배분이나 장기적인 피로 관리 측면에서 후유증이 커 실행하기 어렵습니다.
- 하체 운동이나 고중량 운동처럼 근력운동의 강도가 높은 날은 유산소운동을 생략하거나 강도가 낮은 유산소운동을 합니다. 팔운동, 복근운동, 어깨운동처럼 근력운동 강도가 낮은 날에는 달리기나 인터벌 트레이닝 등의 유산소운동을 짝으로 배치할 수 있습니다.

- 근력운동 일수가 주당 3~4일 이내라면 저강도 유산소운동은 근력운동과 함께 실시합니다. 고강도의 달리기나 인터벌 트레이닝은 근력운동 없는 날에 주 2회 정도 실시할 수도 있습니다.
- 서킷 트레이닝처럼 그 자체로 심폐운동을 겸하는 운동이라면 워밍업과 쿨다운 외에 별도의 유산소운동은 필요 없습니다.

보디빌딩 vs 스트렝스 트레이닝

보디빌딩 방식의 운동과 스트렝스 트레이닝은 둘 다 근육량이나 힘을 기르는 것이 주목적입니다. 다이어트에서 가장 크게 문제가 되는 것이 근육량 감소와 그에 따른 신진대사의 감소이므로 이 둘은 다이어트에서 잃기 쉬운 근육을 지키는 가장 좋은 짝꿍이 됩니다.

둘을 군이 비교하자면 보디빌딩은 근육의 양을 지키고 몸매를 다듬는 게 주목적이고, 스트렝스 트레이닝은 힘을 기르는 게 주목적입니다. 따라서 운동선수처럼 힘을 보존하는 게 관건이라면 스트렝스 트레이닝이 맞겠지만, 단순히 살 빼고 몸매 멋지게 만드는 게 주목적인 초보 일반인이 다이어트와 병행하기에는 보디빌딩 방식의 운동이 보다 현실적입니다.

다이어트로 기력이 떨어진 상태에서 고중량·저반복 위주의 스트렝스 트레이닝은 원래 목적인 중량 향상도 더딜뿐더러 안전성 면에서도 다소 위험할 수 있습니다.

일반 근력운동의 감량 운동 버전

근력운동 중에 감량 관점에서 가장 좋은 운동법은 서킷 트레이닝입니다. 하지만 보통의 근력운동도 에너지를 많이 소모하도록 변형할 수 있습니다.

다음의 표는《헬스의 정석》근력운동편에서 소개한 적이 있는, 근력운동을 시작한 첫 1~2개월을 위한 무분할 프로그램입니다.

	종목	중량	횟수	비고
주 4일	스쿼트 (하체)	맨몸	15회 이상 /5세트	자세가 잡히면 20kg 빈 봉으로 실시
	벤치프레스 (가슴)	빈 봉이나 경량봉 (10~20kg)	12회/5세트	자세가 잡히면 중량 추가
	랫 풀다운 (등)	체중의 30~70%	15회/4세트	기구에 따라 체감하는 중량이 다르므로 가감한다.
	오버헤드프레스 (어깨)	경량봉	10회/4세트	자세가 잡히면 중량 추가
	데드리프트 (전신)	빈 봉(20kg)	10회/4세트	자세가 잡히면 중량 추가

총 22세트, 최적 소요 시간 50분 이내

《헬스의 정석》근력운동편(F1-1)
무분할 근력운동 프로그램

정석적인 근력운동은 이렇게 각 부위별 운동을 돌아가며 하루에, 때로는 부위별로 2~3일에 걸쳐 나누어 실시합니다. 이런 근력운동을 다이어트에 최적화하기 위해서는 몇 가지 변화가 필요합니다.

● 정석적인 근력운동은 세트 사이 휴식 시간을 2분 이상까지도 잡지만 다이

어트 시에는 1분 남짓으로 제한하는 편이 에너지 소모를 최대화하고, 유산
소운동에 투자할 시간을 벌 수 있습니다.

- 과거에는 다이어트 근력운동은 무조건 낮은 중량으로 세트당 20~30회씩
  들어야 한다고 여겼지만 이는 매우 편협한 접근입니다. 다이어트 중에는
  대개 근력이 떨어져 고중량 운동을 소화하기 힘들기 때문에 이전보다 낮은
  중량을 썼다는 의미일 뿐입니다. 다이어트와 무관하게 근력운동은 근력을
  최대한 발휘하는 선에서 운동하면 됩니다. 보통 초보자들에게 권장하는 근
  력운동 강도는 세트당 8~12회 정도 들 수 있는 중량입니다.

- 하체나 엉덩이, 등 같은 큰 근육을 폭넓게 쓰는 복합성 운동이 주가 되어야
  합니다. 팔, 종아리 등 작은 부위만을 선택적으로 단련하는 운동은 다이어
  트에도, 신체 균형에도 도움이 덜 됩니다.

- 근력운동은 해당 부위 근육을 단련하는 운동이지 그 부위의 살을 빼는 운
  동이 아닙니다. 하체 살을 뺀답시고 스쿼트만 수백 번 하거나, 팔을 가늘게
  한다고 팔운동만 하거나, 뱃살을 뺀다고 복근운동만 뱃가죽 아프게 하는
  건 어처구니없는 짓입니다. 특정 부위 체지방만 빼는 방법은 외과수술뿐입
  니다. 혹시라도 그렇게 가르치는 트레이너가 있다면 당장 갈아치웁시다.

- 크고 근사한 머신으로 몸 일부분만 단련하는 근력운동보다 바벨, 덤벨, 케
  틀벨 등 원초적인 기구를 쓰는 근력운동이 더 많은 근육을 동원하고 더 많
  은 에너지도 소모합니다.

한 시간에 1,000kcal를 태운다고요?

운동 단체나 지도자들이 자신들의 운동을 홍보하며 흔히 쓰는 표현이 '우리 운동은 시간당 OOOkcal를 태운다!'라는 문구입니다. 일부에선 이게 사실인가 싶은, 한 시간에 1,000kcal라는 어마어마한 열량을 태운다고 홍보하는 곳도 있습니다.

과연 가능할까요? 이런 광고에는 대개 전제 조건도, 증거 자료도 없습니다. 문구만 보면 체중 50kg의 마른 여성도 한 시간만 하면 하루 총 소모 열량의 절반이 넘는 1,000kcal를 태울 것 같습니다.

이렇게 많은 열량을 태운다는 게 이론적으로 불가능하지는 않습니다. 단, 숙련된 운동인이 숨넘어가게 힘든 운동을 1시간 동안 쉬지 않고 수행한다면 말이죠. 체중 60kg 정도의 고도로 숙련된 마라토너가 풀코스를 완주할 때(보통 2~3시간) 쓰는 열량이 약 2,000~3,000kcal 정도니까요. 체중 100kg에 육박하는 거구의 운동선수나 상급자들도 이런저런 컨디셔닝 운동을 연이어 서킷 트레이닝으로 실시하면 가능할 수는 있습니다.

그럼 보통의 일반인은 어떨까요? 열량 소모는 운동 강도와 몸의 크기에 따라 결정됩니다. 아무개 운동이 에너지를 잘 태우느냐 아니냐를 떠나 몸이 내는 에너지에 한계가 있습니다. 그 이상은 폐, 심장, ATP를 만드는 미토콘드리아가 버티지 못합니다. 고도로 단련된 사람이 아닌 한 1시간에 체중 1kg당 10kcal도 내기 어렵습니다. 최대심박수 70~80%(RPE15~17)에서 한 시간에 체중 1kg당 8kcal 정도가 타는데, 대부분의 일반인은 이 강도에서 1시간은 고사하고 10~20분도 지속하기 힘듭니다.

그럼 그런 주장들의 근거는 뭘까요? 대개 둘 중에 하나입니다.

첫째, 분당 열량 소모를 시간으로 환산한 것이죠. 100미터를 전력으로 달릴 때, 버피 체조를 1분간 할 때 소모하는 열량을 1시간에 대입하면 1,000kcal 따위는 훌쩍 넘기고도 남을 겁니다. 다만 그런 운동을 쉬지 않고 1시간을 할 수 없으니 그게 문제죠.

둘째, 애당초 몸이 큰 사람을 모델로 했을 수도 있죠. 100kg 선수의 측정 결과를 50kg 선수에게 적용하면 같은 강도로 운동했어도 소모한 열량은 반토막 내야 합니다.

그러니 일부에서 제시하는 엉터리 수치를 곧이곧대로 믿고 '난 오늘 1,000kcal만큼 운동했어!'라고 믿고 영양 섭취를 이 수치에 맞춘다면 다이어트건 뭐건 다 망하는 길입니다.

Chapter
06
살을 빼는 실전 종목

이제부터 각론으로 들어가 구체적인 운동 방법에 대해 살펴보겠습니다. 어떤 운동이든 알고 하는 것과 그냥 무작정 따라 하는 건 완전히 다릅니다. 누구나 쉽게 할 수 있을 것 같은 걷기 등의 저강도 운동도 원리를 알면 훨씬 효율적으로 할 수 있습니다. 버피나 전력 달리기 같은 고강도 운동은 시간 대비 효율적이고 높은 신진대사를 유지하기에 유리하지만 그만큼 다치기도 쉽고 자칫 체력 고갈을 불러와 일상을 힘들게 할 수도 있습니다. 6장에서는 살을 빼는 운동의 기본 동작과 주의할 점, 운동 프로그램 구성 방법과 예시 등을 차례로 제시하겠습니다.

걷기는 운동, 활동, 때로는 노동의 경계선상이 있는 신체 활동입니다. 달리기에는 걷기의 원칙이 일부 통용되지만 근육을 쓰는 방식, 발 디딤, 호흡법에서는 명백한 차이가 있죠. 둘 다 '누가 이걸 못 하나?' 싶은 운동이지만 운동으로써 제대로 하기 위해서는 몇 가지 기본을 알아야 합니다.

걷기와 달리기의 기본자세

걷기의 자세를 순서대로 분석하면, 앞으로 다리를 내밀고 → 몸을 앞으로 기울여 체중을 앞발에 싣고 → 체중이 실리지 않은 뒷발을 떼어 다시 앞으로 내미는 동작을 반복합니다. 즉 걷기에서는 다리를 앞으로 내미는 것이 주된 동작이고, 뒤에 있는 다리는 수동적으로 따라올 뿐입니다.

걷기에서의 발바닥은 뒤꿈치부터 발 중앙을 지나 발가락까지 바퀴가 구르듯 순차적으로 바닥을 디뎌야 하며, 두 발 중 한쪽은 바닥에 닿아 있어 디딜 때의 충격을 완화합니다. 발끝부터 디디거나 열병식 퍼레이드라도 할 때처럼 발바닥 전체로 한 번에 쿵쿵 디디는 건 관절에 큰 부담을 줍니다.

걷기와 달리기를 가르는 첫 번째 차이는 한쪽 발이라도 바닥에 닿아

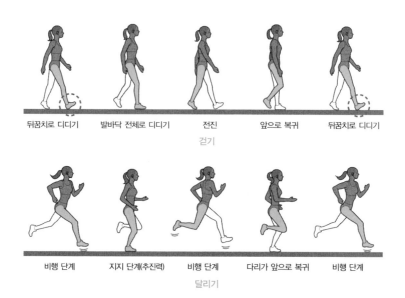

| 뒤꿈치로 디디기 | 발바닥 전체로 디디기 | 전진 | 앞으로 복귀 | 뒤꿈치로 디디기 |

걷기

| 비행 단계 | 지지 단계(추진력) | 비행 단계 | 다리가 앞으로 복귀 | 비행 단계 |

달리기

걷기와 달리기 자세

있느냐에 있습니다. 달리기에서는 앞발과 뒷발이 교차하는 과정에서 몸이 완전히 공중에 뜨는 상태가 있죠. 두 번째로, 달리기는 빨라질수록 뒤로 차는 힘이 추진력을 크게 좌우합니다. 걷기에서 뒤쪽 다리는 수동적으로 따라올 뿐이지만 달리기에서는 뒤로 차는 힘이 주된 동력원입니다.

달리기와 걷기 모두 발 모양은 11자로, 발끝이 앞을 향합니다. 발끝이 안으로 모이거나 팔자 모양으로 벌어져서 디디는 건 발목과 무릎, 고관절까지 연쇄적으로 큰 부담을 줍니다. 덤벨을 들고 걷는 것도 관절에 부담을 주고 운동 효율을 떨어뜨리는 의미 없는 행동입니다.

팔은 다리가 앞뒤로 움직일 때 반대 방향에서 시계추처럼 중심을 잡습니다. 걸음이 빨라지면 본능적으로 팔이 굽고, 걸음이 느려지면 팔을 늘어뜨립니다. 진자운동에서 줄의 길이가 짧을수록 추가 빠르게 왕복하는 것처럼 팔을 굽혀야 손이 빠르게 앞뒤를 오갈 수 있기 때문이죠. 뛰거나 매우 빠르게 걸을 때는 팔을 올렸을 때 주먹이 명치 정도에 오도록 굽혀줍니다.

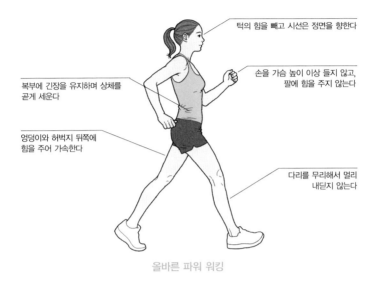

턱의 힘을 빼고 시선은 정면을 향한다

손을 가슴 높이 이상 들지 않고, 팔에 힘을 주지 않는다

복부에 긴장을 유지하며 상체를 곧게 세운다

엉덩이와 허벅지 뒤쪽에 힘을 주어 가속한다

다리를 무리해서 멀리 내딛지 않는다

올바른 파워 워킹

달리기의 발 디딤

걷기는 뒤꿈치부터 디디는 것이 일반적인 원칙입니다. 그에 비해 달리기는 속도에 따라 발 디딤법이 매우 다양합니다.

뒷발 디딤(힐 스트라이크)

걷기에서와 마찬가지로 뒤꿈치부터 발 앞쪽까지 바퀴가 구르듯 순차적으로 디디며 속도를 냅니다. 가장 대중적인 주법이고 대부분의 주자들이 택하는 방식으로 초보자도 접근하기 쉽습니다. 이 주법에서는 가능한 한 뒤꿈치 쿠션이 좋은 러닝화를 신는 편이 유리합니다.

중간발 디딤(미드풋 러닝)

발의 중앙부나 바깥쪽 날로 디디는 방식으로, 무릎과 허벅지에 가해지는 부담이 적은 대신 발목과 종아리에 부담이 커집니다. 이 주법에서는 쿠션이 고루 분포된 신발이나 쿠션이 약한 미니멀 슈즈가 적당합니다.

앞발 디딤(포어풋 러닝)

발 앞쪽으로 디디는 앞발 디딤은 전력달리기나 가속 단계에서 많이 쓰입니다. 종아리와 발 전체의 근력이 강할수록 유리합니다.

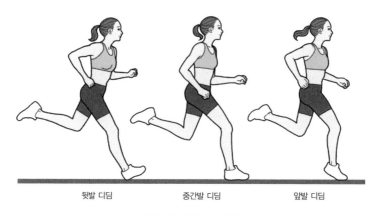

뒷발 디딤   중간발 디딤   앞발 디딤

달리기의 여러 발 디딤법

한때 세 주법 중에서 어느 것이 하체와 관절 부담이 덜한지, 속도에 유리한지를 놓고 심한 논쟁도 벌어졌지만 최근에는 차이일 뿐 어느 쪽이 더 우월하다고 말하기는 어렵다는 게 중론입니다.

　이 논란은 2010년을 전후해 미니멀 슈즈가 시장에 등장하면서 시작됩니다. 미니멀 슈즈를 홍보하는 과정에서 중간발 디딤, 앞발 디딤이 옳고 뒷발 디딤과 쿠션이 좋은 신발은 무릎을 망가뜨리는 주범이라 주장한 것이 문제가 되었죠. 학자들까지 가세하면서 뒷발 디딤에 맞는 러닝화에 주력하던 메이저 업계와 신생 업체의 주도권 싸움으로도 비화합니다.

결국 2014년 미니멀 슈즈 시장의 선두주자 격이었던 V사는 일반 러닝화에 비해 하체 충격을 덜어준다는 광고가 문제가 되어 거액의 배상 판결을 받습니다. 이 판결을 전후로 어느 쪽이 더 좋은가의 논란은 서로의 장단점을 인정하는 추세로 정리됩니다. 지금은 뒤꿈치 쿠션이 좋은 신발이 여전히 대중적인 시장을 지배한 가운데 전문 러닝화는 여러 디딤법에 맞춰 나오고 있죠.

개인적인 제안은 뒷발 디딤이든 뭐든 본인이 익숙한 방식으로 기본적인 달리기 능력을 기른 후, 달리기에 주력하고 싶다거나 지금의 주법이 몸에 맞지 않아 문제를 일으킨다면 그때 가서 다른 방식을 훈련하는 것을 권합니다. 주법을 바꾸는 건 힘들고 부상 위험도 큽니다. 뒷발 디딤에 큰 문제가 있는 것도 아니고, 단순히 다이어트 수단으로만 볼 때 달리기 외에도 유용한 유산소운동은 충분히 많습니다. 선수나 동호인이 될 게 아닐 바엔 굳이 노력과 위험을 감수하며 주법을 바꿀 필요까지는 없습니다.

근육의 쓰임

걷기나 달리기 둘 다 이론적으로는 하체 전부를 사용합니다. 그런데 근육의 실제 능력에 대비해 강하게 동원하는 근육은 걸을 때는 엉덩이 측면의 대퇴근막장근, 중둔근, 소둔근과 종아리 뒤쪽입니다. 하체의 대표 근육인 대퇴사두, 햄스트링, 엉덩이의 대둔근은 엄청나게 크고

강한 근육이지만 걷기에서는 그 능력의 일부분만 쓸 뿐입니다. 즉 걷기는 작은 근육을 위주로 쓰는 동작입니다. 이 때문에 걷기만 해서는 살은 조금 뺄 수 있을지 몰라도 탄력 있는 하체를 얻기는 어렵습니다. 걷기를 주된 유산소운동으로 한다면 하체와 둔근의 근력운동을 반드시 추가해야 합니다.

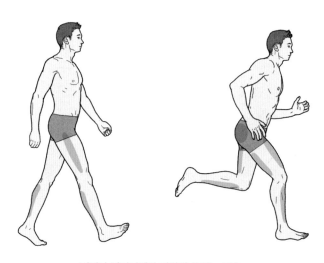

걷기와 달리기에서 강하게 쓰이는 근육

반면 달리기에서는 허벅지와 골반, 허리 주변 큰 근육들이 주된 힘을 냅니다. 특히 다리를 뒤로 밀어내는 근육인 엉덩이와 햄스트링은 빠르게 달릴수록, 오르막이나 계단을 달릴수록 관여도가 급속히 높아집니다. 걷기로 힙업을 바라는 건 과욕이지만 전력 달리기, 계단이나 오르막 뛰어오르기로는 가능합니다. 단, 몸을 너무 앞으로 기울이면 무릎 관절과 대퇴사두에만 과도한 부담이 실리니 몸을 세우고 의식적으로 뒷다리에 더 힘을 주고 달리면 효과를 극대화할 수 있습니다. 관여하는 근육의 차이 때문에 '엄청 빠르게 걷기'보다 '느리게 뛰기'가 숨도 더 차고 에너지도 더 많이 씁니다.

　달리기의 경우 '체중(kg)×달린 거리(km)'면 대략적인 칼로리 소모를 알 수 있는데, 70kg의 주자가 시속 10km로 10km 마라톤을 완주했다

쉬어가기

팔만 들면 파워 워킹인가요?

파워 워킹이라고 하면 사람들이 제일 먼저 떠올리는 이미지는 팔을 90도로 굽히고 앞으로 휙휙 쳐며 걷는 자세입니다. 한때 걷기 운동이 유행할 때 퍼진 잘못된 정보로 본말이 전도된 사례입니다. 파워 워킹은 다리를 뒤로 힘껏 차며 시속 6.0~6.5km 이상 빠르게 걷는 동작을 말합니다. 즉 달리기의 메커니즘으로 걷는 방식을 말하며, 팔 동작은 부수적인 문제입니다.

사전 지식 없이 무작정 빨리 걸으라고만 하면 대부분은 다리를 앞으로 길게 내밀어 보폭을 키우려 합니다. 이렇게 되면 다리 앞면에만 지나치게 부담이 실려 관절에도 좋지 않습니다. 진짜 파워 워킹에서는 다리는 많이 내밀지 않고, 상체는 꼿꼿이 세우고, 다리를 뒤로 뻗는 동작에 의식적으로 더 힘을 줍니다. 이렇게 되면 무릎보다 고관절을 많이 쓰게 되어 허벅지 뒤쪽 햄스트링과 엉덩이에 부담이 분산되고 더 많은 에너지를 씁니다.

이때 다리가 빨리 왕복하려면 팔도 달릴 때처럼 자연스레 굽히는 게 유리합니다. 즉 빠르게 걷기 위해 팔을 굽히는 것이지 느릿느릿 걸으면서 팔만 굽힌다고 파워 워킹이 되지는 않습니다. 주먹으로 하늘을 찌를 듯 휘젓는 건 팔의 앞뒤 왕복 시간을 늘려 외려 빠른 걸음을 방해합니다. 보기만 우스꽝스러운 게 아니고 운동 효율까지 떨어뜨립니다. 팔 동작은 파워 워킹의 본질이 아니니 본능대로 자연스럽게 움직이는 편이 낫습니다.

면 1시간 동안 약 700kcal를 소모합니다. 반면, 같은 사람이 10km를 시속 5km로 2시간 동안 천천히 걸었다면 시간이 두 배 걸린 건 차치하고 태운 에너지도 500kcal 남짓에 불과할 겁니다.

트레드밀에서 걷기, 달리기

날씨나 주변 환경 때문에 걷기나 달리기를 트레드밀(러닝머신)에서 해야 하는 경우도 있습니다. 둘은 거의 유사하지만 역학적으로 약간의 차이는 있습니다. 트레드밀에서 운동할 때 주의할 점은 다음과 같습니다.

- 트레드밀의 가장 큰 특징은 바닥판이 자동으로 움직인다는 점입니다. 이 때문에 내리막 걷기, 달리기와 유사한 메커니즘이 되어 엉덩이와 햄스트링의 사용이 줄어듭니다.
- 트레드밀은 같은 속도의 야외 달리기보다는 사용 열량도 약간 적습니다. 뒤로 차는 기능을 덜 쓰고 바람의 저항이나 가속, 감속 등 부수적인 영향이 사라져 근육을 강하게 쓸 일이 줄기 때문입니다. 걷기처럼 속도가 낮을 때는 이런 영향이 무시할 만하지만 전력으로 빠르게 달릴수록 양쪽의 차이가 커집니다. 이때는 경사 각도를 1%(0.6도) 이상 오르막으로 설정해야 같은 속도에서 실질적인 평지 달리기와 소모 열량이 비슷해집니다.[51]
- 열량 소모가 트레드밀에서 약간 낮은 게 사실이지만 체감 난이도는 더 높은 경향이 있습니다. 이는 실내와 야외에서의 심리 상태 차이, 야외에서 달릴 때 체열의 발산이 더 잘 되는 등의 여러 외적인 요인이 있기 때문입니다.[52]
- 트레드밀은 기계적 특성상 속도의 상한선이 있습니다. 흔히 클럽용으로 불리는 고급형은 시속 20km 이상을 내도록 설계하지만 상당수의 헬스장에

서는 안전이나 기계 내구성, 소음, 진동 등의 문제로 시속 16km 이상 올라가지 않도록 설정해서 운용합니다. 이 때문에 조금 빠르게 달리는 정도가 한계일 뿐 전력 달리기는 어렵습니다. (100미터를 15초에 주파하는 사람의 평균속도는 시속 24km입니다.)

- 순간적인 가속이나 감속이 불가능해 고강도 인터벌 트레이닝처럼 주기가 짧은 인터벌 트레이닝은 어렵습니다. 단, 최근 등장한 일부 무동력 트레드밀은 즉각적인 가속과 감속이 가능하고 이론적으로는 속도 제한이 없습니다. 약간의 적응 훈련만 하면 전력 달리기나 고강도 인터벌 트레이닝도 가능합니다. 다만 아직은 갖춘 시설을 보기 어렵습니다.

- 트레드밀 운동 중에는 비상시가 아닌 한 옆의 손잡이를 잡아선 절대 안 됩니다. 손에 실리는 체중만큼 소모 에너지가 줄어서 자칫 운동을 의미 없게 만들 수 있습니다.

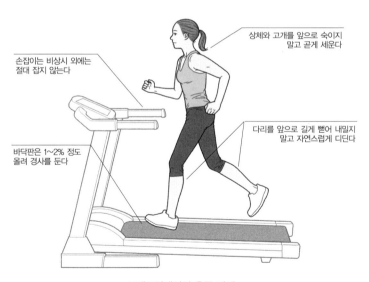

상체와 고개를 앞으로 숙이지 말고 곧게 세운다

손잡이는 비상시 외에는 절대 잡지 않는다

다리를 앞으로 길게 뻗어 내밀지 말고 자연스럽게 디딘다

바닥판은 1~2% 정도 올려 경사를 둔다

트레드밀에서의 운동 자세

얼마나 빨리 걷거나 뛰어야 할까?

사람들의 일상적인 걸음 속도는 약 시속 5km 정도입니다. 이 범위에 선 큰 근육을 거의 쓰지 않으면서 작은 근육만으로 최소의 에너지를 쓰며 걸을 수 있습니다. 좋게 말하면 에너지 효율이 가장 좋은 경제속도이고, 나쁘게 말하면 운동이 안 되는 영역입니다.

흔히 파워 워킹이라고 하는 속보의 경계선은 시속 6km 정도인데, 살짝 숨이 찰 만큼의 빠른 걸음입니다. 이 범위를 경계로 하체와 엉덩이의 큰 근육들이 조금씩 관여하기 시작해서 에너지 소비량도 확연히 달라집니다. 따라서 운동을 목적으로 걷기를 한다면 최소 시속 6km 이상을 목표로 합니다.

스포츠 개념의 경보가 아닌 한, 보통의 걷기는 시속 8km를 넘기 어렵습니다. 그 이상은 달리기의 영역입니다. 일반인의 눈높이에서 다이어트나 건강 관리를 위해 달리기 목표를 설정할 때는 다음을 참고하세요.

- 저강도 유산소운동 : 30~60분, 시속 8~10km
- 중, 고강도 유산소운동 : 15~30분, 시속 11~19km
- 고강도 인터벌 트레이닝, 스프린트 : 휴식 포함 총 20분 이내로 실시, 시속 20km 이상 평지 달리기, 계단이나 언덕길 달리기

트레드밀에서는 속도를 파악하기 쉽지만 야외 걷기나 달리기를 할 때는 어떻게 하는 게 좋을까요? 요즘은 스마트폰으로도 GPS를 이용해 실시간으로 걷기나 달리기 속도, 걸음 수를 알려주는 트래커Tracker 애플리케이션(앱)이 많습니다. 2018년을 기준으로 널리 쓰이는 앱은

Sports Tracker, Runtastic, Endomondo, Runkeeper 등이 있습니다. 국내 스마트폰 제조사들이 제공하는 삼성헬스, LG헬스 같은 종합 피트니스 앱도 있고요. 기능은 대동소이하니 본인의 스마트폰과 용도에 맞는 앱을 골라 설치하면 됩니다. 가슴띠형 심박계나 심박 측정 기능을 갖춘 스마트 워치와 연동해 사용하면 훨씬 유용합니다.

달리기 호흡법

달리기 호흡법이라고 했지만 사실상 고강도 운동의 공통적인 호흡법입니다. 일상이라면 호흡은 당연히 코 호흡이 우선입니다. 코로 숨을 쉬어야 안 좋은 물질도 충분히 걸러지고 호흡기나 감염성 질환도 예방할 수 있으니까요.

그런데 코 호흡만으로는 달리기나 고강도 운동에 필요한 만큼의 산소를 들이쉴 수 없습니다. 과거에는 마라토너들도 무조건 코 호흡을 우선하라고 배웠지만, 최근에는 입과 코를 동시에 쓰는 것을 기본으로 삼습니다. 심지어 '몸에 난 구멍으로는 다 숨을 쉬어라'라고 말할 정도니까요.

학창시절 체육 시간에는 달릴 때 꼭 코 호흡을 하라는 이야기를 듣곤 했습니다. 왜 이런 말이 나왔을까요? 가장 큰 이유는 코 호흡과 입 호흡이 각각 다른 근육을 쓰기 때문입니다. 코 호흡에 쓰는 근육은 누구나 비교적 잘 발달해 있습니다. 달리기 초보자들도 코로 숨을 쉬면 잠시 동안은 숨이 덜 찹니다. 강도가 높지 않은 운동이라면 코 호흡이 최우선인 게 맞습니다.

그런데 운동 강도가 높아지면 몸에서는 자동으로 입 호흡을 하려고 하는데, 이때는 훨씬 많은 근육이 필요합니다. 평소 입 호흡이 필요한 격한 운동을 해온 사람이 아니면 이런 근육이 단련되지 않아 가슴이 타들어가는 느낌을 받습니다. 다행히 이 근육들은 비교적 쉽게 단련되기 때문에 몇 주만 훈련하면 어느 순간 고통이 사라집니다. 초보자의 경우 숨을 두 번 들이마시고, 두 번 내쉬는 소위 2-2 호흡(흡흡후후)을 쓰면 힘든 부분이 상당히 덜어집니다.

한편 달릴 때는 턱의 힘을 빼고 입을 약간 벌린 상태가 좋습니다. 몸에 과도한 힘이 들어가지 않아 이를 악물었을 때보다 몸이 유연해져 힘도 덜 듭니다.

걷기와 달리기의 강도 높이기

걷기, 달리기의 강도를 높이는 가장 좋은 방법은 속도와 함께 경사도를 높이는 것입니다. 오르막이나 계단을 걷거나 뛰면 자연스럽게 하체와 허리의 큰 근육을 쓰게 되어 에너지 소모가 비약적으로 올라갑니다. 해외에서는 높은 빌딩을 골라 계단을 최대한 빨리 뛰어오르는 스테어 클라이밍Stair Climbing이 신종 도시 스포츠로 부각되고 있을 정도입니다. 아파트나 빌딩의 계단은 타바타나 볼라드 같은 고강도 인터벌 트레이닝을 할 수 있는 훌륭한 운동 공간입니다. (단, 제대로 관리가 안 되는 일부 건물에서는 담배 연기나 치안 문제를 유의할 필요는 있습니다.)

그런데 이때 무릎이 아프다는 분들이 있습니다. 퇴행성관절염처럼 이미 관절이 손상된 경우도 있겠지만 걷는 방식도 영향을 미칩니다. 오르막이나 계단에서 몸을 앞으로 기울이면 다리 앞쪽에 힘이 쏠려 무릎에 부담이 가중됩니다. 상체를 세우고 엉덩이에 힘을 주며 다리를 뒤로 차듯이 걷거나 달리면 무릎 부담이 줄어듭니다.

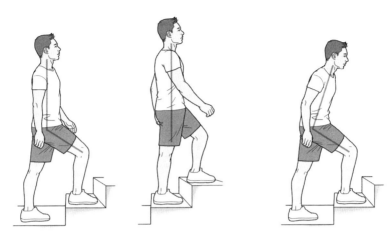

계단을 오르는 바른 자세　　　　　　　　　　잘못된 자세

오르막이나 계단을 올라갔으면 내려와야겠죠? 내리막 걷기나 달리기
는 에너지를 그리 많이 쓰지는 않지만 자칫 바닥을 쿵쿵 디디게 되어
관절이 상하기 쉽습니다. 이때는 무릎을 10도 정도 굽힌 상태로 발 앞
쪽부터 바닥을 디디고, 딛는 순간 무릎을 살짝 굽혀 충격을 흡수합니
다. 무릎과 종아리, 발목은 완충 역할을 하므로 너무 힘을 주어 뻣뻣해
지지 않도록 주의합니다. 계단에서도 마찬가지입니다.

　이렇게 걷거나 달리는 동작은 신장성 수축[53]으로 하체 근육 중에서
도 대퇴사두에 자극을 줘서 근력운동도 겸합니다. 내리막 걷기나 계단
내려가기가 관절을 망친다는 지적도 있지만 올바르게만 한다면 그 자
체가 대퇴사두 운동도 될 수 있습니다.

　최근 헬스장에는 스텝밀Stepmill 또는 스테어밀Stairmill이라는 계단 운
동기구도 있지만 아파트나 지하철역이 사방에 널린 한국에서는 굳이

멀리서 찾지 않아도 됩니다. 크기가 작고 가격이 저렴해 실내용 스텝 퍼를 쓰는 분들도 많은데 무릎 부담이 매우 크다는 점을 감안해야 합니다.

달리기의 강도를 높이는 또 한 가지 변형은 왕복달리기(셔틀런)입니다. 10~20미터 정도의 짧은 거리를 정해놓고 달리고, 정지해서 바닥을 짚고, 돌아서서 다시 출발하고를 반복합니다. 일반적인 달리기처럼 관성을 받아 지속적으로 뛰지 않고 가속과 감속, 스쿼트와 방향 전환을 빠르게 반복해야 하므로 에너지 소모와 강도가 높고 근지구력과 순발력을 키우기에 좋습니다. 이 방식도 주로 인터벌 트레이닝에서 활용합니다.

걷기에서 마라톤 도전까지

당장 걷기 운동도 버겁다는 사람들에게 달리기까지 이야기하는 게 약간은 무리일 수도 있습니다. 하지만 어느 운동이 됐든 점진적으로 강도를 높여가야 하는 건 매한가지입니다. '나도 5km 마라톤 정도는 한 번쯤 완주해 보고 싶다'면 다음 순서를 따라가면 됩니다.

달릴 수 있는 몸 상태인지 살피기

걷기는 몸에 이상이 없다면 누구나 할 수 있지만 달리기는 제약 조건이 있습니다. 비만이면서 운동 경험도 없는 초보자라면 일단 체중부터 줄입니다. 과체중 이상부터는 관절에 무리가 올 수 있기 때문입니다. 이전에 다른 운동을 해왔다면 고도비만이 아닌 한 천천히 달리기 정도는 가능합니다. 체중이 정상이어도 심한 팔자걸음, O다리나 X다리, 양발 끝 방향이 다른 짝걸음 등의 문제가 있다면 이것부터 교정하는 게 우선입니다. 걷기에서는 큰 문제가 없어도 달리기로 들어가면 사소한 자세 불량도 관절을 해칠 수 있습니다.

평발은 달릴 수 없다는 속설이 있지만 사실이 아닙니다. 단, 평발에 맞는 러닝화가 필요하므로 러닝 전문점에서 걸음 진단을 받은 후 구매하는 걸 추천합니다. 고혈압이나 당뇨 등 대사증후군도 다른 문제가 없다면 의사의 진단을 거쳐 주의사항을 숙지한 후 달릴 수 있습니다.

기초 단계 달리기 40분

본인이 빠른 걷기를 30분 이상 문제없이 소화할 수 있다면 그때부터 달리기를 준비합니다.

워밍업(10분간 걷거나 빠르게 걷기로 몸 풀기)

→ 2분간 가볍게 달리기(속도는 중요치 않으니 쉬지 않고 달리는 것 자체를 목표로 한다. 보폭도 걷기보다 약간만 넓은 정도로 좁게 디디며 달린다.)

→ 3분간 걸으며 숨 고르기

→ 위의 방식을 총 6회 반복(30분)

→ 스트레칭

속도 높이기

기초 단계 달리기가 익숙해졌다면 이제 연속으로 달리기를 시도해봅니다.

• 1단계 걷는 시간을 조금씩 줄여간다. 쉬지 않고 30분을 달리는 게 목표이

므로 속도는 욕심내지 않는다. 시속 7km든 8km든 걷기가 아니고 달린다는 것 자체가 중요하다. 보폭도 좁게 한다.

- 2단계 30분을 연속으로 뛸 수 있게 되면 달리는 속도와 보폭을 조금씩 올린다. 야외 달리기라면 트래커 애플리케이션을 활용한다. 시속 9km가 목표다.

- 3단계 2단계를 달성하면 템포런을 시작한다. 워밍업 후, 시속 8km로 시작해 3분마다 시속 0.5km씩 올린다. 워밍업을 제외한 총 30분간 체력이 허락할 때까지 올린다. 시속 12km까지 올릴 수 있다면 마지막 3분은 시속 10km로 마무리한다. 5km를 달리는 데 약 30분이 소요될 것이다.

- 응용 훈련 주 1회는 느린 달리기(LSD, Long Slow Distance)를 실시한다. 좁은 보폭으로, 걷기보다 약간만 빠른 시속 8~9km의 속도로 느릿느릿 달린다. 평상시 유산소운동 시간의 1.5~2배의 긴 시간을 계속 달리며, 대개는 45~60분 이상 달린다. 중간에 쉬어서는 안 된다.

쉬어가기

유산소운동과 정체기

유산소운동은 살을 빼는 가장 빠른 급행열차입니다. 하지만 유산소운동 '만' 하는 사람들은 다른 운동을 겸할 때보다 다이어트 정체기를 빨리 맞닥뜨립니다. 왜 그럴까요? 여기에는 크게 두 가지 이유가 있습니다.

첫째는 이미 잘 알려진 것으로, 근육량과 신진대사 감소 때문입니다. 감량 중 근력운동은 영양 섭취가 줄어든 와중에도 신진대사를 높게 유지할 수 있는 마지막 보루입니다. 그런데 이런 보호막이 없이 에너지만 마구 퍼다 쓰니 당연히 신진대사 감소가 훨씬 빠르게 오고, 감량도 멈추게 됩니다.

둘째는 유산소운동 자체의 속성입니다. 걷기나 달리기, 자전거 등 대부분의 전통적인 유산소운동은 단순한 동작을 반복합니다. 우리 몸은 익숙하지 않은 동작에서는 많은 에너지를 소모하지만 시간이 지나 능숙해질수록 효율적인 움직임을 터득해 에너지를 덜 씁니다.

예를 들어, 버피 체조를 첫날 10개 하고 나동그라지던 사람이 한 달 후 30개를 거뜬히 하게 되었다면 체력이 좋아진 것도 있겠지만 한편으로는 버피 자체를 '덜 힘들이고' 하는 요령을 터득해서이기도 합니다. 대회에 나갈 마라토너처럼 기록을 올리고 싶다면 긍정적인 변화겠지만 감량 차원에서는 정반대죠. 자전거나 일립티컬처럼 단순 동작을 반복하기보다는 댄스나 구기운동처럼 복잡하고 다양한 동작을 했을 때 이런 적응도 더디게 일어납니다.

다행인지 불행인지, 그 종목을 한동안 안 하면 이런 적응도 낮아집니다. 물론 한번 익숙해진 동작은 한동안 중단했다가 다시 시작해도 처음 했을 때보다 훨씬 빠르게 적응합니다.

따라서 '살이 엄청 잘 빠지는' 운동을 발견했다 해도 선수나 동호인이 될 요령이 아니라면 조강지처로 삼기보다는 몸이 적응하기 전에 주기적으로 종목을 바꿔가며 순환하는 편이 유리합니다. 예를 들어 두 달은 달리기를, 두 달은 줌바 댄스를, 두 달은 일립티컬이나 스피닝을, 다음에는 수영을 메인 운동으로 하는 식입니다. 특히 감량 정체기를 맞았거나 중요한 이벤트 등을 앞두고 있다면 자신에게 가장 힘들게 느껴지는 운동을 해보는 것도 요령입니다.

자전거와 일립티컬

자전거는 크게 운송 수단인 야외 자전거와 운동 목적의 고정 자전거가 있습니다. 야외 자전거는 레저 스포츠 성격이 강하므로 책에서는 주로 다이어트 목적으로 타는 고정 자전거(헬스 사이클)를 위주로 설명하고, 고정 자전거에서 파생한 유산소운동 기구들도 알아보겠습니다.

고정 자전거의 메커니즘과 종류

고정 자전거는 자전거를 한자리에 고정한 상태로 실내에서 탈 수 있게 만든 것으로, 하체 위주의 운동입니다. 내 체중 전체를 움직여야 하는 걷기나 달리기와 달리 체중을 안장과 페달에 실은 상태로 몸의 말단만 움직이기 때문에 체중이 50kg이건 150kg이건 자전거 세팅이 같다면 이론적으로 하체에 실리는 부담이 거의 같습니다. 어차피 몸무게는 다리가 아니고 자전거가 부담하니까요. 그래서 체중이 너무 많이 나가 걷기나 달리기가 힘든 고도비만이나, 무릎 통증 때문에 운동이 어려운 고령자에게 적합한 운동이기도 합니다.

대부분의 고정 자전거는 자석을 이용해 페달 강도를 조절하는 마그네틱 방식입니다. 한편 스핀바이크라고 해서 묵직한 금속 원판(드럼)이 돌아가는 방식도 있는데, 드럼 회전의 관성이 저항력으로 작용하는 원리입니다. 일반적인 헬스 사이클에 비해 저항력이 역동적으로 변해 야외 자전거와 유사한 느낌을 줍니다. 드럼이 너무 가벼우면 충분한 저항력을 내지 못하고 불안정해지므로 드럼은 최소한 15~20kg 이상에, 바디도 30~40kg 이상 충분히 무거운 것이 좋습니다.

가정용 기구를 찾을 때 가벼운 기구가 좋다고 오해하는 경우가 왕왕 있는데, 고정 자전거는 다른 조건이 같다면 무거워야 안정적이고 소음도 적습니다. 체격이 크거나 고도비만이라면 경량이나 접이식 고정 자전거는 금물입니다. 자전거가 체중에 비해 너무 가벼우면 무게중심이 높아져 조금만 속도를 내도 불안정해지고 심한 경우 넘어질 수도 있습니다. 내 몸이 무거울수록 기계도 무거워야 중심이 무너지지 않습니다. 몸이 가벼운 사람도 기계가 무거워야 더 힘차게 돌릴 수 있습니다.

고정 자전거를 고를 때 첫 번째로 맞닥뜨리는 문제는 '입식이냐 좌식이냐'입니다. 입식은 몸을 세우고 다리를 아래로 뻗어 타는 것으로, 보통의 자전거 타는 자세와 유사합니다. 허리와 골반 주변을 어느 정도 쓸 수 있고 역동적인 동작도 가능해 대부분의 건강한 일반인에게 적합합니다. 안정성과 무게감, 운동 강도가 높고 인터벌에도 적합한 스핀바이크를 택하는 게 좋습니다.

좌식 자전거는 엉덩이와 등을 대고 앉아 다리를 앞으로 내밀고 타는 방식으로, 오롯이 하체만 쓰기 때문에 운동 강도가 낮아 체력이 떨어지고 관절이 약한 고령자나 재활운동에 적합합니다. 최근 가정용 접이식 자전거의 상당수는 입식과 좌식의 중간 형태인 데다 안정성이 떨어져 젊고 건강한 사람이 충분한 강도로 운동하기는 어렵습니다.

고정 자전거로 제대로 운동하는 법

고정 자전거에서 운동 강도의 변화를 줄 수 있는 항목은 저항력과 속도 두 가지입니다. 저항력을 높일수록 근력운동에 가까워지고, 속도를 높일수록 유산소운동에 가까워지니 몸 상태와 목적에 맞춰 저항력과 속도 사이의 균형을 결정합니다. 비만하거나 고령자라면 저항력을 낮추고 속도를 최대로 높여 RPM(분당 회전수)을 90~100 이상 낼 수 있어야 합니다. 반대로 마르고 하체의 근지구력을 기르고 싶다면 회전수가 줄더라도 저항력을 높여 운동합니다.

　고정 자전거는 속도라는 절대적인 비교 방법이 있는 달리기나 걷기와 달리 기계에 따라 난이도 세팅이 제각각입니다. 그래서 운동 강도의 기준치는 심박수로 잡을 수밖에 없습니다. 심박수는 최소한 60% 이상이 되어야 운동이라고 할 수 있으며, 70%는 넘어야 효율이 높은 운동이 됩니다. 따라서 고정 자전거를 제대로 타고 싶다면 심박계는 필수 장비입니다. 일부 고정 자전거는 손잡이에 심박 측정 기능이 내장되었지만 저가형에서는 정확도가 낮습니다. 또한 계기판에서 보여주는 칼로리 소모량도 저항력이나 운동자의 체격을 무시하고 회전수로만 산출한 것이라 실제와 차이가 큽니다.[54] 무시하는 게 낫습니다.

　고정 자전거에는 고질적인 문제가 있는데, 자세의 특성상 운동 도중에 긴장감이 떨어지기 쉽다는 것이죠. 대부분 고정 자전거를 타면서 TV를 보거나 심한 경우는 책이나 스마트폰을 보고 있기도 합니다. 그 상태로 강도를 유지할 수만 있다면 좋겠지만 상당수는 부지불식간에 운동 강도도 떨어지고 운동 효과는 제로가 됩니다. 트레이너들 사이에서 하나마나한 운동으로 악명을 얻고 있는 게 고정 자전거입니다. 저

역시도 혼자 집에서 TV보면서 고정 자전거를 타서 살을 빼겠다는 분들은 말리고 싶은 마음이 먼저입니다.

고정 자전거로 제대로 운동하려면 혼자 TV나 잡지를 보며 생각 없이 하기보다는 트레이너의 지도를 받으며 단체로 하거나 시간 제한 등의 통제가 필요합니다. 계속 같은 속도, 패턴으로 타면 금세 지루해지고 집중력을 잃어 운동 강도가 떨어지므로 인터벌 방식이 유용합니다. 그러려면 일반적인 가정용 경량 제품보다는 가능하면 무겁고, 안정성이 높은 스핀바이크 등이 적당합니다. 다음의 방식 중 최소 하나 이상을 권장합니다.

- 헬스장이나 복지 시설에서 스피닝 클래스에 등록하기
- 그것도 어렵다면 스피닝 동영상을 앞에 켜놓고 따라하기
- 심박계를 착용하고 최소한 심박수 60% 이상을 유지하기
- 인터벌 트레이닝

고정 자전거가 다른 유산소운동 기구에 비해 가장 유리한 면은 비만하거나 고령자도 인터벌 트레이닝이 가능하다는 점입니다. 고정 자전거는 체중에 무관하게 균일한 부하를 주기 때문에 고도비만인도 다른 종목에서는 불가능한 인터벌을 실시할 수 있습니다. 또한 전동식 트레드밀과 달리 순간적인 강도 변화가 가능하다는 것도 큰 장점입니다. 그래서 타바타나 볼라드 방식 같은 짧은 주기의 인터벌 트레이닝도 가능합니다.

한편 이와는 반대로 하체가 너무 가늘어 굵게 키우고 싶은 경우에도 고정 자전거가 고반복의 근력운동과 유사한 효과를 내어 하체 부피를

키우는 데 유용합니다. 이때는 중간이나 그 이상의 강도로 설정해 인터벌 방식으로 실시합니다. 상체 대비 가는 하체에 불만을 가진 서구인이나 보디빌더들이 고정 자전거를 자주 사용하는 이유입니다.

반면 하체의 굵기 발달을 선호하지 않는 다수의 아시아인에게는 로잉머신, 배틀로프, 펀치볼처럼 상체를 많이 쓰는 운동이 유리한 경우가 많습니다.

고정 자전거 타는 방법

고정 자전거는 그냥 앉아서 돌리기만 하면 된다고 여기기 쉽지만 기술적인 면에서 주의할 점이 있습니다.

- 페달을 누르는 쪽에서만 힘을 주면 대퇴사두만 힘을 쓰고 햄스트링은 거의 운동하지 않습니다. 무릎 부담도 상대적으로 커지니 페달을 당기는 쪽 다리도 의식적으로 힘을 줍니다.
- 페달은 발 앞쪽 1/3 지점으로 디딥니다. 맨발보다 신발을 신는 편이 부담을 분산시켜 발목이 덜 피로합니다.
- 안장 높이는 다리를 쭉 뻗었을 때, 즉 페달이 가장 낮은 위치로 갔을 때 무릎이 10도 정도 약간 굽는 수준으로 설정합니다. 안장이 너무 낮으면 무릎이 옆으로 벌어져 관절에 부담이 커지기 쉽습니다. 무릎은 벌리지 말고 앞으로 내밉니다. 앞에서 봤을 때 양 다리가 11자가 되어야 합니다.
- 몸을 앞으로 기울인 자세는 공기저항이 줄어 사이클 선수들이 속도를 내기는 좋지만 목과 허리가 불편해 실내에서 타는 헬스 사이클에는 맞지 않습니다. 두 손으로 그립을 잡고 몸은 앞으로 약간만 기울인 자세로 탑니다.

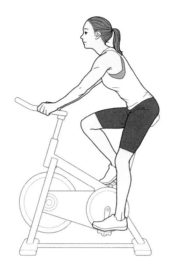

고정 자전거를 타는 바른 자세

초보를 위한 고정 자전거 운동 프로그램

가정에서 누구나 할 수 있는 고정 자전거 프로그램부터 소개합니다. 기발라 인터벌 트레이닝 방식을 적용한 자전거 운동(30분)으로, 표준체중에 일반적인 체력을 지닌 사람을 대상으로 구성했습니다. 고도비만을 위해 강도를 조절한 고정 자전거 인터벌 프로그램은 별도로 제시하겠습니다.(391쪽 참고)

일단 자전거부터 세팅해야 합니다. 강도는 중간보다 약간 낮게 설정합니다. 매 바퀴 힘들게 돌리기보다는 '머리털이 날리도록' 빠르게 페달을 돌려 숨이 턱까지 차오르도록 하는 편이 효율적이고 안전합니다. 강도는 기구에 따라 차이가 있으니 직접 페달링을 해서 약간의 저항은 있지만 그래도 빠르게 돌릴 만한 수준으로 잡습니다.

RPM(분당 회전수)은 가정용 사이클에서 일반인을 기준으로 설정한 것이니 사이클 종류나 체력에 따라 차이가 있을 수 있습니다. 그때는 본인의 심박수를 기준으로 운동 강도를 설정하면 됩니다.

워밍업 5분(RPM 70~90, 심박수 60~70%)		
고강도 운동 60초(RPM 110 이상, 심박수 90~95%) + 저강도 운동 75초(RPM 70~80, 심박수 70%)	12세트	총 운동 시간 30분
마무리 운동 5분(RPM 70~90, 심박수 60~70%)		

고정 자전거 인터벌 프로그램(C2)

워밍업으로 5분 정도 가볍게 페달링한 후 본 운동을 시작합니다. 고강도 운동(60초)은 심박수를 기준으로 재는 게 좋겠지만 심박계가 없다면 각 세트가 끝날 때 옆 사람과 자연스러운 대화가 힘들 만큼이어야 합니다. 고강도 운동이 끝나면 75초간 페달을 약간 느리게 돌리며 숨을 고릅니다. 75초가 지나면 다시 60초의 고강도 운동을 시작하며, 총 12회 반복합니다. 기초체력이 너무 약해 12회를 모두 소화하기 버겁다면 8회부터 시작합니다.

12회 세트가 끝나면 5분 동안 마무리 운동을 합니다. 총 운동 시간은 30분 남짓으로, 1시간 동안 지루하게 같은 속도로 탔을 때보다 훨씬 많은 열량을 소모할 수 있습니다.

일립티컬을 쓸까, 말까?

일립티컬(크로스 트레이너)은 자전거와 걷기의 중간 형태처럼 생겼습니다. 손잡이를 잡고, 마치 공중에 떠서 걷기 운동을 하는 듯한 자세를 연출하니까요. 직접적인 충격력은 적지만 운동역학적으로는 부자연스러운 동작입니다. 특히 다리 사이에 드럼이 위치하는 등 무릎이 많이 벌어진 상태로 운동해야 하는 기구일수록 관절에 부담이 큽니다. 따라서 다음 원칙을 지키기를 권합니다.

- 무릎의 슬개골이나 건, 인대에 문제가 있다면 피한다.
- 30분 이내로 단시간만 사용한다.
- 다리가 양옆으로 많이 벌어지지 않는 제품을 택한다.
- 체중을 발 앞쪽에 싣지 않는다.
- 반드시 신발을 신어 하중을 발 전체에 분산시킨다.
- 무릎이 발끝보다 더 나가지 않도록 주의한다.

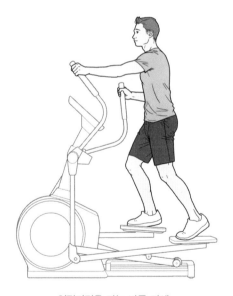

일립티컬을 타는 바른 자세

03
수영

수영은 관절에 부담이 거의 없고, 체중과 무관하게 많은 열량을 소모하며 운동할 수 있다는 점에서 살을 빼는 데는 아주 좋은 운동입니다. 특히 고도비만인에게는 가장 적합한 운동입니다.

수영 준비와 강습

어느 정도 독학이 가능한 다른 운동과 달리, 수영은 반드시 자격 있는 강사에게서 강습을 받고 시작해야 합니다. 필요한 물품은 수영복, 수영모, 물안경 정도만 있으면 됩니다. 수영복은 몇 달만 입어도 늘어나고 변색되는 데다가, 가능한 한 타이트하게 입어야 하기 때문에 체중이 조금만 줄어도 입을 수 없는 소모품입니다. 따라서 비만한 분일수록 처음부터 비싼 수영복은 필요 없습니다. 대신 계속 쓸 수 있는 물안경은 품질이 좋은 걸로 마련합니다.

수영장의 국제 규격은 50미터이지만 국내의 대부분 수영장은 25미터 풀로, 초보자용 강습 풀은 성인 여성의 윗가슴 정도의 깊이이니 위험할 일은 없습니다. 겨울에도 수온은 적당한 온도로 유지됩니다.

수영은 대개 '기본 발차기 → 배영 → 평영 → 자유형 → 접영 → 고급기술(입수, 턴 등) → 구조 수영'의 순서로 배웁니다. 진도는 제각각이지만 대개 각 과정당 2~4주 정도씩 소요되죠.

수영을 처음 접하는 경우, 진도를 따라가지 못할까 지레 걱정하는데 대부분의 수영 클래스는 중년 이상부터 중고생까지 함께 배우다보니 사람마다 진도가 제각각입니다. 먼저 습득한 사람 중 본인이 원할 때 상급반으로 올려보내는 방식으로 진행하므로 진도가 늦건 빠르건 상관이 없습니다. 제가 수영을 배울 때도 몇 달째 기초반에서 발차기만 하는 분들도 많았습니다. 일정 수준 이상 강습을 받고 나면 자유 수영으로 전환해 수영 자체에 몰입할 수도 있습니다.

수영은 비만한 사람들에게 특히 좋은 운동인데도 불구하고 수영복을 입어야 한다는 부담감에 정작 비만인들 스스로는 꺼리는 경우가 많습니다. 하지만 수영이야말로 몸을 계속 물에 담그고 있어 남의 몸을 볼 일이 가장 적은 운동입니다.

수영을 다이어트에 활용할 때

수영은 제대로 구사할 수만 있다면 에너지 소모가 매우 크지만 문제는 초반 강습 기간입니다. 강습의 특성상 중간에 순서를 기다리며 쉬는 시간이 많은데, 로프에 기대 쉬는 사람이 대부분입니다. 그래서는 기대한 만큼의 열량을 소모하기 어렵습니다. 다행히 물 안에서는 가볍게 뛰고 팔을 휘젓는 것만도 물 자체의 저항 때문에 걷기와 유사한 열량을 소모하니 강습 내내 쉬지 않는 게 중요합니다. 강습 후 자유수영이 가능하다면 30분 남짓 발차기나 혼자서도 가능한 수준의 수영을 하고 난 후 귀가하는 것이 좋습니다.

일단 배영과 평영만이라도 배우고 나면 다이어트에 활용하기가 훨씬 쉬워집니다. 에너지 소모는 배영이 가장 적지만 그래도 가볍게 조깅하는 수준의 열량은 태울 수 있습니다. 120kg의 고도비만인이 30분간 조깅을 한다는 건 관절이나 체력을 생각하면 엄두도 못 낼 일이지만 배영은 가능합니다. 자유형과 평영은 배영보다 열량 소모가 커서 시속 10km로 달리는 수준의 열량을 소모합니다.

4개 영법을 모두 배웠다면 다이어트 수영은 평영이나 자유형, 접영으로 25미터를 헤엄쳐간 후, 돌아올 때는 쉬운 배영으로 호흡 조절을 하는 방법을 많이 씁니다.

접영은 단위 시간으로 따지면 가장 많은 열량을 소모하지만 허리에 부담이 크고 장시간 역영力泳이 어렵기 때문에 다이어트 관점에서의 영법으로는 무리가 있습니다. 다만 고급자 수준의 수영 실력과 건강한 허리를 지녔다면 인터벌 개념으로는 활용할 수 있습니다.

수영과 근력운동

수영은 그 자체로 어깨 주변, 등과 가슴, 엉덩이, 고관절에 약간의 근력운동이 됩니다. 특히 접영은 상체 동작이 매우 커서 비교적 강도 높은 근력운동이 됩니다. 수영만으로도 매끈한 상체 근육과 몸매를 다듬을 수가 있죠. 반면 대퇴사두나 종아리, 팔은 쓰임이 상대적으로 적습니다. 이 문제는 사람에 따라 양날의 칼입니다. 하체 근육이 이미 과도하게 발달한 고도비만인은 달리기나 걷기 위주로 살을 빼면 자칫 하체만 단련되어 살을 뺀 후에도 여전히 코끼리 다리로 남는 경우가 많습니다. 수영은 이런 부작용을 피할 수 있는 좋은 방편입니다.

반면, 전신의 근육을 골고루 기르고 싶은 표준체중 범위의 분들에게는 하체와 팔이 자칫 구멍이 되기도 합니다. 운동역학적으로도 수영에만 치중하면 상체의 미는 근력이나 하체 근력이 상대적으로 부족할 수 있습니다. 따라서 이 경우에는 수영만 하기보다는 근력운동과 달리기 등 다른 성격의 운동을 병행하는 게 좋습니다.

수영으로 살을 빼려 한다면 다음의 사항을 유념합니다.

- 고도비만이라면, 과체중 범위로 내려갈 때까지는 근력운동이 필수는 아닙니다. 이때는 수영에만 주력해도 되지만 원한다면 팔다리를 단련하는 운동을 추가합니다. 이때 적합한 종목은 런지, 바벨(덤벨) 컬입니다.
- 과체중 이하의 체중 범위라면, 수영 외에 주당 1~2회 이상의 달리기와 걷기를 추가합니다. 체력이 뒷받침된다면 전력 달리기나 사이클을 이용한 고강도 인터벌 트레이닝이 가장 좋습니다.
- 수영만으로는 부족한 근육 단련을 보완하고자 한다면 하체운동으로는 스쿼트, 레그프레스, 런지가 유용합니다. 상체는 푸시업. 오버헤드 프레스, 바벨(덤벨) 컬을 필수로 실시합니다. 나머지 종목은 필요에 따라 추가합니다.

수영과 식욕

수영으로 감량을 시도할 때 가장 주의할 점은 식욕입니다. 수영은 특성상 체열을 많이 빼앗아 가는데, 우리 몸은 열을 빼앗겨 심부 체온이 낮아지면 식욕을 더 강하게 느낍니다. 수영 후 식사량이 많아지거나 심한 경우 폭식 성향을 보이기도 합니다. 수영이 엄청난 열량 소모에도 불구하고 '수영으로는 살 못 뺀다'는 오명을 얻은 것도, 수영장 앞에는 꼭 참새와 방앗간처럼 푸드트럭이나 분식집이 성업하는 것도 다 식욕 때문입니다.

수영 후에 유독 허기가 심하게 지는 분들이라면 다음의 사항들을 참고하기 바랍니다.

- 심부 체온이 낮아져서 생긴 식욕은 체온이 올라가면 다시 떨어집니다. 수영 후에는 더운물을 충분히 마십니다. 뜨거운 블랙커피, 녹차, 홍차는 카페인이나 카테킨의 흥분 효과가 더해져 유리합니다.
- 심부 체온이 낮을 때 바로 무언가를 먹으면 폭식으로 변질되기 쉽습니다. 헬스장과 수영장을 겸업하는 곳이라면 강습 후에 30분쯤 트레드밀에서 걷기로 몸을 덥힌 후, 따뜻한 물로 샤워합니다. 수영장만 있다면 따뜻한 물로 샤워 후에 걸어서 귀가합니다.
- 대부분의 수영장에는 수온이 낮은 풀과 높은 풀이 나뉘어 있습니다. 대개 수온이 높은 풀을 초보자용으로 배정합니다. 운동 강도가 낮을수록 수온이 높은 풀에서 운동하는 편이 이후 식욕 폭발을 예방할 수 있습니다.

수상 스포츠의 역사가 짧은 한국에서 로잉머신은 다소 낯선 운동기구입니다. 원래 로잉머신은 조정, 카누, 카약 등 노를 젓는 종목에서 악천후나 주변에 강이나 호수가 없을 때 훈련용으로 만든 기구입니다. 최근에는 노 젓기 특유의 전신운동 효과가 널리 알려져 수상 종목과는 무관한 트레이닝 용도로 널리 활용합니다. 조정은 20대 때 제가 운동에 처음 발을 들여놓은 계기가 된 첫사랑과 같은 종목입니다. 로잉머신은 국내 자료가 적은 만큼 다소 많은 지면을 할애해 설명하려고 합니다.

로잉머신의 메커니즘

하체를 위주로 쓰는 달리기, 걷기, 사이클과 달리 로잉머신이나 조정은 전신을 쓰는 유산소운동이면서 근력운동 성격도 겸합니다. 양자를 결합한 컨디셔닝 운동의 대표 격이죠.

일부에서는 로잉머신을 근력운동인 롱풀(케이블 로우)과 혼동하기도 합니다. 롱풀은 등 근육만 써서 케이블을 당겨 광배근을 단련하는 근력운동인 반면, 로잉머신은 전신을 사용해 숨이 넘어가도록 노를 빠르고 힘차게 당겨 기초체력을 단련하는 컨디셔닝 운동입니다. 물론 로잉머신으로도 약간의 등운동이 되지만 목적은 다릅니다. 로잉은

50~60%를 하체 힘으로, 나머지를 상체 힘으로 당긴다고 알려져 있습니다. 이는 상·하체의 실제 근육량 분포 비율과도 비슷합니다.

메커니즘 면에서도 로잉머신의 저항은 기존 운동기구와 완전히 다릅니다. 대표적인 로잉머신은 실내 조정 경기 표준 장비인 컨셉2Concept2로, 팬을 돌릴 때의 공기 저항을 이용합니다. 이 외에 수차가 달린 원형의 물탱크로 물의 저항을 이용하는 워터-로어Water Rower도 있습니다. 일부 저가 머신은 유압 실린더나 헬스 사이클에서 쓰는 것과 같은 드럼 마그네틱 방식도 있는데, 이는 메커니즘이 달라 제 설명에는 해당하지 않습니다.

공기나 물을 사용하는 이런 운동기구는 유체의 '점탄성'을 이용합니다. 유체는 세게 칠수록 고체와 유사하게 반응합니다. 대야에 담긴 물에 손을 천천히 넣는 데는 아무 문제가 없지만 수면을 손바닥으로 세게 탁! 치면 철썩 하며 큰 충격이 돌아오죠. 물로 뛰어내리는 다이빙도 자세가 잘못되면 크게 다칩니다. 물속의 노 역시 세월아 네월아 천천히 당기면 한없이 쉬운 대신 배는 제자리일 테고, 순간적으로 탁 채어 빠르게 당기면 그만큼 힘이 들지만 물이 강하게 반발하면서 배도 빠르게 전진합니다. 즉 가속력이 중요하다는 면에서 역학적으로는 일반적인 근력운동보다 역도나 단거리 달리기와 더 유사합니다.

로잉머신에서는 내가 당기는 순간적인 힘 자체가 저항력으로 되돌아오므로 트레드밀처럼 속도 버튼도, 고정 자전거처럼 저항을 조절하는 레버도 필요가 없습니다. 내가 힘차게 당기는 만큼 기계도 강하게 반발하고, 느리게 당기는 만큼 힘없이 주르륵 딸려옵니다.

처음 로잉머신을 잡은 사람들은 '이거 되게 힘들다던데 왜 이리 쉽냐?'라는 반응을 보이는데, 실은 본인이 그만큼 약하게 당겼다는 의미입니다. 실제로 내가 얼마만큼의 힘으로 당겼는지는 계기판에 속도나 출력(Watt)으로 표시됩니다.

이 때문에 로잉머신의 속도는 여러 번, 많이 당긴다고 올라가지는 않습니다. 앞서 말한 물의 반발력 때문에 힘차고 빠르게 한 번 당기는 편이 느릿느릿 세 번 당기는 것보다 더 속도가 납니다. 로잉머신의 속도나 운동 강도는 다음의 세 가지 기준으로 알 수 있습니다.

- 물 위에서의 추정 속도(특정 거리를 완주하는 데 걸리는 시간)
- 한 번에 당기는 파워(Watt)
- 분당 당긴 횟수(SPM, Stroke Per Minute)

공기를 사용하는 컨셉2 로잉머신 옆에는 1~10까지 수치가 붙은 휠이 있는데 이를 댐퍼라고 합니다. 대부분의 운동기구에서 이런 숫자는 운동 강도를 나타내다보니 상당수 사용자, 심지어 일부 트레이너들까지도 이를 로잉머신의 강도 설정으로 오해하고 빡세게 하려면 무조건 10으로 설정하는데, 이건 큰 오해입니다.

댐퍼는 팬으로 들어가는 공기량을 늘리거나 줄여 반발력의 분포 패턴(Drag Factor)을 설정하는 것이지 운동 강도를 설정하는 게 아닙니다. 댐퍼가 높을수록 파워리프터처럼 단순 근력(Strength)으로 당겨야 하고, 댐퍼가 낮을수록 역도처럼 순간 파워Power로 폭발적으로 당겨야 합니다. 단거리 경주이거나 단순 근력이 좋은 사람은 높은 댐퍼에서, 장거리 경주이거나 스피드와 순간 파워가 좋은 사람은 낮은 댐퍼에서 높은 출력과 속도를 내기에 유리합니다. 제 경우는 중간 범위를 주로 씁니다.

제조사에서 일반적으로 권장하는 댐퍼 수치는 3~5입니다. 대개 이 수치에서의 반발력 패턴이 실제의 물과 가장 유사합니다. 평균적인 몸 크기라면 최고 출력과 기록도 대개 이 범위에서 나옵니다. 다만 순발력은 좋아도 힘이 유독 떨어지는 사람이 있고, 힘은 좋지만 순발력이 유독 둔한 사람도 있습니다. 기계나 기계가 놓인 환경에 따라서도 각각 다른 반발력 분포를 보입니다. 댐퍼 세팅을 바꿔가며 실시해보고, 가장 높은 속도나 출력을 낼 수 있는 수치를 택합니다.

로잉머신의 장단점

로잉머신은 관절에 충격이 적어 비만인, 근골격계에 문제가 있는 사람, 고령자도 할 수 있는데 열량 소모는 전력 달리기에 육박합니다. 체중으로 인한 충격 없이 상·하체를 고루 쓴다는 점도 장점이죠. 기존의 유산소운동으로 굵은 다리만 남을까 걱정인 비만인에게 최적의 운동이고, 하체보다는 상체 근육 발달을 대체로 선호하는 한국인의 목적에 잘 부합하는 유산소운동이기도 합니다. 대부분의 일반인이 전력 달리기를 오래 지속하지 못한다는 점을 생각하면 열량 소모, 체력 향상, 근육 발달 등 다방면에서 효율적인 운동입니다. 크로스핏 등의 기능성 운동에서 로잉머신을 기본 종목으로 채택한 것도 그 때문입니다.

물론 단점도 있습니다. 기구가 고가이다보니 가정용으로 쓰기에는 부담스럽고 자리도 많이 차지합니다. 소음이나 진동도 크고, 주기적인 관리도 필요합니다. 크로스핏 박스나 PT샵, 시설 좋은 대형 헬스장에서는 필수 장비로 자리매김했지만 대중 헬스장에는 아직 설치 안된 곳도 많습니다. 국내에서는 역사가 짧아 제대로 가르치는 트레이너도 많지 않은 게 현실입니다.

로잉머신의 바른 자세

로잉머신의 당기는 자세를 정리하면 '다리 → 허리 → 팔 → 허리 → 다리' 순서로 순환하며 사용합니다. 각 동작을 따로 연습한 후 연속으로 이어서 해봅니다. 처음 로잉을 배울 때 '데드리프트를 옆으로 눕혀 놓은 것'이라는 말을 들었는데, 실제로 데드리프트나 파워클린, 하이풀을 각도만 바꿔서 하는 것과 유사합니다. 간단히 정리하면 가장 힘센 하체가 발동을 걸고, 두 번째로 센 허리가 힘을 쓰고, 마지막은 가장 약한 팔의 순서로 마무리합니다.

로잉머신을 처음 접할 때는 줄을 당겼을 때 자세부터 연습하는 게 보통이므로 당긴 자세를 시작 자세로 설명하겠습니다. 일단 익숙해진 후에는 ②의 릴리스 자세로 시작하는 게 보통입니다.

기본동작

① 준비 자세 : 손잡이를 잡고 상체를 11시 방향 뒤로 약간 기울인 상태에서 손잡이는 명치 높이에, 다리는 쭉 뻗은 자세로 시작한다. 앞에서 볼 때 팔꿈치는 몸과 45도가 되도록, 옆구리에 주먹 하나 들어갈 정도로 살짝 벌려준다. 손목은 동작 내내 곧게 편 상태를 유지한다.

② 릴리스 : 팔을 먼저 앞으로 편다. 팔이 다 펴지면 고관절과 허리를 굽혀 상체를 1시 방향으로 기울인다. 그때부터 무릎을 굽힌다. 종아리가 바닥에서 수직이 될 때까지 무릎을 굽혀 줄을 풀어준다. 이때 무릎은 모은 상태로, 양팔은 무릎을 끌어안은 듯한 자세가 된다.

③ 하체 당기기 : 지금까지의 역순이다. 무릎부터 펴며 줄을 당겨 발동을 건

버피(스쿼트 쓰러스트)

다. 코어에 힘을 줘 상체가 처음 각도 그대로를 유지하며 뒤로 움직여야 한다. 손잡이는 그대로 있고 엉덩이만 뒤로 빠지면서 상체가 숙여지는 자세가 되어선 안 된다.

④ 상체 당기기 : 무릎이 펴지면 비로소 상체를 11시 방향으로 당기고, 손이 무릎 위를 통과하면 마지막으로 손을 명치로 당겨 ①의 자세로 돌아간다. 이로써 한 스트로크를 마무리한다.

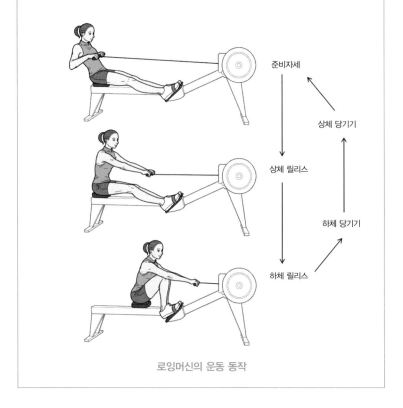

로잉머신의 운동 동작

로잉머신에서 속도와 운동 강도를 높이는 건 '많이 당기기'가 아닙니다. 줄을 풀어줄 때는 느린 템포로 힘을 비축한 후, 당길 때는 100미터 달리기를 출발할 때처럼 하체에 순간적으로 힘을 주어 강하게 팍! 당겨주는 것이 강도도 높고 속도도 잘 납니다.

로잉머신에서 흔히 저지르는 실수

로잉머신은 체력을 많이 요구하는 운동이다 보니 운동 도중 자세가 흐트러지기 쉽습니다. 다음의 사항들을 숙지합니다.

- 손목을 위아래로 비틀지 말고 항상 곧게 유지한다.
- 처음엔 다리로 발동을 걸어야 한다. 팔과 허리 힘으로만 당기면 속도도 나지 않고 어깨나 허리를 다치기 쉽다.
- 팔꿈치를 옆으로 쩍 벌리면 어깨에 좋지 않다. 팔은 몸통과 45도 이내를 유지한다.(벤치프레스를 생각하면 쉽다.)
- 릴리스 마지막에 손이 드럼에 닿을 정도로 쭉 뻗는 것도 허리와 어깨에 좋지 않다.
- 몸을 과도하게 앞뒤로 기울이지 않는다.
- S라인처럼 허리를 뻣뻣하게 아치 상태로 하면 과도한 긴장이 들어가 좋지 않다. 허리는 자연스럽게 편 중립 상태를 유지한다.

로잉머신의 목표 설정

로잉머신이 아직은 국내에서 낯선 운동이다 보니 어느 정도가 잘하는 것이고 못하는 것인지 감을 잡기 어렵습니다. 대표적인 기준은 속도입니다. 선수나 동호인을 제외한 건강과 다이어트 목적의 일반인을 기준으로 할 때 단거리인 500m 기록이 남성 2분, 여성 2분 20초 이내라면 양호합니다. 2,000m는 실제 조정경기와 로잉머신의 표준 거리로, 일반인 남성이 8분 이내, 여성은 10분 이내라면 잘하는 편입니다. 5,000m는 로잉머신에서는 마라톤이나 마찬가지인데, 일반인 남성은 22분 이내, 여성은 25분 이내를 목표로 삼습니다.

당길 때의 파워를 나타내는 와트는 처음 잡은 초보자는 100도 힘들지만 여성 200, 남성 300 정도까지는 연습하면 충분히 오릅니다. 익숙해지면 500~600 이상 내기도 하고, 몸이 크고 힘이 좋은 남성은 드물게 1,000 이상을 찍기도 합니다.

또 하나의 기준인 분당 스트로크(SPM)는 일반인은 20~30대가 보통이고, 선수들은 40 이상까지도 냅니다.

로잉머신을 이용한 실전 운동 프로그램

운동 초보자

다이어트 목적의 유산소운동으로 실시하려는 운동 초보자라면 2,000~5,000m 장거리를 분당 20~25회 정도의 느린 스트로크로 여유 있게 운동합니다. 그 거리를 한 번에 완주하기 어렵다면 500미터 단위로 끊어서 중간에 3분씩 휴식을 취해도 됩니다.

숙련 단계

익숙해지면 분당 스트로크를 25~30회 이상으로 올립니다. 중간에 쉬지 않고 2,000m와 5,000m를 완주하며 기록을 조금씩 높여갑니다.

응용 단계

랩타임lap time(특정 거리를 완주하는 데 걸린 시간)이 같다면 낮은 스트로크로 기록을 낸 편이 한 번에 당기는 파워가 더 강했다는 의미입니다. 로잉이 익숙해질수록 여러 번 당기기보다 스트로크당 출력을 높이는 쪽으로 훈련의 초점을 맞추는 편이 효율성 측면에서 좋은 훈련입니다. 힘이 좋은 사람일수록 출력도 높습니다.

인터벌 트레이닝

로잉머신은 인터벌 트레이닝에 최적화한 기구입니다. 다음에 예시된 7가지 운동 프로그램 중에서 하나를 택해서 하거나 본인의 목적에 맞춰 인터벌 트레이닝 프로그램을 짭니다.

레벨	운동 구성		세트 수
초보자	2분 운동, 3분 휴식		10세트
중급자	단주기	500m(2분~2분 30초), 2분 휴식	4~8세트
	장주기	1분 내외 운동, 1분 휴식	10세트
숙련자	타바타	30초 이내, 10~15초 휴식	8세트
	단주기	500m(2분), 1분 휴식	10세트
	장주기	1,000m(4분), 90초 휴식	5세트
	로잉머신+푸시업 서킷	500m(2분), 푸시업 20회	6세트

로잉머신 인터벌 프로그램(C3)

로잉머신은 전신을 고루 쓰지만 미는 동작의 활용도가 다소 낮은 게 흠입니다. '미는 근육'인 대흉근이나 삼각근, 삼두근 등을 고루 단련하기 위해서는 푸시업과 짝을 이루어 서킷 트레이닝으로 실시하는 방법도 유용합니다.

컨디셔닝 운동은 헤아릴 수 없이 많습니다. 기존에 널리 알려진 종목부터 최근에 개발한 종목들까지 다양합니다. 그 중 상당수는 전문적인 시설이 필요한 운동입니다. 또한 운동 자체는 효과가 좋아 해외에서는 널리 실시하지만 소음 진동 때문에 국내 현실에서 다소 접근이 어려운 배틀로프나 볼슬램 등도 있습니다.

　이 책의 취지상 일반인의 접근성이 떨어지거나 전문적이고 배우기 어려운 종목은 효과에 상관없이 일단 배제하려고 합니다. 대신에 시간 대비 효율적이고, 가정이나 대중적인 헬스장에서 일반인도 무리 없이 수행할 수 있는 종목들로 선별했습니다.

버피

'악마의 운동'이라고도 널리 알려진 버피Burpee는 고강도의 컨디셔닝 운동입니다. 본래 이름은 과거에 미군의 체력 측정 테스트였던 버피 테스트 중 한 종목인 '스쿼트 쓰러스트'입니다. 버피 테스트의 여러 종목 중 이 종목이 워낙 유명해져 현재는 아예 버피라는 이름으로 굳어졌습니다. 기구도 필요 없고, 내 몸만 있으면 됩니다. 거의 전신을 사용하고, 운동 강도가 높으면서 자세에 대한 고도의 집중이 필요하지 않다는 면에서 인터벌 트레이닝이나 서킷 트레이닝에 적합한 운동입니다.

기본동작

① 똑바로 선 자세에서 무릎을 모으며 쪼그려 앉아 양손으로 바닥을 짚는다.

② 두 다리를 동시에 점프해서 뒤로 보내 '엎드려뻗쳐' 자세를 취한다.

③ 푸시업을 1회 한다.

④ 두 다리를 동시에 점프해 다시 가슴 앞으로 당긴다.

⑤ 그대로 일어나면서 힘차게 수직 점프를 한다.

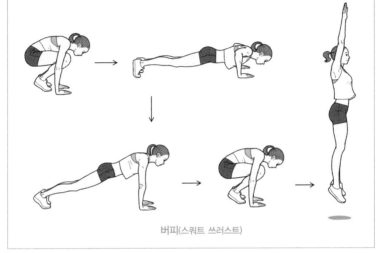

버피(스쿼트 쓰러스트)

버피는 모든 단계를 실시하면 사실상 등 상부와 이두근을 제외한 우리 몸의 거의 모든 부분을 사용합니다. 심폐기능 발달과 함께 가슴과 팔, 하체와 코어의 근력운동도 동시에 됩니다. 연속 동작으로 10회만 해도 입에서 단내가 나고 숨이 턱에 차오릅니다.

　교과서적인 버피의 전체 동작은 체력이나 근력이 약한 사람들에게는 버거울 수 있습니다. 이 때문에 강도를 낮추는 약식 변형이 있습니다.

● 푸시업을 못 한다면 가능해질 때까지는 생략하거나 무릎을 대고 합니다.

- 비만이거나 관절에 문제가 있다면 ②, ④단계 동작에서 양 다리를 점프로 한 번에 뒤로 보내거나 앞으로 당기지 않고 한 다리씩 순서대로 디딥니다.
- 체력이 떨어졌거나 무릎이 안 좋다면 마지막 ⑤단계의 점프 대신 스쿼트처럼 천천히 일어나면서 팔을 쳐드는 약식 동작으로 대신합니다.
- 상체의 비중을 높이고 싶다면 작은 덤벨을 들고 실시하면서 푸시업 후 레니게이드 로우를, 마지막에는 점프 대신 덤벨 오버헤드 프레스를 추가해 실시하는 변형도 가능합니다.

레벨	운동 구성		세트 수
초보자	완전 동작	5~10회, 40초 휴식	10세트
	약식 동작	10~20회, 1분 휴식	10세트
중급자	단주기	20회, 40초 휴식	7세트
	장주기	40회, 1분 휴식	4세트
	버피+턱걸이 서킷	버피 20회 후 바로 턱걸이 5~10회 (턱걸이를 못 한다면 인버티드 로우)	5세트
숙련자	타바타	20초, 10초 휴식	8세트
	장주기	40회, 30초 휴식	3세트
	연속	100~150회 연속	1세트
	버피+턱걸이 서킷	버피 30회 후 바로 턱걸이 10~15회	5세트

버피를 활용한 운동 프로그램(C4)

버피는 고강도의 훌륭한 심폐운동이지만 근육 발달 측면에서는 '당기는 동작'이 배제되어 등과 이두근의 쓰임이 적은 게 흠입니다. 따라서 바로 그 부위를 단련하는 턱걸이와 짝을 지어 서킷 트레이닝으로 실시하는 것도 전신을 고루 단련하는 좋은 방법입니다. 턱걸이가 어렵다면 인버티드 로우[55]로 대신합니다.

마운틴 클라이머

마운틴 클라이머Mountain Climber도 별도의 도구 없이 맨몸으로 할 수 있는 대표적인 컨디셔닝 운동입니다. 각도를 세우면 가파른 산을 오를 때의 자세와 비슷해 붙은 이름이죠. 버피보다는 허리와 복근에 더 주력하면서 강도가 약간 낮습니다. 체중이 많이 나가거나 관절이 약한 사람도 처음부터 정자세로 수행할 수 있습니다.

기본동작

① '엎드려뻗쳐' 자세를 취하되 상체는 지면과 평행하게, 다리는 곧게 뻗어 바닥을 디딘다. 발은 골반 넓이 정도로 벌려준다. 동작 중에 엉덩이를 하늘로 쳐들면 안 된다.

② 양 무릎을 리듬 있게 번갈아 가슴 앞으로 당겨 올려 바닥을 디딘다. 양 다리를 한 번씩 당겨주면 1회로 친다.

③ 앞으로 당긴 발끝으로 바닥을 디디는 것이 정자세이지만 체력이 약해 지속하기 힘들다면 다리를 번갈아 가슴 앞으로 당기기만 하고 바닥을 디디지는 않는 약식으로 실시한다. 다리를 약간 벌려도 난이도가 낮아진다.

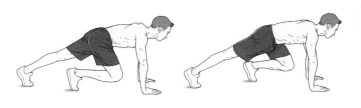

마운틴 클라이머

마운틴 클라이머는 엎드려 수행하는 특성상 운동 도중에는 심박수가 다른 운동보다 덜 오릅니다. 대신 서서 휴식하는 시간에 심박수가 급속히 오르기도 합니다. 따라서 심박계로 운동 강도를 체크한다면 기준치에서 10정도 낮은 수치를 목표로 삼습니다.

종목 특성상 하체에서 허리까지를 주로 사용하고 상체의 관여는 적습니다. 이 문제를 보완하기 위해 몇 가지 변형이 등장합니다. 체력이 강하다면 다음 방법을 활용합니다.

① 마운틴 클라이머+푸시업　마운틴 클라이머에서 자극하지 못하는 가슴과 팔, 어깨를 함께 단련합니다. 1단계로는 '마운틴 클라이머 1회+푸시업 1회'를 번갈아 실시해 총 5~10회를 반복합니다. 익숙해지면 '마운틴 클라이머 5~10회+푸시업 5~10회'를 번갈아 실시합니다.

② 몸 측면을 강화하는 마운틴 클라이머　다리를 가슴 정면 대신 옆으로 크게 벌려 당깁니다. 이 자세는 옆구리와 엉덩이 단련에 좋습니다. 반대로 무릎을 몸의 대각선 방향으로 당겨주는 변형도 옆구리와 허벅지 안쪽 단련에 좋습니다.

③ 마운틴 클라이머+레니게이드 로우　양손에 육각이나 사각 덤벨을 쥐고 마운틴 클라이머를 실시합니다. 엎드려뻗쳐 한 그 자세 그대로 양팔을 번갈아 올려 덤벨 로우를 합니다. 이를 레니게이드 로우라고 하며, 코어와 등을 함께 단련하는 효과가 있습니다. 여기에 푸시업까지 엮어 '마운틴 클라이머+푸시업+레니게이드 로우' 세 종목을 연이어 실시해도 됩니다.

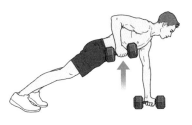

레니게이드 로우

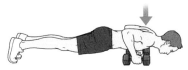

덤벨 푸시업

④ 마운틴 클라이머+버피 버피에 마운틴 클라이머 동작을 끼워 넣어 실시할 수 있습니다. 버피의 ②단계 후 마운틴 클라이머를 1회 실시하고 ③단계의 푸시업으로 넘어갑니다.

레벨	운동 구성		세트 수
초보자	완전 동작	15회, 20초 휴식	12세트
	약식 동작	30회, 20초 휴식	10세트
중급자	단순 인터벌	50회, 1분 휴식	7세트
	마운틴 클라이머+푸시업	마운틴 클라이머, 푸시업 각 1회씩 × 30회	4세트
	마운틴 클라이머 +레니게이드 로우	마운틴 클라이머, 레니게이드 로우 각 1회씩 × 30회	4세트
숙련자	마운틴 클라이머+버피	40회, 40초 휴식	3세트
	마운틴 클라이머+푸시업	마운틴 클라이머, 푸시업 각 10회씩 × 4사이클 반복	3세트
	마운틴 클라이머 +레니게이드 로우	마운틴 클라이머, 레니게이드 로우 각 10회씩 × 3사이클 반복	4세트
	마운틴 클라이머+푸시업 +레니게이드 로우	마운틴 클라이머, 푸시업, 레니게이드 로우 각 1회씩 × 20회	6세트

마운틴 클라이머 운동 프로그램(C5)

팔에 체중을 싣고 있는 자세가 장시간 지속되면 자칫 어깨나 팔에 무리가 올 수도 있습니다. 체력이 좋아져도 무작정 횟수만 늘리기보다는 변형 동작으로 강도를 높이고 횟수는 100~200회 이내로 유지하는 편이 좋습니다.

케틀벨 스윙

케틀벨 스윙Kettlebell Swing은 앞에 소개한 두 운동과 달리 케틀벨이라는 도구가 필요합니다. 케틀벨은 덤벨이나 바벨과 달리 무게중심이 손밖에 있어서 불안정하다 보니 같은 무게라도 더 많은 근육과 파워가 필요하고, 특히 스윙처럼 역동적인 동작에서 가장 진가를 발휘합니다. 케틀벨이 없다면 덤벨로 대치해도 되지만 역학적인 메커니즘이 다르고, 케틀벨 자체가 충분히 투자할 가치가 있는 기구이니 하나 정도 마련하는 게 좋습니다.

케틀벨의 무게는 일반적인 체중 범위라면 남성은 본인 체중의 20%(12~16kg), 여성은 15%(8~10kg) 정도로 시작합니다.[56] 운동 경력이 없는 비만인처럼 체중 대비 근력이 떨어지면 체중은 무시하고 일반적으로 많이 쓰는 무게에서 시작해서 중량을 높여 나갑니다. 체중 대비 가벼운 케틀벨도 더블스윙이나 클린, 스내치, 겟업 등 난이도 있는 동작을 배울 때 어차피 필요하니까요. 시멘트를 굳혀 만든 일부 저가 제품보다는 통쇠로 된 제품을 선택합니다.

케틀벨 스윙을 익힐 때 반드시 명심할 건 주된 힘을 내는 관절은 엉덩이의 고관절이라는 점입니다. 무릎이나 어깨, 팔 등 다른 관절들은 고관절이 내는 힘에 수동적으로 따라 움직일 뿐입니다.

케틀벨 스윙은 버피나 마운틴 클라이머와는 달리 순간 파워와 반동을 이용하는 동작입니다. 동작이 빠르고 파워 있게 이루어지기 때문에

기본동작

① 허리를 곧게 편 상태에서 엉덩이를 뒤로 빼면서 상체를 숙여 케틀벨을 잡
  는다. 종아리는 수직을 유지한다. 견갑골은 앞뒤로는 중립, 상하로는 아
  래쪽에 고정하고 팔의 힘을 뺀다.

② 케틀벨을 백스윙해 다리 사이로 당겼다가 숨을 훗 내쉬며 엉덩이 힘으로
  고관절을 힘차게 편다. 상체가 곧게 서면서 케틀벨은 그 힘을 받아 앞으
  로 스윙을 하게 된다. 근력운동처럼 찬찬히 자극을 느끼며 동작하는 게
  아니고 순간적인 힘으로 팍! 쳐올린다.

③ 몸이 곧게 서고, 케틀벨이 가슴~어깨 높이까지 오면 최적의 마무리 자세
  다. 대개 어깨 높이 이상은 올라가지 않는다.

④ 숨을 들이마시며 엉덩이를 뒤로 빼고 케틀벨을 다리 사이로 원위치시킨
  다. 다시 ②를 반복한다.

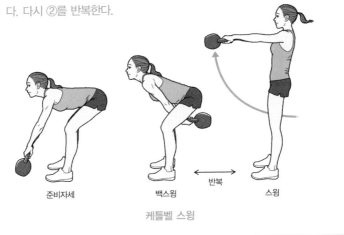

준비자세　　　　백스윙　　반복　　스윙

케틀벨 스윙

동작 도중에는 고도의 집중이 필요하고 아차 하는 사이에 실수를 저지
르기 쉽습니다. 이 때문에 처음에는 낮은 중량부터 천천히 자세를 익
혀 나갑니다. 주의할 점은 다음과 같습니다.

- 동작 내내 코어에 힘을 주고 허리는 곧게 중립을 유지합니다. 등이 굽거나, 반대로 과한 아치(과신전, 오리 궁둥이)는 금물입니다.
- 마무리 자세에서 엉덩이를 앞으로 내밀며 상체를 뒤로 젖혀서는 안 됩니다.
- 어깨의 견갑골은 고정된 상태를 유지합니다. 어깨를 앞으로 쑥 빼거나 뒤로 과도하게 당겨서는 안 됩니다.
- 전형적인 스윙에서는 팔을 어깨 위로 높이 쳐들지 않습니다. 어깨관절이 위치를 이탈해 부상을 입기 쉽기 때문입니다. 다만 크로스핏 등 일부에서는 케틀벨이 머리 위까지 오도록 크게 휘두르는 '아메리칸 스윙'을 하기도 합니다. 이는 의도적으로 어깨관절을 풀어주는 별도의 테크닉으로, 일부에서는 안전 문제를 제기하기도 합니다.
- 팔이나 어깨 힘으로 케틀벨을 들어 올려서는 안 됩니다. 팔은 케틀벨과 몸을 이어주는 역할에 불과합니다.
- 엉덩이를 충분히 빼지 않아 무릎이 앞으로 쑥 나가면 엉덩이가 아닌 무릎과 허벅지 힘으로 일어나는 스쿼트와 비슷해집니다. 정강이는 거의 수직을 유지해야 합니다. 케틀벨 스윙의 주된 동작 부위는 고관절과 엉덩이입니다.

케틀벨 스윙은 달리기에 육박하는 에너지를 쓰면서 몸 후면 근육 전체를 단련하는 전형적인 컨디셔닝 운동으로, 운동 시간 대비 효율이 좋습니다. 특히 엉덩이와 허리, 햄스트링을 단련하는 매우 좋은 운동입니다.

단, 다른 컨디셔닝 운동에 비해 잘못된 테크닉으로 생기는 부상 위험이 약간 높은 게 흠입니다. 처음에는 낮은 중량으로 자세부터 익히며 시작합니다. 몸의 뒷면을 위주로 사용하기 때문에 어깨와 가슴, 허벅지 앞면을 보완하는 근력운동이 필요할 수도 있습니다. 여기에 적합한 운동은 푸시업과 스쿼트입니다.

　케틀벨만으로 전신을 단련하는 트레이닝 방식은 여러 관련 단체[57]들에서 제시하고 있으니 깊이 있게 훈련하고 싶다면 해당 단체에서 제시하는 루틴이나 세미나를 권합니다. 《다이어트의 정석》은 케틀벨 마스터를 위한 교재가 아닙니다. 다이어트를 목적으로 최대의 에너지를 태우기 위해 케틀벨을 안전하게 활용만 하려는 것이므로 전문적인 트레이닝이나 강습 없이도 가능한 인터벌 루틴으로만 접근하겠습니다.

　케틀벨 스윙은 자세가 무너지거나 긴장이 풀어지면 다칠 수 있는 고도의 집중이 필요한 운동이므로 초보자는 장시간 연속으로 하기보다는 적당한 타이밍에 끊어서 세트 단위로 실시하는 게 안전합니다. 서킷 트레이닝으로 다른 종목과 섞어서 실시하는 것도 집중이 깨지기 쉬우므로 아주 익숙해지기 전까지는 위험이 따릅니다. 가능한 한 케틀벨 스윙 하나만 집중해서 인터벌 트레이닝으로 하는 것을 권합니다. 케틀벨을 활용하는 다이어트 운동 프로그램은 다음과 같이 설정하면 무난합니다.

레벨		운동 구성	세트 수
초보자	단주기	15회, 20~30초 휴식	10세트
	장주기	50회, 1분 휴식	4세트
중급자	단주기	30회, 30초 휴식	8세트
	장주기	100회, 90초 휴식	3세트
숙련자	타바타	20초, 10초 휴식(더블스윙)	8세트
	기발라	60초, 75초 휴식	12세트
	연속	10분간 최대 횟수	-

케틀벨 스윙 운동 프로그램(C6)

케틀벨 스윙을 마친 후, 덜 쓰인 근육을 보완하는 운동으로 푸시업과 스쿼트를 추가하면 적당합니다.

리버스 우드촙

지금까지 나온 동작들은 위아래 또는 앞뒤 축으로 몸을 움직입니다. 그런데 몸은 여러 방향 모두에서 동작을 해야 합니다. 대부분의 운동에서 소홀해지기 쉬운 방향이 대각선 축입니다. 우드촙Woodchop은 대각선 축을 단련하는 대표적인 컨디셔닝 운동입니다. 동작 자체는 어렵지 않으면서 몸의 대부분을 활용하는 중강도 운동이죠.

우드촙이라는 이름은 'Wood(나무)＋Chop(쪼개다)'에서 온 것으로, 도끼로 장작을 내려치는 동작에서 유래했습니다. 하지만 위에서 대각선으로 내려치는 동작은 부하가 중력과 역행해야 하기 때문에 케이블 머신 같은 특별한 기구가 없으면 어렵습니다. 그래서 실제 컨디셔닝 운동에서는 그 반대로, 즉 아래에서 대각선 방향 위로 덤벨 등을 힘껏 들어올리는 '리버스 우드촙' 동작을 많이 활용합니다.

처음에는 맨손으로 자세를 잡되, 강도를 높이려면 메디신볼, 덤벨, 불가리안 백, 바벨에 꽂는 원판이나 케이블 머신 등을 활용하면 됩니다. 책, 물통 등 양손으로 잡을 수 있는 무거운 물체라면 무엇이든 무방합니다.

단, 허리 질환이 있거나 허리 유연성이 떨어진다면 그 문제를 해결하기 전에는 안 하는 게 좋습니다. 유연한 사람이라도 몸이 덜 풀린 상태에서는 위험하므로 운동 중반부 이후에 배치합니다.

코어의 힘과 허리 유연성이 필요한 운동이므로 처음 실시한다면 맨

기본동작

① 양손을 깍지 끼거나 무거운 물체를 잡고 허리를 곧게 편다. 다리는 어깨 넓이보다 조금만 더 벌린다.

② 상체를 숙이며 몸통을 오른쪽으로 비틀어 양손을 오른쪽 무릎 밖으로 오게 한다. 동시에 하체는 무릎을 굽혀 스쿼트 자세를 취한다. 오른쪽 옆에 놓인 물체를 잡는 자세를 상상하자.

③ 그 상태로 골반과 허리를 돌려 상체를 대각선으로 세운다. 팔은 편 상태 그대로 왼쪽 위로 쭉 뻗어 올린다. 왼다리는 발바닥 전체로 디디고, 오른 다리는 뒤꿈치가 떨어져 바깥쪽으로 돌아간다. 왼쪽의 위층에 있는 사람에게로 물건을 전달하는 자세를 상상하자.

④ 한쪽 방향으로 일정 횟수를 채우고 나면 반대 방향으로 전환해 같은 횟수를 반복한다.

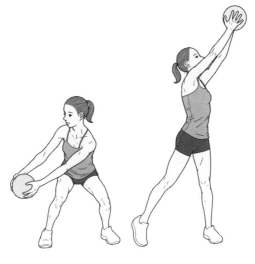

리버스 우드촙(볼)

몸으로 자세 연습부터 하고 낮은 중량부터 사용합니다. 맨몸으로만 해도 비교적 강한 체조 동작이 됩니다.

리버스 우드촙은 손끝부터 발끝까지 온몸을 쓰는 동작으로 특히 몸통 근육, 그 중에서도 옆구리의 복사근과 등을 강하게 단련하는 동작입니다. 맨손으로 한다면 팔 근육의 관여가 적지만 일단 무게를 들면 전완에도 힘이 많이 필요합니다.

처음에는 허리에 부담이 없도록 맨몸이나 아주 가벼운 무게만 들고 정자세로 천천히 체조처럼 20~30회 이상 반복해서 실시합니다. 이때 중량은 여성 5kg, 남성 8kg을 넘기지 않습니다. 일단 자세가 익숙해지고 허리 힘이 강해지면 케틀벨 스윙에 쓰는 것의 절반 이하 무게의 덤벨로 힘차게 휘두르는 우드촙 스윙을 연습합니다. 양쪽 각각 10회 남짓의 횟수로 인터벌 방식이 적당합니다.

우드촙은 전신을 모두 사용하는 운동이지만 코어와 상체 위주이고 두 다리는 보조하는 역할입니다. 게다가 몸을 비대칭으로 사용하는 운동입니다. 이 운동 하나만 하기보다는 정반대 성격의 하체운동과 복합해 실시하면 효율적입니다.

- 우드촙을 천천히(느린 동작) + 제자리 점프(빠른 동작)
- 우드촙 스윙(빠른 동작) + 고블릿 스쿼트[58](느린 동작)

둘을 결합해 인터벌 트레이닝이나 서킷 트레이닝을 구성할 수 있습니다. 우드촙을 활용한 운동 프로그램은 다음과 같습니다.

레벨	운동 구성			세트 수
초보자	느린 동작(맨몸)	좌우 각 30회, 40초 휴식		5세트
중급자	느린 동작(중량을 들고)	좌우 각 20회, 1분 휴식		5세트
	빠른 스윙	좌우 각 10회, 30초 휴식		5세트
숙련자	느린 동작(중량을 들고) +제자리 점프	좌우 각 20회, 제자리 점프 30회, 1분 휴식		5세트
	빠른 스윙	좌우 각 20회, 30초 휴식		7세트
	빠른 스윙+고블릿 스쿼트	좌우 각 12회, 고블릿 스쿼트 15회, 1분 휴식		5세트

우드촙 운동 프로그램(C7)

런지 변형

하체운동 하면 제일 먼저 떠올리는 건 스쿼트입니다. 하지만 맨몸 스쿼트는 허벅지 앞쪽에 치중하는 동작이 되기 쉽습니다. 최대한 많은 근육을 동원해야 하는 컨디셔닝 관점에서는 제약이 있죠. 또한 좌우대칭의 양측성(Bi-lateral) 동작으로 균형에 신경 쓸 일이 적다는 면에서 실전적이지 못하다는 지적도 있습니다. 사실 달리기, 걷기, 자전거 타기를 포함해 일상에서의 거의 모든 동작은 좌우를 번갈아 쓰는 편측성(Uni-lateral) 동작입니다.

이 때문에 육상이나 사이클 등의 보조운동으로는 편측성 하체운동의 대표 격인 런지Lunge를 스쿼트 못지않게 중시합니다. 한쪽 다리에 체중을 싣는다는 건 균형을 잡기 위해 더 많은 근육과 근신경을 동원해야 한다는 의미가 되기 때문이죠. 런지는 중량을 들지 않은 맨몸으로도 하체의 앞뒤 전부와 엉덩이, 허리까지 단련할 수 있습니다. 이 때문에 많은 근육을 동원해 심박수를 끌어올리는 게 숙제인 컨디셔닝 운동에서는 런지의 변형 동작이 유독 많습니다.

기본동작

① 양손을 옆구리에 대거나 가슴 앞에서 팔짱을 끼고 선다. 강도를 높이고 싶다면 양손에 덤벨을 들어도 된다. 양발은 골반 넓이로 좁게 벌려주며, 발끝은 정면을 향해 11자를 그린다.

② 오른쪽 다리를 앞으로 내밀어 탁 디딘다. 그 상태에서 엉덩이를 수직으로 내리고, 오른쪽 무릎을 90도로 굽힌다. 무릎이 중앙으로 모이거나 옆으로 벌어지면 안 되며, 발끝과 같이 정면을 향한다. 앞다리의 종아리는 지면과 거의 수직을 이루며, 무릎이 발끝보다 앞으로 나아가지 않는다. 상체는 수직을 유지한다. 뒤쪽에 있는 왼 다리는 넘어지지 않도록 중심을 잡는 역할에 불과하니 가능한 한 힘을 뺀다.

③ 오른 다리와 엉덩이에 힘을 주어 상체를 수직으로 들어올린다. 상체는 수직을 유지하며 앞으로 숙이지 않는다.

④ 이번엔 뒤쪽에 있는 왼 다리를 앞쪽으로 당겨 탁 디딘다. 다리의 좌우만 바꾸어 ②를 반복하면서 걷는 것처럼 전진한다. 양쪽 다리로 한 번씩 앉았다 일어나면 1회가 완수된다.

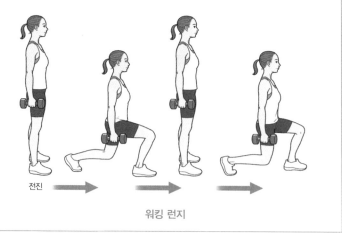

전진 ➡   ➡   ➡

워킹 런지

런지를 변형한 컨디셔닝 운동들 중 대표적인 운동은 워킹 런지와 점핑 런지입니다. 일단 워킹 런지부터 알아보겠습니다.

워킹 런지는 전진할 수 있는 공간만 충분하면 바닥 진동이나 소음을 일으키지 않고 비교적 강도 높은 하체 근력운동과 고강도의 유산소운동을 겸할 수 있습니다. 양손에 덤벨을 드는 것만으로도 강도를 높일 수는 있지만 근력운동 성격이 점점 강해집니다. 근력운동으로 실시할지, 최대의 에너지를 태우는 컨디셔닝의 목적에 주력할지에 따라 중량을 들지 여부를 결정합니다.

약간의 진동 정도는 허용되는 공간이라면 난이도를 높여 점핑 런지를 실시할 수 있습니다. 점핑 런지는 워킹 런지와 달리 아주 좁은 공간에서도 가능하지만 진동과 소음 우려가 있으므로 야외가 아니라면 매트가 깔린 공간에서 실시하는 게 좋습니다. 또한 무릎 관절에 충격이 가해질 수 있으므로 비만인에게는 권하지 않습니다.

기본동작

① 무릎을 구부리는 2단계까지는 워킹 런지와 동일하다. 그 상태에서 앞다리에 폭발적인 힘을 주어 제자리 점프를 한다. 점프 상태에서 뒷다리를 앞으로 보내고, 앞다리를 뒤로 보낸다. 즉 앞뒤 다리의 위치를 단숨에 바꾼다. (1점프 방식)

② 무릎으로 충격을 흡수하며 몸을 낮춰 워킹 런지 2단계로 돌아간다. 양 다리를 반복해서 앞뒤로 위치를 바꿔준다.

③ 한 번에 두 다리의 위치를 바꿀 만큼의 점프력을 내기 어렵다면 1차 점프로 일단 바르게 서고, 2차 점프로 다리의 위치를 바꿔준다. (2점프 방식)

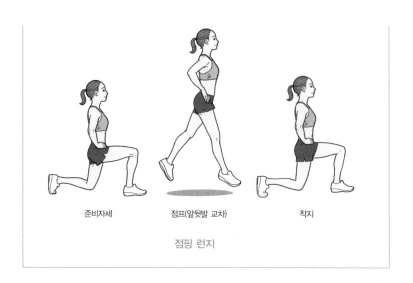

준비자세   점프(앞뒷발 교차)   착지

점핑 런지

점프 스쿼트

근력운동으로서의 스쿼트는 분명 좋은 운동입니다. 하지만 엄격한 자세를 지켜야 하고, 때로는 무거운 중량을 짊어지고 느린 동작으로 움직인다는 건 심폐기능의 발달이나 에너지 소모 면에서는 제약 조건이 됩니다. 스쿼트를 컨디셔닝 버전으로 활용하려면 더 빠르게 반복할 수 있는 다이나믹한 동작이 필요합니다. 이때는 스쿼트에 점프를 가미한 점프 스쿼트Jump Squat를 활용합니다.

점프 스쿼트는 하프나 풀 스쿼트 자세로 무릎을 굽히고 엉덩이를 내렸다가 힘껏 뛰어오르는 것을 말합니다. 여러 차례 연속 동작으로 실시하는데, 일어나는 동작에서 점프한다는 것을 빼면 모든 원칙이 스쿼트와 같습니다. 발 뒤쪽에 무게가 실려야 하고, 허리는 동작 내내 곧게 펴야 합니다.

기본동작

① 곧게 선 상태에서 엉덩이를 뒤로 빼면서 아래쪽으로 내리며 스쿼트 하단 자세까지 내려간다. 체중은 발 중심에서 약간 뒤쪽에 실리며, 무릎은 발 끝과 같은 방향을 향한다, 여기까지는 스쿼트의 기본 원칙과 같다. 팔은 점프 준비자세로 뒤로 쭉 뻗는다.

② 허벅지와 엉덩이의 힘으로(무릎과 고관절을 동시에 펴면서) 힘차게 위로 뛰어오른다. 양팔은 머리 위로 번쩍 쳐들어 최대한의 반동을 준다. 뒤꿈치부터 바닥에서 떨어져 발끝이 마지막으로 떨어진다. 몸이 공중에 뜰 때, 다리는 완전히 펴진다.

③ 착지는 역순이다. 발끝이 먼저 닿고, 발과 발목이 충격을 완화하면서 뒤꿈치가 바닥에 닿은 후 무릎과 고관절을 굽혀 다시 충격을 흡수한다. 팔은 다시 시작 자세로 돌아간다.

④ ①로 돌아가 연속으로 10회 이상 반복한다.

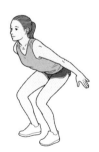
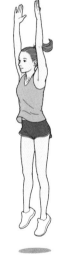

점프 스쿼트

점프 스쿼트는 대개 맨몸으로 실시하지만 무릎과 허리가 튼튼한 고급자라면 가벼운 바벨이나 덤벨, 불가리안 백 등을 짊어지고 할 수도 있습니다.

점프 스쿼트는 인터벌 트레이닝 같은 심폐 훈련과 일반적인 근력운동에 모두 활용할 수 있는 매우 유용한 운동입니다. 단, 비만한 분들은 피하는 게 좋으며 무릎과 허리에 문제가 있는 경우에도 증상을 해결한 후에 실시하는 게 좋습니다.

기타 컨디셔닝 운동

앞에 소개한 운동들 외에도 컨디셔닝 운동은 많습니다. 딱히 설명이 없이 할 수 있는 간단한 동작이라 굳이 언급하지 않은 것도 있고, 지면으로 설명하기는 부적절하고 별도의 강습이 반드시 필요해서 제외한 종목도 있습니다. 간단한 참고사항만 언급하면 다음과 같습니다.

발 벌려 뛰기

대한민국에서 군대를 나온 분이라면 다 아시는 PT체조 6번 동작입니다. 일반인에게는 '팔 벌려 뛰기'로 더 잘 알려져 있습니다. 외국에서는 점핑잭이라고 하는 범세계적인 운동이죠. 난이도가 낮고 어디서나 쉽게 할 수 있는 체조로, 운동과는 담을 쌓고 살아 온 분들도 쉽게 접할 수 있습니다. 체력이 심하게 떨어지는 분들은 이 동작으로 인터벌 트레이닝을 시작해도 됩니다.

발바닥 전체로 쿵쿵 디디며 발목 힘만으로 뛰기보다는 스쿼트 점프처럼 발끝부터 순서대로 착지해 마지막에 무릎을 살짝 굽혀 충격을 완화하면 운동 강도도 올라가고 관절에도 부담이 덜 갑니다. 비만할수록 발바닥 전체의 쿠션이 좋은 신발을 신는 게 좋습니다.

배틀로프

두 개의 무거운 밧줄을 걸어놓고 힘껏 휘두르는 배틀로프는 컨디셔닝 운동 중에서도 특히 상체의 비중이 크고, 운동 강도도 매우 높은 좋은 운동입니다. 각국 군대나 운동선수 사이에서 기초체력 훈련으로도 널리 쓰이는 종목입니다. 운동 강도 대비 부상 위험이 낮고, 비만인에게도 부담이 없으며 고강도 인터벌 트레이닝에 활용하기에도 좋습니다.

다만 진동과 소음이 크고, 자리를 많이 차지해 우리나라에서는 일부 크로스핏 박스를 빼면 시설을 갖춘 곳이 드뭅니다. 접근할 기회만 있다면 추천할 만한 운동입니다.

불가리안 백

목동이 양을 등에 짊어지는 모양을 형상화해 만들었다는 불가리안 백은 케틀벨처럼 크게 휘두르는 탄도彈道 운동에 최적화한 기구입니다. 실수로 떨어뜨리거나 몸에 맞아도 안전한 것도 장점입니다. 불가리안 백으로도 스윙을 할 수 있으며, 좌우 스윙은 무게만 적절하면 허리가 안 좋은 사람도 가능합니다. 보통 체구의 초보자라면 여성은 5kg, 남성은 8kg으로 시작하면 무난합니다.

한편 불가리안 백을 몸 주변으로 360도 돌리는 '불가리안 백 스핀'은 이 기구를 활용하는 최적의 운동으로, 상체를 많이 활용하기 때문에 배틀로프의 대용이 될 수 있습니다. 비만한 사람도 부담이 적습니다. 다만 허리와 어깨가 유연하지 않으면 부상을 입기 쉬우니 충분한 연습과 강습 후에 실시하기를 권합니다. 수플레스 등 관련 업체나 단체에서 일일 강습 클래스도 운영하고 있으니 참여해 보는 것도 좋겠습니다.

더블언더

우리나라에서는 '쌩쌩이'라고 하는 편이 더 익숙한 표현입니다. 이름 그대로, 한 번 점프에 줄을 두 번 돌리는 아주 빠른 줄넘기를 말합니다. 일반적인 줄넘기는 다소 지루한 장시간 유산소운동밖에 안 되지만 더블언더는 줄을 빨리 돌리기 위한 팔 동작과 점프를 가미한 고강도의 컨디셔닝 운동입니다. 인터벌 트레이닝에도 활용할 수 있습니다. 다만 이때는 쿠션이 좋은 신발을 신는 게 좋습니다.

펀치백

샌드백 등을 최대한 빠르게 연속으로 치는 펀치백도 좋은 운동입니다. 복싱을 전문적으로 배울 목적이라면 몰라도 단순히 심폐운동 차원에서의 펀치백은 복잡한 기술이 필요하지 않고, 일부러 강한 펀치를 구사하려 들지 않는 한 부상 위험도 적습니다. 팔만 휘두르는 '잽'보다는 몸 전체를 리드미컬하게 쓰는 훅이나 어퍼컷 동작이 되어야 더 효율적인 운동이 됩니다.

이 운동은 상체가 주가 되기 때문에 하체운동이 힘든 고도비만인에게 적당한 운동입니다. 고도비만인이 인터벌 방식으로 실시할 수 있는 몇 안 되는 종목 중 하나입니다. 체중이 높지 않다면 하체를 많이 사용하는 점프 스쿼트나 점핑 런지 등과 짝을 이루어 인터벌 트레이닝에 활용할 수 있습니다.

볼 던지기

무게가 나가는 메디신 볼 등을 연속으로 힘껏 던지고 받아서 다시 던
지는 동작도 좋은 운동입니다. 메디신 볼은 탄성이 낮아 힘껏 던지지
않으면 제 위치로 되돌아오지 않기 때문에 매번 최대한 힘껏 던져야
하죠. 던지는 방향에 따라 관여하는 근육에도 차이가 있습니다. 아래
로 던지는 동작은 등을, 위로 던지는 동작은 어깨를, 앞으로 던지는 동
작은 가슴과 어깨를, 사선으로 비스듬히 던지는 동작은 옆구리와 복근
과 등을 많이 씁니다. 앉아서 던지는 동작은 고강도의 복근운동도 됩
니다. 벽이나 바닥에 대고 던져서 되받는 건 소음과 진동이 문제가 될
수 있으니 파트너가 있다면 볼을 주고받는 동작이 좋습니다.

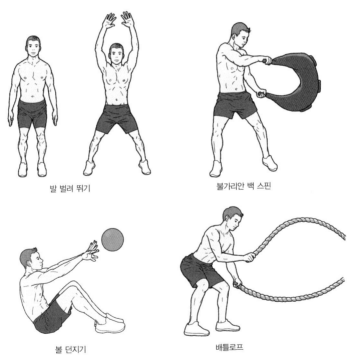

발 벌려 뛰기   불가리안 백 스핀

볼 던지기   배틀로프

여러 가지 컨디셔닝 운동

피하는 게 좋은 운동

마지막으로, 주변에서 운동으로 흔히 실시하지만 관절 등의 위험이 너무 큰 운동도 있습니다. 특히 체중이 많이 나가는 사람이라면 반드시 피할 운동들은 다음과 같습니다.

- 쪼그려 뛰기(PT체조 11번)
- 오리걸음
- 모래주머니 차고 걷거나 뛰기
- 15~20분 이상 장시간의 스텝퍼 운동

모든 사람이 시간을 내어 격한 운동을 할 수 있는 것은 아닙니다. 적극적인 운동을 하기 버거운 초고도비만인, 직장과 가정에서의 일만으로도 시간이 빡빡한 분들, 근골격 질환이나 지병이 있는 분들, 기타 신체적인 문제로 운동이 쉽지 않은 분들은 '운동이 아닌 활동'으로 에너지 소비량을 높이는 방법이 낫습니다. 즉 니트NEAT(Non-Exercise Activity Thermogenesis)를 통한 감량을 도모하는 것이죠.

니트는 운동 없이 살을 빼려는 사람은 물론이고, 감량을 위해 별도로 시간을 내어 운동하는 분들도 반드시 숙지해야 합니다. 고강도의 운동을 할수록 나머지 일상에서 늘어지고 활동량이 적어지기 쉬우니까요. 피곤해서 무의식중에 안 움직이는 것도 있고, '이미 운동했으니까'라는 생각에 긴장감이 사라져 평소에는 걸어 오르던 계단 대신 엘리베이터를 타는 것처럼 의식적으로 덜 움직이기도 합니다. 이를 보상적 행동이라 하는데, 운동량을 늘려도 그에 비례에 살이 안 빠지는 이유 중 하나입니다.

니트 자체를 어렵게 접근할 필요가 없습니다. 아무것도 안 하고 가만히 있는 시간을 최소로 줄이면 됩니다. 대표적인 예는 다음과 같습니다.

가까운 거리 걸어 다니기
걷는 거리를 늘리는 건 니트의 핵심입니다. 버스나 지하철을 이용할 때 한 정거장 먼저 내려서 걷고, 쇼핑도 한 번에 왕창 하기보다는 가까운 곳에서 매일 조금씩 사옵니다. 적어도 한 시간에 한 번은 자리에서 일어나 복도라도 걷고 들어옵니다. 일부러 다른 층의 화장실을 가거나 먼 식당을 이용하는 방법도 있습니다.

계단 오르내리기

혹시 헬스장에 '차를 몰고 가 주차시키고 엘리베이터로 올라가 트레드밀을 걷고' 있지는 않나요? 헬스장까지 걸어가고, 계단을 걷거나 뛰어 올라가는 자체로 훌륭한 워밍업이고, 운동시간을 줄이는 팁입니다. 제 경우는 운동하러 집에서 나갈 때 이미 가슴에 심박계를 차고, 현관을 나서는 순간 심박계 리시버의 운동 스타트 버튼을 누릅니다. 평상시에도 아주 높은 층이 아니라면 걸어서 올라가는 습관을 들입시다. 계단 오르내리기는 달리기에 육박하는 많은 열량을 씁니다.

서서 일하기

장시간 앉아서 일하는 건 열량 소모 문제도 있지만 척추에 무리가 가기도 쉽습니다. 최근에는 서서 책을 보거나 사무를 볼 수 있는 스탠딩 테이블도 많이 나와 있으니 몸이 찌뿌둣할 때는 그때그때 자세를 바꿔가며 일하거나 공부하는 게 좋습니다. 저는 글을 쓰는 일이 많아서 앉아 일하는 책상과 서서 일하는 책상 두 개를 나란히 두고 사용합니다.

단순히 서 있는 것만으로도 앉아 있는 것보다 시간당 20~50kcal를 더 소모합니다. 여기에 제자리걸음, 기지개나 스트레칭 등을 더하면 효과는 훨씬 커집니다. 단 이때는 하이힐 등을 피하고 편한 신발을 신어야 합니다.

만보계 활용

니트를 눈으로 확인하는 가장 좋은 수단은 다소 구식으로 보일지 몰라도 만보계나 만보계 기능이 있는 피트니스 밴드입니다. 운동을 하는 사람일수록 운동 안 하는 시간에 늘어지기 쉬우므로 '너 오늘 이만큼밖에 안 움직였잖아!'라고 숫자로 찍어 가시적으로 보여주는 만보계나 피트니스 밴드가 유용합니다.

TV를 보며 실내를 어슬렁거리거나 제자리걸음을 해도 좋으니 가능한 한 몸을 많이 움직입니다. 하루에 1만 보 이상을 권장하지만 그게 어렵다면 최소 6천 보는 채웁시다. 도시인의 하루 평균 보행 수는 4,000~6,000회 사이인데, 1만 보를 채우는 것만으로도 일일 소비 열량을 10% 이상 늘릴 수 있습니다.

백팩 활용하기

많이 움직이려면 동작에 부담이 되지 않는 형태로 소지품을 지니는 것도 중요합니다. 크로스백이나 핸드백은 몸 한쪽에 부담을 줘 자세가 틀어지거나 특정한 방향의 무릎과 어깨에 문제를 일으킬 수 있습니다. 편안한 백팩은 균등하게 무게를 분산하고 몸의 동작을 자유롭게 해 보행 속도를 높이고 효율을 높이는 데도 좋습니다. 백팩은 등에 최대한 밀착시켜 메야 부담이 적습니다.

백팩 무게 자체로는 소모 열량이 크게 늘지는 않습니다. 그렇다고 일부러 무거운 백팩을 메고 걷는 건 관절의 부담이 커지기 때문에 권장하지 않습니다. 차라리 근력운동을 더 빡세게 하는 편이 낫습니다.

03

맞춤형

THE ESSENCE OF
DIET

다이어트
전략

수많은 다이어트 방법들이 오늘도 나타났다가 사라집니다. 언뜻 보면 이런저런 다이어트 법들이 완전히 다른 것 같지만 소수의 성공자 사례에서 관통하는 원리가 있습니다. '덜 먹고, 많이 움직이고, 그걸 오래 지속한다'는 듣기에 따라서는 빤하고 짜증나는 결론입니다. 하지만 원리 자체를 부정하고 선정적인 겉모습에만 휩쓸려서는 답이 안 나옵니다. 관건은 대체 어떻게 해야 이 빤한 원리를 '내가' 쉽게 따라갈 수 있느냐입니다. 그게 진정한 맞춤형 다이어트 방법입니다.

지금부터는 내게 맞는 다이어트 방법을 찾고 계획을 세우는 큰 그림을 제시하려 합니다. 여기에는 목표 설정부터 시작해 본인의 체중, 식사나 생활 습관, 체력을 고려할 것이고, 최종적으로 다이어트를 마무리하는 방법까지 다룹니다.

Chapter
07
체중별 관리 전략

앞에서는 개인적인 의견을 자제하고 이론적인 내용에 바탕해 다이어트의 기본 상식을 두텁게 했다면 지금부터는 제 경험에 따른 방식과 권고 사항입니다. 전작 《헬스의 정석》에서 이미 다룬 복잡한 이론적인 쟁점들도 이 책을 이해하는 데 필요한 내용에 한해 다룰 예정입니다. 《다이어트의 정석》에서는 체중 관리를 위해 목표를 어떻게 잡고, 어떻게 먹고, 어떻게 운동할지 보다 현실적인 문제를 다루고자 합니다.

식단은 플렉시블 다이어트와 고단백 식단을 기반으로 하며, 필요에 따라 칼로리 사이클링도 병행합니다. 물론 본인에게 최적화된 다른 방법을 이미 찾았다면 그게 정답입니다. 다만 여기 적은 내용들이 일반적으로 성공 확률이 높은 정석적인 방식이라는 건 분명합니다. '수피 다이어트'라고 부르든 '정석 다이어트'라고 부르든 상관없지만 아무튼 지금부터는 제가 이끌어가겠습니다.

살이 빠지는 과정과 감량 목표 정하기

날씬한 몸매가 되는 건 살이 찐 사람이라면 누구나 갖는 로망입니다. 그렇다면 어떤 과정을 거쳐야 '성공적인 다이어트'가 될 수 있을까요?

살이 빠지는 과정

지금부터 살이 빠지는 과정을 차례대로 설명해 보겠습니다. 그동안 자신의 다이어트 경험을 되짚어보며 실패의 요인이 어디쯤에 있는지 한 번 생각해보기 바랍니다.

① 감량 초기에는 체중 변동이 큽니다. 대개는 글리코겐과 물이 빠지며 체중이 2~3kg 정도 빠르게 줄어듭니다. 반대로 다이어트 스트레스 때문에 코티졸 호르몬이 늘고 부종이 생겨 체중이 그대로이거나 심지어 느는 사람도 있습니다. 체중이 늘든 줄든 단기간의 기복에 흔들리지 않고 전보다 적게 먹으면 시간이 지나면서 어차피 제 궤도를 찾게 됩니다.

② 2~4주가 지난 이때부터의 감량이 진짜 감량입니다. 허리 사이즈를 체크하며 계속 진행합니다.

③ 체중이 줄면 최소 2주 간격으로는 적정 일일 열량을 재조정합니다. 초고도비만처럼 극단적인 경우가 아니라면 체중 1kg이 빠질 때마다 15~20kcal 정도씩 줄이면 적당합니다. 체중 10kg을 뺐다면 시작할 때보

다 150~200kcal를 더 줄여서 먹습니다.

④ 운동 방법도 체중에 따라 바꿔갑니다. 고도비만에게 맞는 운동, 과체중에 맞는 운동, 표준체중에 맞는 운동이 있습니다. 체중이 변하면 운동도 바꿔 줍니다.

⑤ 식단 구성 방법도 체중에 맞춰 바꿔 나갑니다. 고도비만이거나 체지방이 아주 많다면 매일의 열량을 줄여 탱크처럼 밀어붙이는 게 낫습니다. 뺄 체중이 많지 않은 과체중이나 표준체중에서는 칼로리 사이클링과 리피딩 을 병행하며 2보 전진, 1보 후퇴를 반복합니다.

⑥ 다이어트를 언제 그만둘지도 중요합니다. 일단 정상 체중 범위에 들고 나 면 더 이상은 수치에 연연하지 않고 눈으로 보기에 마음에 들면 그때 그 만둡니다. 특히 여성들은 '그놈의 48kg'을 만들려다가 다 된 다이어트와 건강을 망치는 예가 많습니다. 키 160cm가 넘는 여성이라면 대부분은 50kg대 어딘가에서 생리적인 한계에 부딪칩니다.

눈으로 보는 체중과 저울의 체중은 다릅니다. 온라인상의 몸 좋은 분들은 남녀 불문 일반인의 예상보다 체중이 많이 나간다는 걸 명심하세요. 여성

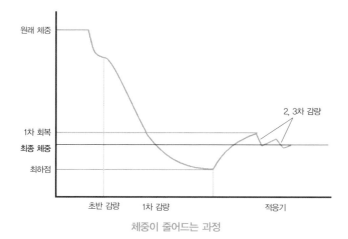

체중이 줄어드는 과정

의 경우 생리불순이 온다면 즉시 중단하고 리피딩에 들어갑니다.

⑦ 사정상 목표 체중이 있다면 그보다 2~3kg쯤 더 뺍니다. 감량 중의 체중은 물이 빠진 허수 감량분이 있기 때문입니다.

⑧ 다이어트를 중단하면 식단과 운동 프로그램도 바꿉니다. 이때 약간의 체중 증가는 지극히 정상입니다. 뒤에서 소개하는 리버스 다이어트를 참고하세요.

감량 목표 정하기

그럼 다이어트 목표는 어떻게 잡을까요?

첫 번째로 잡아야 할 목표는 어디까지 빼느냐입니다. 보디빌딩 대회 출전처럼 특정 체중에 맞춰야 하는 경우를 제외하면 일단은 BMI상의 표준 체중이 목표가 되어야 합니다. 남성 22~24, 여성 20~21 정도가 미용과 건강 모두를 고려한 무난한 BMI 범위입니다. 남성의 평균 신장에서는 대략 70kg, 여성의 평균 신장에서는 55kg 내외이지만 키, 근육량과 체지방 비율에 따라 당연히 차이는 있습니다.

많은 분들, 특히 여성들은 이보다 훨씬 무리한 감량 목표를 잡는 경향이 있습니다. 본인의 키나 몸 상태도 고려치 않고 무조건 45~48kg을 외치거나, 심지어 이보다 적은 저체중을 원하곤 하는데, 감량이 어려운 건 둘째 치고 그 체중을 유지할 수는 있을까요? 감량은 남은 평생 그 체중에 맞는 양을 먹어야 한다는 전제가 있습니다. 90kg에서 각고의 노력으로 45kg이 되었다면 이제 남은 평생 90kg 시절의 절반 남짓을 먹고 살아야 한다는 의미입니다.

다이어트 하는 분들의 가장 큰 착각이 '살만 빼면 그동안 참았던 것부터 먹어야지!'인데, 그야말로 다이어트 실패로 빠지는 일등석 티켓입니다. 지금의 다이어트 식단이 감량 후에는 일상 식단입니다. 다이어드랍시고 못 먹는 푸짐한 피자를 살 뺀 후 먹을 양이라면 차라리 지금, 몸이 무거워서 그나마 열량 소모가 많을 때 드십시오. 같은 음식도 체중이 적은 사람에게는 훨씬 더 많은 체지방으로 붙습니다.

살을 뺀 후 대부분이 겪는 체중 되돌림에 이런저런 어렵고 복잡한 이유를 찾지만 진실은 간단합니다. 체질이 변했다고요? 아닙니다. 그저 체중에 비해 많이 먹었기 때문입니다. 머리와 식욕은 몸이 빠지는 속도를 못 따라갑니다. 90kg에서 45kg이 된 사람이 이전처럼, 아니 이전의 70%만 먹어도 당연히 살이 찔 겁니다. 요요도, 체질 탓도 아닙니다. 그저 필요량보다 더 먹어서 찐 겁니다.

45~48kg의 성인이 하루에 필요한 열량은 1,500kcal 내외로, 골병이 들 만큼의 운동이라도 병행하지 않는 한 보통의 외식 1인분(600~1,000kcal)을 다 먹어선 관리가 불가능합니다. 평생 깨작거리며 먹거나 끼니 횟수를 줄여야 하고, 간식이나 군것질이라도 하려면 그만큼 끼니를 희생해야 합니다. 평생을 그렇게 살 자신이 있다면 그때 48kg 아래로 가십시오.

목표를 정했으면 이제 어떻게 뺄지입니다. 막 운동을 시작한 분들이 '근육량은 늘리고, 체지방은 줄이고 싶어요!'를 외칩니다. 그런데 현실에서는 모두에게 가능하지도 않을뿐더러, 애당초 그래서는 답이 안 나오는 경우도 있습니다. 대부분은 살 빼기, 아니면 근육 만들기 둘 중 하나에 더 중점을 두고 나머지는 '좋아지면 좋고, 아니면 최대한 지키기' 식으로 작전을 짜야 합니다.

그렇다면 살 빼기와 근육 만들기 중에서 어느 쪽에 더 중점을 둬야 할까요? 고도비만처럼 누가 봐도 답이 분명한 경우도 있지만 마르고 배만 나온 사람들처럼 애매한 경우도 많습니다. 이럴 때 제가 결정하는 방식은 다음과 같습니다.

1단계

본인의 키에 맞는 적정 체중을 생각해봅니다. BMI로 남성 22, 여성 20을 적용한다면 키 175cm의 남성은 67~70kg 사이일 겁니다. 164cm의 여성은 54kg 정도일 거고요. 명심할 것은 본인의 최종 목표치가 아닌 일반적인 표준 범위입니다. 목표치는 나중 문제입니다.

2단계

해당 체중에서의 표준치 체지방량과 골격근량을 산출합니다. 제 기준에서의 체지방량은 체중 대비 남성은 15%, 여성은 22%입니다. 골격근량은 체중 대비 남성 48%, 여성 43%를 적용합니다. 여기서도 목표치가 아닌 표준치입니다. 자신의 희망 사항은 나중에 생각합니다.

3단계

자신의 지금 체지방량, 근육량을 그와 비교해봅니다. 이제 뭘 빼고 뭘 붙일지가 답이 나올 겁니다.

| 예시 1 |

키 175cm에 체중 105kg, 체지방률 35%(36.5kg), 골격근량 40kg의 남성 영민이를 생각해 봅시다.

영민이의 키에 맞는 적정 체중인 70kg에서의 표준치는 체지방량 10.5kg,

골격근량 33.6kg입니다. 즉 영민이는 체지방을 약 26kg 빼야 하고, 골격근도 6kg 이상 줄어야 표준 몸매가 될 수 있습니다. 그럼 답은 일단 살부터 빼야죠. 식사량부터 줄이고, 운동도 살을 빼는 방향 위주로 나아가야 합니다. ⇒ 고강도 다이어트

| 예시 2 |

영민이와 같은 키에 체중 60kg, 체지방률 18%(10.8kg), 골격근량 28kg의 남성 영재는 어떻게 해야 할까요?

체지방률이 정상치인 15%보다 높으니 일단 다이어트부터 해야 할까요? 사실 영재의 체지방량은 극히 정상입니다. 그저 근육이 터무니없이 적어서 체중도 적고, 분모가 작아 체지방률도 높게 잡혔을 뿐입니다.

더 뺄 체지방도 없으니 하루 필요 열량(TDEE)만큼, 아니면 그보다 100~200kcal 정도 더 먹으면서 근력운동으로 근육량과 체중을 늘려 나갑니다. 그러면 체지방이 줄지 않아도 체중이 늘면서, 즉 분모가 커지면서 체지방률은 자동으로 표준치에 맞춰 내려갑니다. ⇒ 린매스업

| 예시 3 |

키 164cm에 체중 65kg, 체지방률 30%(18.9kg), 골격근량 24kg의 여성 영순이는 어떡할까요?

영순이의 키에서 표준체중은 54kg이고, 체지방량은 11.8kg, 골격근량은 23.2kg입니다. 영순이는 빼야 할 체지방이 7kg 정도이고, 근육량은 검사 오류를 생각하면 사실상 큰 차이가 없습니다. 그렇다면 영순이는 다이어트를 하면서 동시에 유산소운동, 근력운동을 반반씩 병행해 최대한 근육을 지키면서 체지방만 빼는 게 답입니다. ⇒ 약한 다이어트

그렇다면 영순이와 같은 164cm의 키에 체중 40kg, 체지방률 15%(6kg), 골격근량 16kg에 생리가 끊기고 임신도 되지 않아 고민 중인 새댁 영지는 어떻게 할까요?

영지가 건강한 엄마가 되려면 14kg의 체중을 늘려야 하고, 체지방 6kg, 근육량도 7kg을 늘려야 합니다. 영지는 먹는 양을 최대로 늘리고, 유산소운동은 가능한 한 줄이고, 과하지 않은 수준에서 근력운동에 주력해 몸을 키워야 합니다. ⇒ 벌크업

그럼 이제부터는 고도비만, 과체중(경도비만), 표준체중, 저체중의 경우에 따른 맞춤 전략과 다이어트 탈출 방법을 소개하겠습니다. 각 체중대별로 제시하는 식단은 필요 열량과 영양소 구성이 비슷하다면 다른 체중대에서도 활용할 수 있습니다.

02
고도비만

비만의 기준은 나라에 따라 조금씩 차이가 있는데, 한국에서 사전적인 의미의 고도비만은 BMI 30 이상을 말합니다. BMI 35 이상이라면 고도비만 중에서도 특별히 주의를 요하는 초고도비만 범위입니다.

BMI	키	155cm	160cm	165cm	170cm	175cm	180cm	185cm
	30 이상 고도비만	72kg	77kg	82kg	87kg	92kg	97kg	103kg
	35 이상 초고도비만	84kg	90kg	95kg	101kg	107kg	113kg	120kg

고도비만의 기준

BMI가 단순히 체중만 따지기 때문에 체지방률로 따져야 한다는 견해도 있지만 체지방률은 정확한 측정 자체가 기술적으로 어렵고, 체지방과 무관하게 체중 자체로 발생하는 건강상의 문제도 있기 때문에 아직은 BMI가 유효한 방법으로 쓰이고 있죠.

체지방률에 따른 고도비만 판정에 아직 통일된 기준은 없지만 대개 40세 이전 청장년층 남성은 30%, 여성은 35%를 경계선으로 보고 40세부터는 5세가 늘어날 때마다 1%씩을 더합니다. 즉 47세 남성은 32%, 여성은 37% 이상을 고도비만으로 판정합니다.

내 몸 상태 바로 알기

고도비만의 다이어트에 대해 알아보기 전에 반드시 짚어볼 문제가 있습니다. 바로 고도비만의 몸 상태입니다. 고도비만인의 몸은 표준체중의 몸에서 단순히 체지방만 많은 것이 아닙니다. 고도비만이 되면 몸은 그 체중을 지탱하기 위해 안팎으로 크게 변합니다. 다음은 고도비만인이 반드시 명심해야 할 자신의 몸 상태입니다.

- 체중을 지탱하기 위해 근육의 양은 같은 키의 정상 체중보다 많지만 근육이 많아 좋은 몸이라고 착각해선 안 된다. 이때의 근육은 몸 전반에 고르게 붙지 않고 하체에 몰려 있으며, 이는 살을 뺀 후에도 굵은 하체라는 고질적인 문제로 남는다.
- 큰 몸에 산소를 공급하기 위해 심장도 일반인보다 커질 수 있다. 하지만 체중 대비 심폐 능력은 떨어진다. 따라서 가벼운 운동에서도 숨이 차고 심박수가 높게 올라간다.
- 당장은 통증이 없어도 무릎관절 등 결합조직에 이미 문제를 지닌 경우가 많다. 고도비만으로 지낸 기간이 길수록, 키가 클수록 손상이 심하다. 대개는 20대 중반~30대 이후에 본격적으로 문제가 드러난다.
- 고도비만의 몸에 맞춰 피부 섬유도 팽창된다. 한 번이라도 고도비만 상태를 겪었다면 살을 빼도 일단 손상된 피부는 완전히 수축되지 않아 평생 처지고 튼살로 남는다. 근력운동이 미약하나마 도움이 될 수는 있지만 한계가 있다. 외과적인 절개수술로 처진 부분을 약간 줄이는 것 외에는 딱히 치료법이 없다.
- 복부비만이 심하면 복근이 과도하게 팽창해 세로로 길게 갈라지는 복직근이개가 생길 수 있다.

- 복부 무게와 균형을 맞추기 위해 상체가 뒤로 기울면서 허리에 과도한 커브가 생기기 쉽다. 이에 따라 척추 변형, 허리디스크 등이 잦아진다.
- 지방간, 인슐린 저항성, 고혈압 등 내과 질환을 지닌 경우가 많다. 서구에서는 건강한 고도비만의 사례도 많지만 아시아인은 유전적으로 비만할 때의 예후가 더 나쁘다.
- 체중이 많이 나가는 만큼 하루 필요 열량도 정상 체중보다 훨씬 높아서 식사량 관리만 된다면 초반에는 체중이 쉽게 빠진다.
- 지방세포가 분비하는 호르몬의 영향으로 여성은 유방이 너무 커질 수 있고, 남성도 가슴살이 처진다. 가슴의 지지조직이 손상되기 때문에 이후 살을 빼도 가슴이 처지거나 멍울이 생기는 후유증이 남을 수 있다.
- 초고도비만 남성의 경우, 테스토스테론 저하와 음경이 피하지방에 함몰되는 함몰 음경으로 정상적인 발기와 성관계가 어려울 수 있다. 여성도 호르몬 교란과 심리적인 위축감으로 성관계에서 곤란을 겪는 사례가 많다.

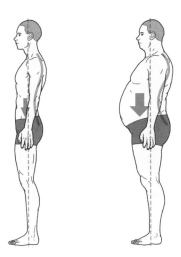

고도비만인의 허리

이 중에서 일부는 살만 빼면 되돌릴 수 있고, 일부는 100% 회복은 어렵습니다. 가장 좋은 건 일생에 한 번이라도 고도비만까지는 가지 않는 것입니다. 하지만 이미 고도비만이 되었다면 살을 빼는 방법에 따라 후유증을 조금이라도 덜 수 있고, 살을 뺀 후의 결과에서도 개인차가 있으니 다이어트만이라도 옳은 방법으로, 최대한 빨리 시작하는 게 중요합니다.

앞에서 좋은 다이어트일수록 느리게 빠진다고 말했습니다. 그런데 그 역은 성립하지 않습니다. 즉 '느린 다이어트가 꼭 좋은 다이어트는 아니다'라는 것이죠. 대표적인 경우가 바로 고도비만입니다. 이는 고도비만의 감량이 적어도 몇 년은 지켜봐야 하는 장기 플랜이기 때문입니다. 사람의 의지력도 한계가 있다 보니 처음부터 별반 변화가 없다면 살을 뺀 후 어찌되고를 따지기도 전에 의욕 상실로 포기해버릴 수도 있습니다.

고도비만인에게 유일한 이점이라면 초반에는 뭘 해도 잘 빠진다는 점입니다. 아직 건강에 문제가 없다면 BMI 25~29의 과체중까지는 최대한 빠른 감량을 노리는 편이 낫습니다. 여기에는 동기 부여 말고도 현실적인 이유가 몇 가지 있습니다.

- 애당초 잘못 붙은 근육은 버려야 합니다. 비대해진 하체 근육이 빠지지 않으면 상하 균형이 무너져 감량 후에도 코끼리 다리만 남습니다. 근 손실 타령은 과체중 이하일 때나 하는 것이지 고도비만 단계에서는 생각할 필요가 없습니다. 종종 고도비만인데도 근육을 잃으면 큰일 난다는 잘못된 말을 듣고 마른 사람들의 근육 불리기 방법을 따라 하다가 이도저도 아닌 구렁텅이에 빠지곤 합니다. 고도비만 상태에서의 근 손실은 크지도 않거니와,

약간의 근육량 감소는 정상적인 체형을 갖기 위해 거쳐야 하는 불가피한 구조 조정입니다.

- 고도비만 상태에서는 관절의 부담과 낮은 심폐기능 때문에 감량 효율이 좋은 인터벌 트레이닝이나 달리기 같은 고강도의 운동을 하기 힘듭니다. 근력운동도 척추, 고관절, 무릎 등에서 체형이 이미 무너져 있어 부상을 입기 쉽습니다. 강도 높은 운동이 가능해질 때까지는 빨리 체중부터 줄이는 게 상책입니다.

- 체중이 많이 나갈 때는 어느 운동을 해도 살은 잘 빠집니다. 식이요법과 낮은 강도 운동만으로도 필요한 만큼의 근육을 지키면서 살을 뺄 수 있으니 고강도 운동에 욕심을 내지 맙시다. 일부에선 고도비만인을 유치하기 위해 무리한 운동을 권하기도 하지만 그들이 당신의 관절을 남은 평생 책임져주지는 않습니다.

고도비만인의 감량 초반에는 매월 본인 체중의 2~3%를 목표로 잡습니다. 120kg의 남성이 1년간 살을 뺀다면 83~94kg이 되는 속도입니다. 중간에 정체기도 올 테고, 반대로 확 빠지는 때도 올 테니 매월 같은 속도일 수는 없지만 일단 목표는 이 정도로 잡으면 됩니다. 경도비만에 접어들면 그때는 그에 맞는 감량법으로 넘어갑니다.

고도비만인이 살을 뺄 때는 한 방에 '늘씬한 몸으로의 변신'은 생각도 해서는 안 됩니다. 최소한 서너 번 이상 다이어트를 시도해야 합니다. 첫 다이어트는 최대한 많은 체중을 빼는 데 주력합니다. 하지만 첫 다이어트에서 최하점 체중을 유지하는 사람은 거의 없습니다. 실제로는 약간의 체중 증가와 짧은 다이어트(미니 컷)를 반복하며 뺀 체중에서 늘고 줄고 하면서 새로운 체중에 조금씩 수렴해야 합니다.

많은 사람들이 다이어트 후에 다시 체중이 늘어나는 것을 두려워하고, 약간의 증가에도 심리적으로 무너져 패닉에 빠지지만 사실 줄어든 체중의 일정량이 복귀하는 것은 극히 정상적인 과정입니다. 이후 리버스 다이어트에서 자세히 다루겠지만 2차, 3차 감량은 해당 체중에 안착하기 위해서는 반드시 치러야 하는 일종의 학습 과정입니다.

식사 관리

원칙

고도비만 상태일 때는 본인의 유지 열량에서 25~30% 정도를 줄입니다. 즉 기초대사량보다 조금 더 섭취합니다. 고도비만인은 애당초 필요 열량이 크기 때문에 이 정도도 일반인에게는 간식 정도만 뺀 일상의 식사량과 비슷한 수준입니다.

고도비만기의 식사 관리는 매일, 매 끼니의 열량을 같은 비율로 줄이는 게 가장 간단합니다. 하루 필요량이 2,800kcal이고, 앞으로는 2,000kcal씩만 먹기로 마음먹었다면 매일 정확히 그 양을 지키고 세 끼니에 고르게 배분합니다.

이렇게 비율을 고르게 배분하는 이유는 감량 이후를 위한 식사 습관 훈련을 위해서입니다. 칼로리 사이클링이나 리피딩, 간헐적 단식법 등 날짜나 시간대별로 식사량을 바꿔가며 살을 빼는 방식도 있지만 이미 수십 년간 불량한 식사 습관이 몸에 밴 사람들에게 이런 방식은 폭식과 거식을 오가는 나쁜 결과로 이어진 사례가 많습니다. 고도비만인의 다이어트 식사는 체중을 뺀 후에는 일상의 식사가 되어야 하니 그 타이밍과 양에 몸을 길들여야 합니다.

단, 위의 기준은 건강한 사람에 한한 것입니다. 고도비만인의 상당수는 당뇨나 고혈압 등의 질환을 지닌 경우가 많으니 이때는 담당 의사의 지도에 따라 시행합니다.

구성 방법

설탕·음료·술 등의 열량을 제일 먼저 줄이고, 탄수화물은 하루 총열량의 50%를 넘지 않게 합니다. 대부분의 고도비만은 패스트푸드와 군것질만 빼도 살이 빠집니다. 고도비만인은 뭐든지 잘 먹을 것이라 여기기 쉽지만 실제로는 편식이 심한 경우가 많습니다. 보통의 식사는 거의 입에 대지 않고도 오직 군것질과 패스트푸드만으로 고도비만이나 초고도비만이 되는 사례도 흔합니다. 많은 고도비만인들이 맛없는 집밥 대신 과자, 피자, 치킨이라는 식으로 죄책감을 무마해 상태를 악화시킵니다. 비만이 심할수록 끼니마다 밥을 먹는 것이 더더욱 중요합니다.

단백질은 총열량에서 20~30%를 잡습니다. 흔히 단백질 섭취량을 체중 기준으로 산출하지만 고도비만인은 체중 자체가 너무 높아 그 방법을 적용하기 어렵습니다. 단백질은 주로 제지방(체지방을 제외한 나머지 신체조직) 유지에 필요한 영양소입니다. 체중에서 체지방의 비율이 압도적으로 높은 고도비만인이 체중을 기준으로 잡으면 자칫 단백질만 터무니없이 많이 먹는 결과가 될 수 있죠. 따라서 단백질은 섭취 열량 기준으로 산출합니다.

이렇게 산출한 단백질은 체중 대비로는 적어 보일 수 있지만 고도비만인은 체중에 대비해 키와 골격이 작다는 것을 고려해야 합니다. 이렇게 산출한 단백질량도 같은 키와 골격의 표준체중인 사람이 운동하며 섭취하는 양과 큰 차이가 없거나 도리어 더 많습니다.

그 나머지는 총열량의 20~30% 이상이 될 텐데, 그만큼을 지방으로 채웁니다. 지방을 많이 먹는다 해도 총열량에서 관리한다면 큰 상관이 없습니다. 섭취 열량이 2,000kcal라면 그 중 20%인 400kcal(45g) 이상의 지방을 섭취해야 합니다.

아래의 표는 체중과 열량에 따른 영양소의 최소치와 상한치에 대한 가이드라인 예시입니다. 하루 1시간 이내로 가볍게만 운동하고 활동량도 많지 않은 일반인에 맞춰 구성했습니다. 운동량 등 개인별 상황에 맞춘 실제 열량은 151쪽에서 제시한 기준에 따라 산정하기 바랍니다. 고도비만으로 분류되었다면 체중 대비로 보면 키가 작고 근육량도 적으므로 같은 체중에서 과체중이나 평균체중으로 분류되는 사람보다는 유지 열량도 낮습니다.

체중 (kg)	유지 열량 (kcal)	섭취 열량 (kcal)	매크로 영양소(g)		
			탄수화물	단백질	지방
130	4,000	2,800	350 이내	140 이상	62 이상
110	3,400	2,400	300 이내	120 이상	53 이상
90	2,800	2,000	250 이내	100 이상	45 이상
80	2,400	1,680	210 이내	84 이상	37 이상

고도비만의 영양 섭취 가이드라인

고도비만인의 다이어트에서 최악의 시나리오는 끼니를 너무 줄여서 먹고, 그 때문에 식간에 뱃속이 허전해 군것질을 하는 악순환입니다. 집밥이나 백반 수준의 보통 끼니만으로는 과체중은 몰라도 고도비만까지 가기는 어렵습니다. 고도비만까지 갔다면 십중팔구 군것질이나 간식, 야식이 주된 원인입니다. 밥을 먹어도 중간에 허전해진다면 간식을 더하지 말고 차라리 끼니를 더 먹는 게 낫습니다.

간식을 먹는 습관은 뇌에 '이때는 무언가를 먹는다'라는 식사 알람으로 기록되어 다이어트 후 도로 살찌게 만드는 악성코드가 됩니다. 다이어트의 긴장감이 유지되는 동안에는 오이, 토마토로 간식을 때울 수 있을지 몰라도 일단 긴장이 풀리면 그 자리를 빵이나 과자가 대신하면서 어렵게 이룬 감량을 도로아미타불로 만들고 맙니다.

주당 한두 번의 외식은 무방하지만 이때도 반드시 간식이나 디저트 종류가 아닌, 세 끼니 식사 중 하나로 먹어야 합니다.

다음은 위의 표에서 체중 80kg의 고도비만인을 기준으로 끼니당 500~700kcal 정도에 맞춘 고도비만 식단입니다. 탄수화물은 50% 이내, 단백질은 20~30% 이상, 나머지를 지방으로 배치한 전형적인 '저탄수화물-고단백-중지방' 식단입니다. 한식과 간편식 두 가지 방식입니다. 세 끼니는 임의로 바꿔도 무방합니다.

한식 식단		양	영양소			
			탄수화물 (g)	단백질 (g)	지방 (g)	열량 (kcal)
아침	밥	140g	44	4	1	200
	흰 살 생선 구이	150g	–	27	2	126
	김치와 나물	100g	5	2	2	50
	쇠고기미역국	250g	15	15	5	165
	블랙커피+저지방 우유	200ml+50ml	2	2	–	10
점심	밥	200g	65	6	1	300
	두부된장찌개	200g	12	14	6	158
	계란 프라이	1개	–	7	7	91
	김치와 나물	100g	5	2	2	50
	티백 녹차	–	–	–	–	1

저녁	밥	140g	44	4	1	200
	돼지안심 볶음	150g	6	33	8	248
	김치와 나물	100g	5	2	2	50
	콩나물국	200g	4	4	1	41
	합계		207	122	38	1,690

고도비만의 식단 예시(한식)

간편식 식단		양	영양소			
			탄수화물 (g)	단백질 (g)	지방 (g)	열량 (kcal)
아침	무슬리 시리얼	60g	39	6	2	210
	무지방 우유 +유청단백질	250cc+30g	13	30	1	181
	토마토 1개	100g	4	1	–	14
	아메리카노 커피	355ml	2	1	–	10
점심	닭가슴살을 얹은 알리오 올리오 파스타	350g	52	35	19	520
	양상추+적채+라디치오	60g	–	–	–	–
	발사믹 드레싱	15g	3	1	3	43
	탄산수	350ml	–	–	–	–
저녁	해물볶음밥	300g	68	25	13	487
	단무지	50g	3	–	–	12
	계란 프라이	60g	–	7	7	91
	두부된장국	150g	9	11	4	116
	합계		193	117	49	1,684

고도비만의 식단 예시(간편식)

체중이 줄어드는 만큼 신진대사량도 줄어들 테니 2주 간격으로 식사량
도 조금씩 줄여나갑니다. 뇌에서 식사 패턴에 적응하는 데 걸리는 시

간이 대개 그 정도이기 때문입니다.

체중이 빠지고 있는 한은 옆도 돌아보지 말고 지금 방법을 고수합니다. 정상적으로 진행되던 감량이 두 달 이상 정지 상태이고, 양을 더 줄여도 감량이 되지 않는다면 뒤에 나올 리버스 다이어트 부분을 참고합니다. 하지만 처음부터 살이 빠지지도 않았다면 그건 열량 계산을 잘못해서일 테니 입에 들어가는 음식부터 다시 점검합니다.

운동 관리

감량을 원하는 고도비만인은 원칙적으로 고강도 운동을 해서는 안 됩니다. 굳이 고강도 운동이 아니어도 충분히 살을 뺄 수 있고, 이미 관절이 상해 있거나 몸이 변형되어 부상 확률이 표준체중인보다 훨씬 높기 때문입니다. 고강도 운동은 감량 후로 미룹니다.

근육과 체중을 늘리기 위해 운동하는 사람들은 운동 전후에 별도의 영양 섭취를 하기도 하지만 과체중이나 고도비만 단계에서는 필요 없습니다. 운동 전후 한 시간씩은 공복 상태가 낫습니다. 운동이 자칫 폭식을 불러오는 방아쇠가 될 수도 있으니까요.

고도비만인에게 가장 적합한 운동은 다음과 같습니다.

수영

고도비만인에게 가장 이상적인 운동입니다. 체지방률이 높을수록 물에 잘 떠 배우기 쉽고, 관절 부담도 적고, 열량 소모도 많습니다.

걷기

고도비만인은 걷기와 가벼운 활동으로도 많은 열량을 소모할 수 있기 때문에 평상시에 최대한 많이 걷고 움직이는 NEAT 전략이 잘 통합니다. 굳이 시간을 내어 걷지 않아도 하루에 만 보를 채우는 것만으로도 감량할 수 있다는 건 이때만 가능한 축복입니다.

걷기 운동을 별도로 실시한다면 최소한 5km/h의 속도로 시작합니다. 한 달에 0.5km/h씩, 최대 7.5km/h까지 올립니다. 30분 정도로 시작해 최대 1시간까지 늘려갑니다. 그 이상은 시간 대비해 효율이 낮으니 권하지 않습니다.

고도비만인은 제자리 걷기로도 관절이 상할 수 있으니 반드시 쿠션과 안정성의 밸런스가 잘 갖춰진 전문 러닝화를 신습니다.

고정 자전거

고정 자전거는 외출이 어렵거나 트레드밀도 쓰기 어려울 때 택할 수 있는 대안입니다. 걷기나 달리기에 비해 관절 부담도 적고 소음이나 자리도 덜 차지합니다. 다만 시중의 저가 가정용 고정 자전거는 체중이 많이 나가는 사람이 쓰기는 견고함이 떨어지고 진동도 심합니다. 고도비만인이 사용할 목적이라면 다소 가격이 높더라도 무게가 많이 나가고 견고한 제품이 좋습니다.

단점이라면 '그래도 운동은 되겠지'라는 안이한 생각에 거의 운동조차 안 될 만큼 슬렁슬렁 돌리는 경우가 많다는 점입니다. 따라서 고정 자전거로 살을 빼려면 인터벌 방식이 필수입니다. 그래야 중간에 긴장이 풀려 느릿느릿 돌리게 되는 함정에 빠지지 않습니다. 이때는 페달의 강도를 최하에서 한두 단계 위로 낮게 설정하고, 대신 숨이 막힐 만큼 최대한 빠르게 돌립니다.

워밍업 5분(RPM 70 이상, 심박수 60~70%)		
고강도 운동 30초(RPM 90 이상, 심박수 80%) + 저강도 운동 45초(RPM 70 이상, 심박수 60%)	15세트	총 운동 시간 30분
마무리 운동 5분 스트레칭		

고도비만을 위한 고정 자전거 인터벌 프로그램(C2-1)

위의 표에서 제시하는 C2-1 인터벌 프로그램은 운동을 시작한 첫 주에 맞춘 시간 구성입니다. 1주마다 고강도 운동 시간을 5초씩 늘려 나가고, 2주마다 한 세트씩을 줄입니다. 6주 후면 '고강도 1분-저강도 45초'에 총 12사이클의 기발라 인터벌 패턴이 완성됩니다. 그때부터는 자전거의 설정 강도를 높여 나갑니다.

근력운동

고도비만 상태에서 근력운동의 비중을 어느 정도 잡을지는 현실적인 문제가 얽혀 있습니다. 이론적으로는 근력운동도 체계적으로 강도 높게 한다면 살을 많이 뺄 수는 있습니다. 하지만 현실에서는 개인 트레이너라도 두지 않는 이상 독학으로 운동하는 고도비만의 일반인에게 그 정도를 기대하기는 어렵습니다. 게다가 이미 근골격에 문제를 지녔을 가능성도 높아 혼자 막무가내로 하는 근력운동은 몸을 망칠 수도 있습니다. 수치상으로는 근육이 넘쳐나는 고도비만인에게 근육량 향상이 시급한 것도 아닙니다.

그에 비해 유산소운동이나 컨디셔닝 운동은 조금만 노력하면 혼자서도 많은 에너지를 태우는 효율적인 운동을 할 수 있습니다. 고도비만의 경우 본격적인 근력운동의 비중은 50% 이내로 잡는 게 그 때문입니다. 이때도 일단 점프나 싯업(윗몸일으키기)처럼 관절에 부담을 주는 운동을 해서는 안 됩니다. 풀업(턱걸이)이나 푸시업처럼 체중을 이용하는 운동에서도 몸무게 때문에 문제가 생기지 않는지를 따져야 합니다.

뭐니 뭐니 해도 중요한 건 감량 후에 굵은 하체만 남는 상황을 최대한 예방해야 한다는 점입니다. 이 때문에 특히 하체운동에서 종목 선정에 주의해야 합니다. 자세가 무너질 때 부상의 위험이 있는 무리한 고반복의 기구운동은 피하고 가능한 한 체중을 이용한 맨몸운동이 유리합니다.

컨디셔닝 운동

대부분의 컨디셔닝 운동은 신체적인 부담이 크기 때문에 종목을 잘 선택해야 합니다. 고도비만인도 소화할 수 있는 컨디셔닝 운동에는 로잉 머신, 배틀로프, 펀치백 등이 있습니다. 운동 능력이 좋다면 마운틴 클라이머도 가능합니다.

유산소운동+근력운동 프로그램

앞에서의 내용들을 조합해 유산소운동과 컨디셔닝 운동, 근력운동을 결합한 프로그램입니다. 집에서도 가능한 맨몸운동의 서킷 트레이닝과 헬스장에서 가능한 기구운동+유산소운동으로 구성한 두 가지 버전입니다.

하체운동으로 널리 알려진 스쿼트 대신 런지를 주 운동으로 실시합니다. 허벅지 앞쪽에 부담이 집중되는 스쿼트와 달리 런지는 허벅지 앞뒤와 엉덩이 모두에 고른 자극이 가해지고, 허리 부담이 적고, 균형

감을 기르는 데 유리합니다. 다리가 과도하게 굵고, 기저질환 가능성이 높은 고도비만 단계에서 유용합니다. 상체 운동도 몸을 숙여야 하는 로우나 데드리프트, 부상 위험이 있는 벤치프레스 대신 부담이 적

운동 구성			횟수
준비운동		고정 자전거, 걷기 중 택일	5~10분
근력 운동	하체	맨몸 런지	양쪽 각 10회
	가슴	푸시업(정자세가 안 되면 무릎을 대고)	15회
	엉덩이	스탠딩 킥백(벽을 짚고 서서 뒤로 차기)	양쪽 각 12회
	등	인버티드 로우	10회
	코어	플랭크	30~60초
	휴식	제자리걸음	30초
유산소운동		시속 6km 이상 걷기 / 고정 자전거나 펀치백 인터벌 중 택일	30분
마무리 운동		스트레칭	5~10분

횟수 칸 오른쪽: 휴식 없이 4사이클 (20~25분)

고도비만을 위한 맨몸 서킷 트레이닝(D1-1)

운동 구성			횟수
준비운동		고정 자전거, 걷기, 일립티컬 중 택일	5~10분
근력 운동	하체	맨몸 런지 / 스미스머신 런지	양쪽 각 10회
	가슴	체스트 프레스 머신 / 푸시업	15회
	코어	플랭크	30~60초
	하체	스모 케틀벨 데드리프트	10회
	등	랫 풀다운	12회
유산소운동		로잉머신 2,000m / 고정 자전거 인터벌 중 택일	30분
마무리 운동		스트레칭	5~10분

횟수 칸 오른쪽: 각 4세트씩

고도비만을 위한 근력+유산소운동 트레이닝(D1-2)

은 종목으로 선별했습니다.

프로그램은 최소한 1~2주 간격으로 강도를 높여 갑니다. 근력운동은 중량과 횟수를, 유산소운동은 속도를 높입니다. 운동 시간은 여기서 더 늘리지 않습니다. 체중이 고도비만을 벗어나 과체중 단계에 접어들면 다음 챕터의 운동 프로그램으로 넘어갑니다.

03
과체중

고도비만 수준에 속할 만큼 비만도가 높지는 않고, 앞으로 줄여야 할 체중이 현재 체중의 10~15% 이내라면 당장 감량이 시급한 고도비만과는 접근법이 달라집니다. 과체중 범위에서는 비시즌기의 보디빌더 같은 근육형 과체중부터 지방만 많은 전형적인 비만까지 다양한 양태를 다 볼 수 있습니다. 하지만 공통적으로 근육량을 최대한 지키면서 체지방을 줄이는 전략이 필요합니다.

키		155cm	160cm	165cm	170cm	175cm	180cm	185cm
BMI	22 평균치	53kg	56kg	60kg	64kg	67kg	71kg	75kg
	25 이상 과체중	60kg	64kg	68kg	72kg	77kg	81kg	86kg

과체중의 기준

식사 관리

과체중이고, 평소 특정한 시기에 몰아서 먹는 폭식 성향이 있다면 다이어트 식단은 그 반대로 갑니다. 이런 경우는 일일 단위로 같은 양을 먹는 훈련을 해야 나중에 폭식이 악화되는 상황을 예방할 수 있고, 장기적으로 식습관을 훈련할 수 있습니다.

　반면, 폭식 성향까지는 없다면 이때부터는 날짜별로 다른 열량을 섭취하는 칼로리 사이클링이 다이어트 스트레스와 부작용을 줄이고 정체기를 예방하는 유용한 전략입니다.

첫 단계로는 하루 평균 섭취량과 대략적인 영양소 계획을 잡아야 합니다. 이때부터는 일일 평균 섭취 열량을 유지 열량의 20~25% 정도로 조금 덜 빡빡하게 관리합니다. 즉 유지 열량이 2,000kcal인 과체중 여성이라면 하루 평균 1,500~1,600kcal로 줄입니다.

단백질은 체중 1kg당 1.5~2g 수준으로 잡아 포만감을 높입니다. 고도비만인의 경우 체중이 과도해 섭취 열량 기준으로 단백질을 산정했지만, 지금부터는 체중 대비로 단백질량 기준을 산출합니다.

단백질을 제외한 나머지 열량에서 지방을 더 먹을지, 탄수화물을 더 먹을지는 본인의 판단과 취향에 달렸습니다. 채식주의자이거나 고탄수화물 다이어트를 하는 게 아니라면 여기서도 탄수화물을 총열량의 50% 안쪽으로 제한하는 편이 포만감 관리에서는 유리합니다. 즉 하루 섭취 열량이 1,600kcal라면 탄수화물은 그 중 800kcal, 즉 200g은 넘기지 않는 것이 좋습니다.

한편 지방은 총열량의 최소한 20%는 섭취해야 필수지방산 부족에 따른 신체의 기능 저하를 예방할 수 있습니다.

다음은 1시간 이내의 운동량에 활동량이 많지 않은 사람을 기준으로 한 일일 최소치와 상한치 가이드라인 예시입니다. 여기서도 개인별 상

체중 (kg)	유지 열량 (kcal)	섭취 열량 (kcal)	매크로 영양소(g)		
			탄수화물	단백질	지방
80	2,500	2,000	250 이내	120 이상	45 이상
70	2,200	1,760	220 이내	105 이상	39 이상
60	1,900	1,520	190 이내	90 이상	34 이상

과체중의 영양 섭취 가이드라인

황에 맞춘 열량 수치는 151쪽에서 제시한 필요 열량에 맞춰 산정하기 바랍니다.

이 단계부터는 열량 관리가 다소 빡빡해지기 때문에 한 끼 정도는 닭 가슴살, 샐러드, 오트밀, 고구마, 감자, 바나나 등으로 대체해 열량 관리를 해도 됩니다. 하지만 한 끼 이상을 대체식으로 뜯어고치는 건 이후 다이어트 모드에서 탈출이 힘들어집니다. 대체 식단으로 세 끼니를 채우는 건 직업 보디빌더들조차 경기 전 일시적으로 활용할 뿐입니다.

이제 결정할 건 식단을 구체적으로 어떻게 구성할지입니다.

일일 기본 식단

가장 손쉽고 기본적인 방법은 매일 같은 일일 평균치 열량을 섭취하는 것입니다. 무난하고 기본적인 방식입니다. 다음 표는 키 158cm, 체중 60kg의 과체중 직장인 여성 민정이가 감량을 위해 매일 1,500kcal 남 짓의 열량을 섭취하려 할 때 일일 기본 식단 예시입니다. 일반적인 식사와 한 끼니를 대용식(닭가슴살+방울토마토)으로 대치한 식단입니다. 대용식의 위치는 군이 점심으로 한정할 필요는 없고 본인이 허기를 덜 느낄 수 있는 타이밍에 배치하면 됩니다.

일반 식단		양	영양소			
			탄수화물 (g)	단백질 (g)	지방 (g)	열량 (kcal)
아침	오트밀	50g	27	5	3	150
	계란 프라이	2개	–	15	14	186
	키위 1개	80g	11	1	–	45
	저지방 우유	180ml	9	6	1	70
	아메리카노 커피	355ml	2	1	–	10

			탄수화물	단백질	지방	열량
점심	밥	150g	48	5	1	220
	삼치 구이	150g	–	26	8	192
	김치와 나물	100g	5	2	2	50
	콩나물국	200g	4	4	1	41
	저열량 믹스 커피	1포	6	–	2	25
저녁	밥	150g	48	5	1	220
	닭가슴살 채소볶음	200g	6	30	5	190
	김치와 나물	100g	5	2	2	50
	미역국	250g	4	3	4	60
합계			175	105	44	1,509

	대용식 식단	양	영양소			
			탄수화물 (g)	단백질 (g)	지방 (g)	열량 (kcal)
아침	밥	200g	65	6	1	300
	삼치 구이	150g	–	26	8	192
	김치와 나물	100g	5	2	2	50
	무국	250g	5	1	3	45
	아메리카노 커피	355ml	2	1	–	10
점심	훈제 닭가슴살	150g	3	30	5	180
	방울토마토	100g	3	1	–	16
	녹차나 홍차	티백	–	–	–	–
저녁	밥	200g	65	8	1	300
	돼지 안심 살코기	200g	–	40	12	270
	쌈채소	150g	5	1	–	20
	쌈장	20g	8	2	–	40
	김치와 나물	100g	5	2	2	50
	콩나물국	200g	4	4	1	41
합계			170	124	35	1,514

과체중의 식단 예시

칼로리 사이클링

이때부터는 줄일 체중이 그리 많지 않기 때문에 칼로리 사이클링(217쪽 참고)도 가능합니다. 예시로 든 민정이가 빠른 감량에 굳이 욕심이 없다면 감량 열량인 1,500kcal와 유지 열량인 1,900kcal를 번갈아 섭취할 수 있습니다. 이렇게 되면 감량 속도는 절반으로 더뎌지지만 신진대사가 떨어지거나 몸에 무리가 오는 상황을 최대한 예방할 수 있습니다.

	월	화	수	목	금	토	일
열량 (kcal)	1,500 (감량)	1,900 (유지)	1,500 (감량)	1,500 (감량)	1,900 (유지)	1,900 (유지)	1,500 (감량)

과체중의 칼로리 사이클링 예(저강도)

그럼 민정이가 식사를 조금 더 먹는 화, 금, 토요일엔 어떻게 먹을까요? 예로 든 1,500kcal 일반 감량 식단을 다음과 같이 변형하면 유지 열량인 1,900kcal가 됩니다.

- 방법 1 **아침 오트밀은 75g으로, 점심과 저녁의 밥은 250g으로 변경**
- 방법 2 **점심이나 저녁 중 한 끼를 평소 좋아하는 파스타나 불고기덮밥, 초밥 같은 외식으로 대체**

칼로리 사이클링 변형

민정이는 주말에 남자친구와 데이트가 있어 약간 더 먹을 수밖에 없습니다. 차라리 평일에 더 엄격하게 다이어트를 하고 주말에 조금 더 먹는 방법이 없나 고민합니다. 민정이가 칼로리 사이클링을 통해 매일 20%를 줄여 먹는 것과 비슷한 수준의 감량을 원한다면 월요일부터 금요일까지는 1,300kcal를, 토요일과 일요일은 1,900kcal를 섭취하는 것으로 변형할 수 있습니다.

	월	화	수	목	금	토	일
열량 (kcal)	1,300 (강한 감량)	1,300 (강한 감량)	1,300 (강한 감량)	1,300 (강한 감량)	1,300 (강한 감량)	**1,900** **(유지)**	1,900 (유지)

과체중의 칼로리 사이클링 예(고강도)

민정이가 1,500kcal 감량 식단을 1,300kcal로 바꾸고 싶다면 다음과 같은 방법이 가능합니다.

- 방법 1 아침 식단에서 키위를 빼고 점심과 저녁에는 밥 양을 100g으로 줄이기
- 방법 2 월요일부터 금요일까지 아침 식사를 저지방 우유 180ml(70kcal) + 카제인 30g(120kcal) + 오렌지 100g(50kcal)으로 대체

이 외에도 3대 영양소와 주당 총열량을 맞출 수 있다면 어떤 변화든 무방합니다. 칼로리 사이클링은 신진대사를 유지하고 몸에 부담을 최소화하는 장점이 있지만 식사량을 줄였을 때 폭식 성향이 나타나는 사람이라면 해서는 안 됩니다.

운동 관리

과체중이 고도비만과 가장 크게 다른 것은 운동법입니다. 과체중 범위에서의 근육량은 대개 정상치에서 아주 크게 벗어나지는 않습니다. 이때 극단적으로 식사량만 제한하면 있는 근육까지 잃을 우려가 큽니다.

① 근육량 정상 + 체지방이 약간 많은 경우(여성 25~29%, 남성 20~24%)

현재의 근육량을 지키는 게 중요합니다. 근력운동 70%, 유산소운동 30% 선에서 실시합니다.

② 근육량 부족 + 체지방이 아주 많은 경우(여성 30% 이상, 남성 25% 이상)

근육을 잃을 우려는 크지 않고 적은 운동량으로도 발달의 여지가 큽니다. 근력운동에 50~60% 정도를 투자하고 나머지를 유산소운동으로 실시합니다.

예를 들어 몸무게 65kg, 키 160cm의 30대 과체중 여성이 본 운동을 한 시간 동안 한다고 가정합니다. 체지방이 30%가 안 된다면 근력운동에 40분, 유산소운동에 20분을 투자합니다. 반면 체지방이 30%가 넘는 심한 지방형 비만이라면 30분 정도를 근력운동에, 나머지를 유산소운동에 투자하면 됩니다.

과체중에서는 고도비만보다는 강도가 높은 운동도 가능합니다. 이때의 근력운동은 전형적인 무분할, 2분할의 근력운동은 물론 서킷 트레이닝도 가능합니다. 살을 빼기 위한 근력운동은 가능한 한 중간 휴식 시간을 짧게 잡아 운동 내내 심장이 빠르게 뛰도록 실시합니다. 몸의 일부분만 단련하는 3~5분할보다는 많은 근육을 동원하는 무분할이나 2분할이 더 많은 에너지를 소모할 수 있습니다.

유산소운동도 고도비만보다는 선택의 폭이 넓습니다. 이때부터는 가벼운 달리기도 가능하며, 인터벌 트레이닝도 주당 2회씩 루틴에 넣어줍니다. 다만 전력 달리기나 버피처럼 점프가 동반되는 동작은 운동능력이 좋은 사람에 한해 제한적으로만 실시합니다.

과체중 단계에서도 운동 전후 별도의 영양 섭취는 필요 없습니다. 운동 전후 한 시간씩은 공복 상태가 낫습니다. 특히 운동 후 식사량이 늘어나는 경향이 있다면 직후의 식사는 최대한 피합니다.

과체중 단계에 최적화한 무분할, 2분할 트레이닝은 다음과 같습니다.

과체중 무분할 트레이닝			
준비운동 : 느린 달리기나 빠른 걷기, 체조 등 10분			
	부위	1일차	2일차
근력 운동	하체	덤벨 런지 10회×4세트 레그 익스텐션 12회×3세트	스쿼트 8회×5세트 레그컬 12회×4세트
	가슴/어깨	벤치프레스 10회×5세트	덤벨 벤치프레스 12회×4세트 밀리터리 프레스 10회×4세트
	등	턱걸이 한계치×4세트 혹은 랫풀다운 12회×4세트 바벨 로우 혹은 T바 로우 10회×4세트	데드리프트 8회×4세트
	복근	버티컬 레그레이즈 10회×3세트	오블리크 크런치 10회×3세트
유산소운동이나 컨디셔닝 운동 : 20~30분 (최대심박수 70~90%에서 달리기, 일립티컬, 로잉머신 등 택일)			
•1일차와 2일차를 번갈아 주 3~5회 실시 • 세트 사이 휴식은 40~80초, 근력운동은 45분 이내에 완수 • 중량은 각 세트 마지막에 한계치의 90%에 이르도록 세팅			

과체중의 무분할 트레이닝 프로그램(D2-1)

과체중 2분할(Push-Pull) 트레이닝	
준비운동 : 느린 달리기나 빠른 걷기, 체조 등 10분	
1일차 : 미는 운동	2일차 : 당기는 운동
스쿼트 8회×5세트	데드리프트 6회×4세트
레그프레스 10회×4세트	레그컬 12회×4세트
벤치프레스 8회×5세트	턱걸이 한계치×4세트 혹은 랫풀다운 12회×4세트
인클라인 덤벨플라이 12회×3세트	바벨 혹은 T바 로우 10회×4세트

오버헤드 프레스 10회×4세트	바이시클 매뉴버 한계치×3세트
사이드 래터럴 레이즈 12회×3세트	버티컬 레그레이즈 10회×3세트
유산소운동 20분간의 느린 달리기	**기발라 인터벌 트레이닝** 고강도 60초, 저강도 75초 8~12세트 반복 (로잉머신, 사이클, 마운틴 클라이머 등 택일)
• 1일차와 2일차를 번갈아 주 3~5회 실시 • 근력운동의 세트 사이 휴식은 40~80초, 총 운동 시간은 80분 이내 • 중량은 각 세트 마지막에 한계치의 90%에 이르도록 세팅	

과체중의 무분할 트레이닝 프로그램(D2-2)

쉬어가기

다리만 굵은 사람의 근력운동

세간에는 안 그래도 다리가 굵은 비만인들에게 다리운동을 더 해야 가늘어진다며 하체운동을 권하는 엉터리 자료들이 많습니다. 특히 여성들이 정작 시급한 상체운동은 안 하고 스쿼트와 런지, 힙 운동만 종일 하는 안타까운 모습도 자주 봅니다.

하체를 가늘게 하고 싶으면 살부터 빼세요. 전신에서 살이 빠져 가늘어지는 것이지 운동 자체가 어딘가를 가늘게 하지는 않습니다. 불룩하고 단단해서 근육이라 착각하는 경우도 많지만 언뜻 근육처럼 보이는 단단하고 불룩한 부위도 CT를 찍어보면 대개는 근육 사이의 지방 때문에 더 불룩할 뿐입니다. 살을 빼면 근육처럼 보였던 곳도 가늘어집니다. 근 손실이 아닙니다.

물론 하체운동을 아주 하지 말라는 말은 아닙니다. 그저 흐느적 물살보다는 탄력 있는 다리가 예쁘고, 적당한 라인이 실제보다 가늘어 보이는 효과를 주니 일정 비중의 하체운동이 필요할 뿐입니다. 하지만 하체운동으로 하체가 가늘어질 것이라는 터무니없는 기대는 하지 마십시오.

그럼 탄력을 주면서도 부피에 영향이 덜한 근력운동이 있을까요? 뒤집어서 부피에 가장 영향이 큰 것부터 알아보면 보디빌딩 스타일의 6~12회 남짓 중中반복입니다. 적은 무게로 많이 반복하는 고高반복도 일부에서는 부피를 안 키운다거나 심지어 가늘게 한다고 잘못 알려져 있지만 그런 운동도 전통적인 보디빌딩 스타일 못지않게 부피를 키우는 건 이미 밝혀진 사실입니다. 심지어 근내지방 축적을 더 자극한다는 주장도 있습니다. 부피를 덜 자극하는 대표적인 근력운동들은 다음과 같습니다.

- **파워 트레이닝** 순간적으로 강한 힘을 쓰는 점프, 역도성 운동(점프 스쿼트, 박스 점프, 점핑 런지)
- **등척성 운동** 버티기, 한 다리 운동, 밸런스 운동 등(한 다리 데드리프트, 보수볼 트레이닝 등)
- **스트렝스 트레이닝** 3~5회 이하의 고중량-저반복 운동

이 중 밸런스 운동은 비만인에게도 적합하지만 한 다리 운동이나 파워트레이닝은 체중이 높은 상태에서는 관절에 다소 위험이 따르므로 감량이 끝난 상태에서 프로그램에 넣는 게 안전합니다. 스트렝스 트레이닝도 최소한 과체중 이하에서 실시하기를 권장합니다.

04
표준체중

체중이 정상치보다 상회하는 사람만 몸 관리가 필요한 것은 아닙니다. BMI로는 표준 범위이지만 더 근사한 체형을 갖고 싶거나 불룩한 배, 좁은 어깨, 처진 팔다리 등의 체형이 불만인 경우도 있습니다.

	키	155cm	160cm	165cm	170cm	175cm	180cm	185cm
	18.5 미만 저체중	45kg	47kg	50kg	53kg	57kg	60kg	63kg
BMI	22 평균치	53kg	56kg	60kg	64kg	67kg	71kg	75kg
	25 이상 과체중	60kg	64kg	68kg	72kg	77kg	81kg	86kg

표준체중의 기준

표준체중의 경우에 궁극적인 목표는 체중 감소보다는 '체성분의 최적화(Body Recomposition)'입니다. 체중을 유지하면서 체성분을 바꾸려면 대체로 근육량은 늘어야 하고, 체지방은 줄거나 최소한 현재를 유지해야 합니다. 비만인의 경우 지방이든 근육이든 '일단 빼는 방향'으로는 목표가 일정하지만 이 경우는 복합적인 문제가 있습니다.

이분들의 고민은 대개 비슷합니다. 어깨가 좁은 사람들은 체중부터 늘리고 근육을 만들어야 할지를 고민하고, 배만 나온 이들은 뱃살부터 빼고 몸매를 가다듬을지 아니면 일단 근육부터 붙이고 나중에 뱃살을 뺄지를 고민합니다. 하지만 솔직히 이건 상급자들의 전문적인 몸 관리에서나 따질 문제이지 경력이 얼마 되지 않는 대다수 일반인에게는 고민할 거리가 아닙니다. 운동만 열심히 하면 흔히 말하는 멋진 몸매에 몸이 알아서 수렴합니다. '배야, 들어가라!'라고 매일 밤 주문을 외우지 않아도 식사 조절하고 근력운동 하면 배가 나온 사람들은 배가 들어가고, 늘어진 팔은 저절로 탄력이 붙을 겁니다. 때로는 너무 복잡한 생각이 쓸데없는 걸림돌이 됩니다. 구체적인 몸 디자인은 최소한 1~3년 이상 운동을 하고 나서 생각할 문제입니다.

식사 관리

체중이 표준 범위에 속한다면 식사법은 자유롭게 택할 수 있습니다. 이때도 가장 쉬운 방법은 유지 열량에 해당하는 탄수화물, 단백질, 지방을 매일 같은 양 섭취하는 것이죠. 이때의 3대 영양소 비율은 앞에서 영양소에 대해 언급한 대로 교과서적인 권장량을 그대로 따라가면 됩니다. 표준체중부터는 식단 구성의 선택지가 워낙 많기 때문에 고도비만이나 과체중에서처럼 일률적으로 딱 떨어지는 열량과 영양소 비중을 제시하기는 어렵습니다. 대신 열량과 영양소를 산출하는 순서와 방법을 제시하겠습니다.

1단계 : 본인의 하루 필요 열량을 산출하기

두 가지 방법이 있는데, 현재 체중과 몸 크기를 유지하고 싶다면 151쪽에서 다룬 열량 산출법을 이용하면 됩니다. 한편 체지방은 유지하면서 근육량만 늘려 체중을 조금 늘리고 싶다면, 즉 평범한 몸보다 약간 큰 근육질의 몸을 원한다면 현재의 열량 필요량에서 200kcal 정도 추가합니다.

2단계 : 단백질량 산출하기

단백질은 체중 1kg당 1.2g에서 많게는 2~3g까지도 가능하지만 근육량 증가가 주된 목표라면 1.8g 이상 섭취하는 게 좋습니다.

3단계 : 지방과 탄수화물량 산출하기

지방은 총열량에서 최소 15~20% 이상을 채워야 건강이나 전반적인 신체 컨디션에 무리가 없습니다. 단백질과 지방을 뺀 나머지 열량을 탄수화물로 채웁니다. 탄수화물과 지방의 비율은 선택 나름이지만 파워를 중시하거나 활동량이 많다면 총열량의 50~70%를 탄수화물로 채우고 나머지를 지방으로 채웁니다. 활동량이 적거나 포만감을 중시한다면 탄수화물은 50% 아래로 묶고 나머지를 지방으로 채웁니다.

음식에 대한 선호도나 주변 환경도 영향을 미칩니다. 고기를 많이 먹는 환경이라면 지방 섭취가 많아질 테고, 빵·면류·과일을 좋아한다면 탄수화물이 많아지겠죠. 하지만 단백질 섭취량이 같고, 총열량이 같다면 탄수화물과 지방 둘 중 무엇을 먹든 체중 관리 관점에서는 큰 차이가 없습니다.

이번엔 체중 70kg의 평범한 사무직 남성 민수를 예로 들어보겠습니다. 불룩한 배와 좁은 어깨가 고민인 민수는 오늘부터 근사한 몸매를 갖기 위해 주 4회, 1시간 20분씩 근력운동을 하려고 합니다. 민수는 지금 상태에서 체중을 더 빼거나 늘릴 마음은 없지만 체지방은 줄이고 그만큼의 근육을 늘리고 싶습니다.

민수가 운동을 하는 날의 하루 섭취 열량은 2,450kcal(70kg×35)로 잡습니다. 민수가 체중을 늘리려는 건 아니므로 이 이상 섭취할 필요는 없습니다. 영양소 배분은 다음과 같이 하겠습니다.

- 단백질 : 70kg×1.8~2.2g ⇒ 126~154g(504~616kcal)
- 지방 : 2,450kcal의 20% ⇒ 약 54g 이상(490kcal 이상)
- 탄수화물 : 전체 열량의 약 57% ⇒ 350g 이하(1400kcal 이하)

퇴근 후에 직장 근처에서 운동을 하고, 귀가해 9시 넘어 저녁을 먹으려 하는데 점심 식사에서 저녁 식사까지는 시간 간격이 너무 깁니다. 그래서 운동 전에 바나나 한 개를 간식으로 먹고, 운동 후엔 기운도 낼 겸 고단백 우유를 마신 후 집에 돌아갈 참입니다.

여기에 근거해 운동을 하는 날 민수의 기본 식단 예시를 잡으면 앞의 표와 같습니다.

민수의 식단은 상황에 따라 다음과 같이 변형할 수도 있습니다.

- 운동 후에 고단백 우유 대신 동일한 단백질 함량의 유청단백질 보충제 (120kcal)를 먹는다면 저녁밥을 70g쯤 더 먹거나 운동 전에 바나나 한 개를 추가해 먹을 수 있습니다.
- 오늘은 오후에 모임이 있어 커피와 과자(250kcal)를 먹었습니다. 그렇다면 운동 전에 커피와 바나나는 건너뛰고 저녁밥의 양도 100g 줄입니다.
- 오늘은 저녁 운동 후 횟집에서 동창 모임이 예정되어 있습니다. 그럼 운동 후 영양 섭취는 모두 생략합니다. 사정상 과식을 했다면 내일 아침은 원래 식단 대신 우유 한 잔과 달걀 2~3개를 먹습니다. 탄수화물을 잠시 끊고 단백질과 수분을 충분히 섭취해야 과식, 특히 탄수화물로 인한 부종을 빨리 뺄 수 있습니다.

식단		양	영양소			
			탄수화물 (g)	단백질 (g)	지방 (g)	열량 (kcal)
아침	밥	200g	65	6	1	300
	계란 프라이	2개	–	14	14	181
	어묵 볶음	120g	15	7	5	133
	김치와 나물	100g	5	2	2	50
	콩나물국	200g	4	4	1	41
	믹스 커피	1포	9	–	2	50
점심	삼선짬뽕	900g	98	41	10	648
	단무지	40g	2	–	–	4
	녹차 티백	–	–	–	–	–
운동 전후	아메리카노 커피	355ml	2	1	–	10
	완숙 바나나	100g	20	1	–	80
	고단백 우유	400ml	20	22	6	220
저녁	밥	250g	80	8	2	375
	고등어구이	140g	–	28	14	256
	된장국	200g	10	5	2	78
	김치와 나물	100g	5	2	2	50
합계			335	141	61	2,476

표준체중의 식단 예(운동하는 날)

● 원한다면 420쪽에 나오는 저체중인 태영이의 증량 식단(5끼)도 민수가 그 대로 쓸 수 있습니다.

그렇다면 운동을 하지 않고, 직장에도 출근하지 않은 채 하루 종일 빈 둥거린 날은 어떻게 먹는 게 좋을까요? 운동을 안 하는 평상시 민수의 필요 열량은 2,170kcal(70kg×31)로, 운동하는 날보다 280kcal 정도 적 습니다. 이때도 근력운동 후 회복은 계속되므로 몸의 구성 성분인 단백질은 운동하는 날과 똑같이 섭취합니다. 대신 에너지 영양소인 탄수화물이나 지방에서 섭취량을 줄입니다.

아침의 간편식을 가정한 식단의 예는 다음과 같습니다. 물론 3대 영양소의 구성만 비슷하다면 어느 것이든 무방합니다.

식단		양	영양소			
			탄수화물 (g)	단백질 (g)	지방 (g)	열량 (kcal)
아침	베이컨에그 머핀*	1개	31	19	13	299
	핫케익 2조각*	100g	39	6	6	220
	우유	200ml	10	6	8	140
점심	밥	200g	65	6	1	300
	소불고기(살코기)	200g	10	35	15	320
	김치와 나물	100g	5	2	2	50
	두부 된장찌개	150g	12	9	4	120
	녹차 티백	–	–	–	–	–
저녁	검은콩밥	250g	75	9	2	380
	생태찌개	300g	15	32	5	240
	메추리알	5개	–	5	5	65
	김치와 나물	100g	5	2	2	50
합계			267	131	63	2,184

* 업체 홈페이지에서는 3대 영양소의 일부만 제공하고 있어 다른 참고 자료로 추산함

표준체중의 식단 예(운동을 쉬는 날)

운동하는 날과 운동을 쉬는 날의 열량을 각각 따로 적용하면 굳이 복잡하게 생각하지 않아도 자연스럽게 칼로리 사이클링이 됩니다. 각 끼니는 자신의 생활 패턴이나 식사 습관에 따라 임의로 바꿔도 무방합니다.

운동 관리

표준체중 범위에서의 운동법에는 별도로 고려할 사항이나 제약이 없습니다. 표준체중은 운동법 선택이 가장 자유롭습니다. 고강도 운동도 모두 가능합니다. 표준체중이라면 몸이 허락하는 한 고강도의 운동을 하는 편이 효율적입니다. 앞에서 언급한 모든 운동법을 원칙대로만 하면 됩니다.

군이 헬스장에서 하는 근력운동이나 유산소운동에만 매달릴 필요도 없습니다. 축구, 야구, 복싱, 격투기 등등 뭐든 좋습니다. '계속 할 수 있을 만큼 재미있는' 운동이 있다면 그게 가장 좋은 운동입니다.

시간이나 노력 투자 대비 가장 효율적인 운동 종목을 찾자면 다음과 같습니다.

- **멋진 몸매** : 헬스장에서의 보디빌딩 방식 트레이닝
- **강한 힘** : 스트렝스 트레이닝, 역도
- **운동 자체를 즐기는 건강한 삶이 우선** : 자전거, 등산, 서핑, 승마 등 레저 스포츠
- **사람과 어울려 하는 운동을 선호** : 축구, 야구, 탁구나 배드민턴 등 구기 운동, 댄스 스포츠
- **열정적이고 승부 근성을 불사를 수 있는 격렬한 운동** : 복싱, 격투기, 크로스핏

홈트레이닝, 맨몸 트레이닝은 장소에 구애받지 않고 남 눈치를 보지 않고 할 수 있는 나름의 장점이 있지만 기구를 갖추고 하는 트레이닝에 비해 동기 유발도 어렵고, 한계에 부딪치기 쉬운 것도 사실입니다.

기초가 전혀 없는 완전 초심자용으로는 맞지 않습니다. 사정상 기구운 동이 정말 어렵다면 차선책이 될 수는 있지만 한계를 감안하고 시작하는 게 좋습니다.

이 책을 통해 처음 운동을 시작하는 표준체중인들을 위해 전작인《헬스의 정석》근력운동편에서 소개한 초보자용 무분할 루틴(《헬스의 정석》 근력운동편 416쪽 참고)을 추가합니다. 앞서 298쪽에서 다룬 완전 초보자용 무분할 루틴인 F1-1에 이어서 실시하는 프로그램입니다.

	종목	중량	횟수	첫 2개월 중량 설정
플랜 A	스쿼트	20kg봉+중량	10회/5세트	매주 5kg씩 추가
	벤치프레스	20kg봉+중량	12회/5세트	매주 2~3kg씩 추가
	벤트오버 바벨로우	경량봉 혹은 20kg봉	10회/4세트	벤치프레스의 70~90%
	덤벨 오버헤드 프레스	양손 각각 3~5kg(여성) 5~8kg(남성)	12회/3세트	좌우 합쳐 벤치프레스의 50%
	크런치		15회 이상/3세트	매 세트 한계치까지
플랜 B	푸시업		12회 이상/5세트	매 세트 한계치까지. 12회를 못 채우면 무릎을 대고 완수
	턱걸이 또는 랫풀다운	체중의 70%	5~8회/5세트 15회/5세트	랫풀 다운 난이도는 기계에 따라 다름
	바벨 오버헤드 프레스	20kg봉(남성) 경량봉(여성)	12회/3세트	벤치프레스의 60~70%
	데드리프트	20kg봉+중량	10회/4세트	매주 5~7kg 추가
	덤벨 런지	양손 각각 5kg	각 15회/4세트	좌우 합쳐 스쿼트의 50~70%

* 총 20~21세트, 최적 소요 시간 50분
* 전통적인 유산소운동 주 2회, 30분 이내
* 고강도 인터벌 트레이닝 주 2회

《헬스의 정석》 근력운동편(F1-2)

표준체중의 운동 프로그램

각 종목에서 기본적인 자세는 잡을 수 있는 분들을 대상으로 했으며, 플랜A와 플랜B를 번갈아 주 4회 운동합니다. 초반 2~3개월 정도 이대로 실시할 수 있습니다.

여기서는 보디빌딩 스타일 근력운동의 기본 룰을 그대로 따라갑니다. 세트 사이의 휴식 시간은 60~90초 이내로 잡습니다. 근력운동 전후로 10분 정도씩 걷기와 체조, 동적 스트레칭으로 몸을 풀어줍니다. '잡아 늘리는' 정적 스트레칭은 운동 마지막에 합니다.

유산소운동은 주 4회, 30분 이내가 적당하며, 가벼운 달리기 등의 전통적인 유산소운동을 주 2회, 이보다 강도가 높은 인터벌 트레이닝을 주 2회 실시합니다. 근력운동에 주력하고 싶다면 근력운동을 먼저 실시하고 유산소운동을 뒤에 실시합니다.

체중이 과도한 사람만큼이나 체중이 너무 적게 나가는 사람도 나름의 고민이 있습니다. 체중이 적으면 옷맵시도 나지 않죠. 남성의 경우는 남성으로서의 자존심이, 여성의 경우 생리나 불임이나 골다공증 등 신체적인 문제를 동반하기도 합니다.

	키	155cm	160cm	165cm	170cm	175cm	180cm	185cm
BMI	18.5 미만 저체중	45kg	47kg	50kg	53kg	57kg	60kg	63kg
	22 평균치	53kg	56kg	60kg	64kg	67kg	71kg	75kg

저체중의 기준

극과 극은 통한다고, 저체중은 비만과 일맥상통하는 면이 많습니다. 상당수가 편식이 심하고, 본인은 남들보다 많이 먹는다고 주장하지만 실제로는 다른 사람보다 적게 먹는 경우가 대부분입니다. 식욕에 따라 자신의 식사량을 실제보다 과소평가하느냐 과대평가하느냐의 차이일 뿐이죠. 다만 저체중의 경우는 여기에 소화력이라는 큰 문제가 더 있습니다.

현실적인 증량 목표 설정

체중을 늘리는 데는 근육과 체지방 두 가지 선택지가 있습니다. 당연히 누구나 근육으로 체중을 늘리는 '린매스 업'을 원하지만 그러려면 충분한 열량과 더불어 고강도의 근력운동을 병행해야 합니다. 체중이 위로든 아래로든 빠르게 변하는 건 대개 긍정적이지 않습니다. 빠르게 늘어나는 체중은 대개 체지방입니다. 골격근 1kg을 만드는 데 들어가는 열량은 체지방과 달리 명확한 수치를 뽑기는 어려운데, 최소한 같은 양의 체지방을 만들 때의 두세 배 이상입니다.

그렇다 보니 근육이 생기는 속도는 체지방보다 훨씬 느립니다. 운동을 시작한 첫 1년은 그 어느 시기보다 근육이 빨리 늘지만 아나볼릭 스테로이드 같은 불법 약물이라도 쓰지 않는 한 1개월마다 골격근 1~2kg 증가가 한계입니다. 반면 체지방은 그 몇 배는 빠르게 붙일 수 있습니다. 운동 초반에 한 달 평균 체중이 3kg 이상 불어났다면 근육보다는 체지방이 더 많이 늘어났을 겁니다.

과거에는 보디빌더들이 비시즌에 쓰는 고급 기법인 '벌크업'이라는 용어를 빌려와 남발하면서, 토할 만큼 음식을 쑤셔 넣어 몸을 빠르게 늘려야 한다고 생각했습니다. 하지만 그런 식으로 체중을 늘리는 건 건강의 관점에서든 장기적인 체중 유지 관점에서든 나쁜 방식입니다. 실제로 대부분의 일반인은 그에 상응할 만큼의 관리와 운동을 병행하지 않아 체지방만 훨씬 많이 늘어납니다. '벌크업 하려다 살크업' 해서 뱃살만 얻고 결과적으로는 정상적인 증량에 실패합니다.

굳이 살크업까지는 아니어도 정상적인 증량도 근육과 체지방이 동시에 느는 사례가 일반적입니다. 문제는 근육 증가와 체지방 증가의 비율입니다. 저체중이 극심하고 체지방도 너무 적다면 건강과 체력을 위해 체지방도 적정 수준까지는 함께 붙는 편이 낫습니다. 여성은 최소 18%, 남성은 8~10% 이상은 되어야 건강에 악영향이 없습니다. 고도

비만에서 살을 뺄 때는 근육도 약간은 포기해야 하는 것처럼, 저체중에서도 근육이 늘면서 체지방이 야금야금 올라가는 건 감수해야 합니다.

진짜 나쁜 케이스는 근육은 거의 늘지 않고 체지방만 증가하는 것인데, 근육 만드는 데 열량을 허비하지 않으니 증량 속도는 가장 빠릅니다. 하지만 이걸 원하는 사람은 거의 없겠죠? 유념할 것은 최소한 체지방이라도 늘었다면 분명히 열량은 남아돈다는 의미입니다. 그렇다면 이때는 안 먹어서 근육이 안 생긴 게 아니고 운동 강도가 너무 낮아 근육이 안 생겼다는 의미입니다. 즉 식사는 줄이거나 유지하고, 운동은 더 빡세게 하라는 경고장인 셈이죠.

모두를 감안했을 때 저체중인의 현실적인 체중 증량 목표는 운동과 식사 관리를 시작하고 첫 6개월은 매달 1~2kg, 그 뒤 6개월은 매달 1kg, 그 뒤로는 1년마다 절반 속도로 줄어듭니다. 늘어난 체중에서 남성은 60~70% 이상, 여성은 55% 이상이 골격근이라면 체지방량이 덩달아 조금 늘어나는 건 별 문제가 되지 않습니다.

| 증량 사례 |

저체중 남성인 태영이가 오늘부터 증량에 들어갑니다.

현재 : 키 173cm, 체중 54kg, 체지방 3.8kg(7%)

- 6개월 후 태영이의 체중은 8kg이 늘어 62kg이 되었고, 골격근은 5kg, 체지방은 2kg이 늘어 체지방률 9.4%가 되었습니다. 체지방이 좀 늘었지만 양호한 변화입니다.
- 다시 6개월 후 태영이는 체중 3kg이 늘어 65kg이 되었는데, 골격근은 2kg이 늘었고 체지방은 0.5kg이 늘어 체지방률 9.7%가 되었지만 이 역시 정상 범위 내입니다.

⇒ 태영이는 1년간 체중은 총 11kg 늘렸고, 골격근 7kg, 체지방은 2.5kg 늘었습니다. 체지방률이 2.7% 남짓 올라갔지만 애당초 저 체지방 상태였으니 건강이나 체력 측면에서는 긍정적입니다.

식사 관리

저체중도 비만과 마찬가지로 근본 문제는 먹는 양과 편식입니다. 편식이 심하면서 식사량도 많다면 비만이 되고, 편식이 심하고 입은 짧다면 저체중이나 복부비만으로 갈 뿐입니다. 둘은 일맥상통합니다.

해결책도 비만인의 식사 관리와 마찬가지로 얼마만큼 먹고 있는지를 아는 게 우선입니다. 첫 단계로 맹물만 빼고 식사 일지에 그날 먹은 걸 모두 적습니다. 가능하면 그램 단위로 기록합니다. 몇 줌, 큰 것 등등 어중간한 표현은 피합니다. 최소 일주일 이상 기록해서 하루 평균 몇 칼로리를 먹었는지 따져봅니다. 대부분은 필요량에 비해 적게 먹었을 테고, 사람에 따라서는 신진대사가 빠르거나 소화력이 떨어져 일반인 수준으로 먹고도 체중은 그에 미치지 못할 수도 있습니다.

지금부터는 체중을 늘리기 위한 현실적인 내용들을 짚어보겠습니다.

- 앞으로 섭취할 열량을 뽑는 방법은 두 가지입니다. 하나는 평소 유지하던 수준의 섭취 열량에서 200~400kcal를 더하는 방식입니다. 저체중에 체지방률까지 7% 이하로 낮다면 높은 수치를 적용하고, 체지방률은 정상치 비슷하다면 낮은 열량을 더합니다. 저체중의 상당수는 소화력에 문제가 있으므로 처음부터 무리해서 열량을 늘리면 탈이 나기 쉽습니다.
- 사정상 지금 먹고 있는 양을 환산하기 어렵다면 그때는 지금 체중에서

10~20% 정도 증량한 체중을 기준으로 삼아 필요 열량을 산출합니다. 이 양은 하루 전반에 걸쳐 고루 배분합니다. 무조건 많이 먹는 게 정답은 아닙니다. 기름진 야식이나 과자류로 열량을 늘리는 건 체지방만 늘리는 살크업으로, 나중에 내 수명을 갉아먹는 독약으로 돌아올 수 있으니까요.

- 단백질은 체중 1kg당 최소 2g 이상 섭취합니다. 저체중은 체중이 적은 만큼 표준체중과 같은 기준을 적용하면 단백질 섭취량이 너무 적어지기 때문입니다.

- 나머지 열량을 탄수화물과 지방으로 섭취하되, 고강도 근력운동을 소화해 근육으로 체중을 늘리기 위해서는 탄수화물의 비중은 총열량의 60~70%로 잡습니다. 탄수화물은 다른 영양소에 비해 대체로 소화도 용이한 편입니다.

- 입이 짧을수록, 소화력이 낮을수록 한 번에 많이 먹기보다 여러 차례 나누어 먹습니다. 삼시 세끼는 기본으로 먹고, 필요하다면 중간에 간식을 넣어 5~6끼까지 만듭니다.

- 비만인과 마찬가지로 칼로리 사이클링은 필요 없습니다. 가능한 한 매일 같은 양을 요일에 상관없이 먹습니다. 특정 요일, 특정 시간대에 몰아 먹는 행동은 소화 장애를 불러올 수 있으니 자제합니다.

- 야식은 식도나 위장에 큰 부담을 줍니다. 소화력이 약해 저체중이 된 사람일수록, 나이가 많을수록 야식으로 탈이 날 우려가 큽니다. 모든 식사는 취침에 들기 1~2시간 전에 끝냅니다.

- 장내 균총이 불량한 일부 사람들은 유산균제제 등 프로바이오틱스가 소화력 향상에 도움이 되기도 합니다. 단 모두에게 통하지는 않으니 한두 달 후에도 효과가 없다면 안 먹어도 됩니다.

- 근력운동을 앞둔 24시간 전에는 식사로 곡류를 위주로 한 양질의 탄수화물을 최대한 많이 섭취합니다. 운동 전날의 탄수화물 섭취는 글리코겐 저

장치를 높여 운동 능력을 올리는 데 큰 도움을 줍니다.

- 닭가슴살·달걀 흰자·저지방 우유 같은 저지방식, 잡곡이나 샐러드처럼 섬유소가 많은 식품은 큰 포만감과 낮은 열량이 특징입니다. 즉 살을 빼고 싶다면 최적의 선택입니다. 반면 입맛이 까다롭고, 소화력이 낮은 상태에서 최대의 열량을 섭취해야 하는 저체중인에게 이런 식품은 최적의 선택이 아닙니다. 저체중인은 붉은 육류, 달걀 노른자, 일반 우유 등도 고루 먹습니다. 치즈 등 유제품이나 땅콩버터도 저체중인에게는 양질의 열량을 더하는 좋은 메뉴입니다.

- 섬유소나 무기질, 비타민도 충분히 섭취해야 하는데 날것으로 먹는 샐러드는 소화가 잘 안 되는 경우도 많습니다. 소화력이 약하다면 볶거나 데치거나 끓이는 등 익힌 채소가 낫습니다.

앞에서 언급한 173cm, 54kg 저체중에 혼자 자취 생활하는 대학생 태영이의 증량 식단을 짜보겠습니다. 태영이는 입도 짧고, 패스트푸드만 좋아하고, 밥도 한 공기 이상은 먹지 않고, 툭하면 식사를 거릅니다. 게다가 음료나 과자로 때우는 나쁜 습관도 있죠. 우유는 설사 때문에 잘 못 먹습니다. 아직은 젊어서 마른 몸이지만 그 상태대로 나이가 들어 30대에 가까워지면 배만 나오게 될 공산이 큽니다.

태영이의 지금 하루 평균 섭취 열량을 따져보니 1,900kcal 정도입니다. 태영이는 앞으로 저녁 식후에 1시간 20분씩, 주당 4번 고강도의 근력운동을 할 예정입니다.

지금 체중으로만 따지면 태영이의 필요 열량은 1,944kcal(54×36)에 불과합니다. 하지만 이 수치는 태영이가 현 상태를 유지할 때의 기준이고, 체중을 10kg 이상 불리는 게 목표이므로 거기에 맞춰 2,304kcal

(64×36)를 먹어야 합니다. 하루 108g(54×2) 이상의 단백질을 먹어야 하고, 탄수화물은 총열량의 절반인 1,152kcal(288g) 이상, 지방은 총열량의 20%인 460kcal(51g) 이상은 채워야 합니다.

　평생 나쁜 식사 습관을 지녀온 태영이에게 처음부터 잡곡밥에 다양한 채소 반찬을 갖춘 클린 식단을 요구하는 건 무리입니다. 대부분은 몇 달 지속하지 못하고 포기하니까요. 태영이의 식습관에 맞춘 현실적인 기본 식단은 다음과 같습니다.

식단		양	영양소			
			탄수화물 (g)	단백질 (g)	지방 (g)	열량 (kcal)
아침	식빵 토스트	2장	43	7	4	240
	달걀 프라이	2개	–	14	14	181
	키위 1개	80g	11	1	–	45
간식	완숙 바나나	2개	41	2	–	160
	두유	200ml	12	5	5	120
점심 (외식)	밥	200g	65	6	1	300
	제육볶음(살코기)	200g	20	21	20	320
	김치와 나물	100g	5	2	2	50
	콩나물국	200g	3	3	1	37
저녁 (편의점)	불고기 김밥	223g	56	15	5	331
	어묵탕	200g	13	14	3	130
운동 후	식빵	2장	43	7	4	240
	땅콩버터	10g	3	2	5	60
	유청단백질(순수WPI)	28g	1	25	1	110
합계			316	124	65	2,324

저체중의 식단 예시

입이 짧고 한 번에 많이 못 먹는 태영이의 식성을 고려해 식사를 잘게 쪼갰습니다. 우유를 못 먹는 것을 고려해 두유와 소화 장애가 적은 분리유청단백질(WPI) 보충제를 추가했고, 가능한 한 조리나 손질이 필요 없고 구하기 쉬운 음식을 위주로 구성했습니다. 맛있게 다 먹고 소화할 수만 있다면 총량을 만족하는 선에서 끼니의 순서나 열량 배분을 바꾸는 건 무방합니다.

다른 예시 식단과 마찬가지로 반드시 칼같이 이것만 먹을 필요는 없습니다. 이 식단도 여러 가지로 응용할 수 있습니다.

- 메뉴는 같은 열량에서는 임의로 변경할 수 있습니다. 제육볶음 대신 불고기를 먹어도 되고, 달걀 프라이 대신 구운 계란을 먹을 수 있고, 식빵 대신 모닝빵이나 백설기 등을 먹을 수도 있습니다.
- 섬유소 섭취가 부족해 변비가 우려된다면 운동 후 식빵과 땅콩버터 대신 완숙 바나나 2개로 대신해도 됩니다.
- 다른 체중 범위에서 제시한 끼니나 메뉴 중에 영양소 구성이 유사한 게 있다면 임의로 바꿔도 됩니다.
- 다섯 끼니는 너무 번거로워 세 끼니를 원한다면 표준체중 범위에서 제시한 민수의 운동하는 날 식단(409쪽)을 그대로 활용할 수 있습니다.
- 저체중인에게 권할 수 있는 기타 일상적인 외식 메뉴에는 뼈해장국, 순댓국, 육개장, 닭곰탕처럼 단백질과 열량이 풍부한 음식이 있습니다. 일반적인 백반에 달걀말이 등을 추가하거나 편의점 등에서 구하기 쉬운 일반 우유, 구운 계란이나 닭가슴살, 닭다리 등을 임의로 추가해 먹는 것도 좋습니다. 단 비계가 많은 부위보다는 살코기 부위를 위주로 먹어야 영양 구성상 유리합니다.

이 식단은 어디까지나 이론적인 수치를 기준으로 작성했으므로 실제로 이렇게 먹어도 증량이 되지 않거나 반대로 과할 수 있습니다. 2주 이상 체중이 늘지 않는다면 양을 늘립니다. 사람에 따라서는 일일 3,000kcal 가까이 늘려야 체중이 증가하는 사례도 있습니다. 그럴 때는 점심과 저녁 사이에 간식을 추가하거나 끼니마다 바나나 한 개씩을 추가할 수도 있습니다.

운동 관리

저체중 범위에서는 위험해서 피해야 할 운동은 없습니다. 하지만 체중 증가라는 관점에서 효율적인 운동과 효율이 떨어지는 운동은 있습니다. 운동법을 고를 때의 기준 자체는 표준체중에서 제시한 것과 크게 다르지 않지만 감량 효율 차원에서 추가적으로 참고할 사항은 다음과 같습니다.

- 체중 증량 관점에서 가장 효율이 좋은 운동은 바벨과 덤벨을 사용하는 전통적인 기구 근력운동입니다. 스쿼트, 벤치프레스, 데드리프트 같은 '큰 종목'에 주력하는 게 좋습니다.
- 장시간 쉼 없이 수행하는 종류의 운동(서킷 트레이닝, 장거리 달리기나 사이클, 등산 등)은 레저나 취미라면 몰라도 증량 관점에서는 추천하지 않습니다.
- 저체중인이 운동에 과도한 시간을 투자하는 건 열량을 허비하게 해 역효과가 나기 쉽습니다. 시간보다는 효율이 중요합니다. 근력운동도 본운동 50~70분 사이를 넘기지 않습니다. 근력운동은 주 4일의 2분할이나 주 3일의 격일(월-수-금) 무분할로 시작하는 것이 가장 무난합니다.

- 마른 사람은 근육 생성이 늦는 대신 조금만 생겨도 도드라지는 나름의 장점이 있습니다. 근육을 선명하게 하겠다며 매달리는 잡다한 고립운동, 보조운동에 처음부터 시간과 노력을 투자할 필요가 없습니다. 큰 종목만 주력해도 근사한 몸이 쉽게 나옵니다.
- 홈트레이닝은 권하지 않습니다. 큰 종목들은 집에서 하기도 적절치 않고, 초보자가 혼자 익히기도 어렵습니다. 단시간의 집중적인 운동도 누군가의 리드나 롤모델이 있어야 쉽습니다. 경제적 여유가 있다면 개인강습(PT)을 받는 게 가장 이득을 볼 수 있습니다. 개인 강습이 어려운 경우라도 가능한 헬스장에서 운동할 것을 권장합니다.

저체중인을 위한 근력운동 예제 루틴을 첨부합니다. 이 루틴도 무분할 근력운동 프로그램(298쪽 참고)에 바로 이어서 할 수 있으며, 2개월 정도 활용 가능한 상·하체 2분할 루틴입니다. 팔이나 종아리 같은 작은 근육은 큰 운동에서 함께 단련되므로 당장은 필요 없습니다. 턱걸이와 데드리프트로 이두근과 전완근 운동을, 벤치프레스와 오버헤드 프레스로 삼두근 운동을 할 수 있으니까요. 이 루틴을 번갈아 주 4회 실시합니다. 매주 상체 2회, 하체 2회 운동하게 됩니다.

이 프로그램에서는 세트당 반복 횟수가 다른 체중대 프로그램보다 약간 적습니다. 더 무거운 중량으로 운동하라는 의미죠. 매주 중량을 추가하며, 중량을 도저히 소화할 수 없는 단계가 되면 중량 추가 속도를 절반으로 늦춥니다. 운동 종목이나 세트 수를 추가할 생각은 접고 강도를 높일 생각을 해야 합니다.

세트 사이의 휴식은 1~2분 사이로, 다른 체중대의 루틴에 비해 약간 길게 잡습니다. 운동 전후에는 각각 10분 정도씩 걷기나 체조 등으로

	종목	시작 중량	횟수	첫 2개월 중량 설정
				비고
하체·코어	바벨 스쿼트	20kg봉(남성) 경량봉(여성)	6~8회/5~7세트	남성 : 매주 5kg 추가 여성 : 매주 2~3kg 추가
	바벨 런지	20kg봉(남성) 경량봉(여성)	각 10회/5세트	스쿼트 절반 속도 증량 스미스머신도 가능
	백 익스텐션	맨몸	10회/4세트	슈퍼맨, 프론 코브라와 번갈아 병행
	버티컬 레그레이즈	맨몸	10회/4세트	바이시클 매뉴버와 번갈아 병행
상체	벤치프레스	20kg봉(남성) 경량봉(여성)	6~8회/5~7세트	매주 2~3kg씩 증량 여성은 남성의 50~70%
	턱걸이	맨몸	최대 12회/5세트	정자세 12회 이상 가능해지면 중량 추가 턱걸이가 불가능하면 렛 풀다운으로 대체
	바벨 오버헤드 프레스	20kg봉(남성) 경량봉(여성)	10회/5세트	매주 2kg씩 증량 여성은 남성의 50~70%
	데드리프트	20kg봉(+중량)	5~6회/3세트	매주 5kg 이상 증량 여성은 남성의 50~70%

- 총 18~20세트, 최적 소요 시간 50분
- 주당 2~3회, 20분의 고강도 유산소운동 실시

저체중을 위한 2분할 트레이닝 프로그램(D3)

워밍업과 쿨다운을 해줍니다.

마른 사람도 기초체력을 위해 유산소운동은 해야 합니다. 단 장시간 트레드밀에서 걷거나 뛰는 방식은 필요 없습니다. 유산소운동은 주당 2~3회 이내의 단시간, 고강도 운동이 적합합니다. 앞의 루틴에서는 상체운동을 하는 날을 골라 주2회 고강도 인터벌 트레이닝을 실시하는 방식이 가장 적합합니다. 이보다 높은 분할은 몸이 커진 후에 생각합니다.

　마른 사람에게 최적의 고강도 인터벌 트레이닝 종목은 100미터 전력 달리기이지만 전력으로 달릴 만한 장소가 마땅치 않다면 계단 뛰어오르기나 고정 자전거를 이용한 인터벌 트레이닝이 좋습니다.

06
미니 컷

미니 컷Mini-Cut은 '컷'이라는 말이 들어갔지만 근본적으로 비만인을 대상으로 하는 체중 감량법은 아닙니다. 정상 체중이나 그 언저리에서 '단기간에 약간의 체지방만 걷어낼 때' 쓰는 방법입니다. 대개 다음과 같은 경우에 해당합니다.

- 마르거나 정상 체중 범위에 있는 사람이 근육량 늘리기 위주의 운동을 하다가 피치 못하게 야금야금 올라간 체지방이 어느새 과도하게 높아졌을 때
- 체중이 줄곧 안정적이었지만 알게 모르게 체지방이 살금살금 올라가 경계치에 다다랐을 때
- 다이어트 성공 후, 약간의 체중 회복은 각오했지만 예상치보다 너무 많이 올라가버렸을 때
- 명절이나 특별한 이벤트 후, 갑자기 늘어난 체중이 도무지 되돌아가지 않을 때

이런 상황을 방치하면 이후 맘먹고 다이어트를 제대로 해야 하는 상황이 오기 때문에 그 전에 예방 차원에서 중간중간 짧게 체지방 관리를 하는 것을 미니 컷이라고 합니다. 체중이나 체지방은 그 상태를 오래 유지할수록 그대로 머물려고 들기 때문에 그 상태가 굳어지기 전에 빨리 손을 쓰자는 것이죠.

보통 미니 컷을 고려할 단계는 남성은 체지방 18~20% 사이, 여성은 24~26% 사이입니다. 이보다 높으면 제대로 다이어트를 해야 할 테니 미니 컷이라고 할 수는 없습니다. 미니 컷은 짧게는 열흘부터 길면 6주 정도까지 생각할 수 있습니다. 신진대사 유지를 생각하면 2주가 이상적이고, 적어도 4주를 넘기지 않는 편이 안전합니다. 2주 정도까지는 비교적 고강도의 열량 제한을 해도 바로 복귀한다면 근육량 손실이 적다고 알려져 있기 때문입니다. 이 기간 동안 체지방 감소 목표치는 1~2kg, 비율로는 2~4% 정도가 현실적입니다.

미니 컷은 방법만 보면 장기간의 일반적인 다이어트보다 간단합니다. 미니 컷에 들어가려면 다른 다이어트와 마찬가지로 '체중을 유지하는 선의 식사량'부터 파악해야 합니다. 식사량을 파악했으면 몸 곳곳의 사이즈를 잽니다. 반드시 재야 할 곳은 허리와 허벅지, 팔 둘레입니다. 옷을 벗고 사진을 찍어놓는 것도 좋고, 피하지방 두께를 재는 스킨폴드 캘리퍼가 있다면 매우 유용합니다.

이제부터는 감량에 돌입합니다.

- 운동 프로그램은 기존 방법을 그대로 유지한다.
- 일일 섭취 열량의 30%를 줄인다. 천천히 식사량을 줄여가는 것이 아니고 바로 감량 단계에 들어간다.
- 단백질은 그대로 유지하되 탄수화물과 지방 위주로 줄인다.
- 초기에는 글리코겐과 수분이 줄면서 체중이 1~2kg 이상 갑자기 감소할 수 있다. 체성분 검사에서도 근육량 감소로 보일 수 있다. 이는 체지방이나 근육 감소와는 무관하니 놀라지 말자.
- 체성분 검사기는 오차 범위가 3% 정도이기 때문에 몇 달간의 큰 변화만

알 수 있을 뿐이다. 미니 컷 같은 단기간의 변화에서는 오차 범위 이내이기 때문에 활용하기 어렵다. 미니 컷 직전에 줄자로 잰 신체 사이즈와 사진, 캘리퍼로 잰 피하지방 두께를 참고치로 삼는다.

- 목표치에 다다르면 그보다 1~2kg 더 감량 후, 곧바로 이전 식단으로 되돌아간다. 순차적인 증가보다는 곧바로 정상 열량으로 복귀하는 편이 근육량 보존에 유리하다.

- 식단을 되돌리는 즉시 글리코겐과 수분 증가로 1~2kg 이상 증가할 수 있다. 이는 자연스러운 현상이며, 증가가 지속되지 않는다면 체지방 증가와는 관계없다.

- 감량이 계획만큼 되지 않았어도 목표 기간이 지났다면 일단은 정상 식단으로 돌아간다. 한 달 정도 다시 체중을 유지한 후 계획을 수정해 다시 미니 컷을 시도한다.

07
다이어트 출구 전략, 리버스 다이어트

많은 비만인들이 다이어트까지는 성공하고도 그 뒤에 '다이어트 상태를 어떻게 탈출해야 할지' 몰라 곤욕을 겪습니다. 어찌 보면 다이어트 실패의 절반 이상이 다이어트 자체보다는 마무리를 제대로 못 해서 벌어집니다.

마무리에 성공할 수 있을지는 어떻게 다이어트를 해왔느냐와 관계가 깊습니다. 다이어트는 체중을 줄이는 시기이면서 감량 후 어떻게 먹고 생활할지 미리 훈련하는 기간이기도 합니다. 탈출을 제대로 못 하는 사람들의 상당수는 애당초 다이어트 자체를 잘못 해서이기도 합니다. 당장 살빼기에 급급해 다이어트 이후에 대한 대비와 예습을 해두지 않아서 빠져나오는 방법을 찾지 못한 것이죠. 다이어트는 당장에 체중 몇 킬로그램을 줄였는지만 가지고 성공 여부를 판단할 수는 없습니다. 감량한 체중에 적응하고, 새로운 삶이 정상적인 일상에 녹아들어 장기간 유지해야 비로소 성공했다고 할 수 있습니다.

다이어트 탈출에 실패하는 전형적인 이유는 다음과 같습니다. 여러 이유가 중복된 경우도 많습니다.

- 닭가슴살, 고구마, 쉐이크나 샐러드 등의 대용식으로 거의 모든 끼니를 때워서 살을 뺀 경우다. 보통의 식사를 시작해야 하지만 어떻게, 얼마만큼 먹어야 할지 감을 못 잡고, 살이 확 쪄버릴 것 같은 공포에 사로잡혀 대용식

을 못 벗어난다. 다이어트 업체들이 가장 반기는 고객이다.

- 염분이나 탄수화물을 집중적으로 줄여서 살을 뺐다면 일상의 식단으로 돌아갔을 때 2~3kg 이상 체중이 증가하며, 이는 극히 정상이다. 염분 감소와 인슐린 저하에 따른 탈수 상태를 진짜 체중으로 착각하고 있기도 하다. 정상 식단에서 갑작스럽게 체중이 늘어나는 것을 받아들이지 못하고 탄수화물과 소금에 극도의 거부감을 보인다.

- 하루 몇 시간씩 과도한 유산소운동으로 살을 뺀 사람들은 다시 체중이 불어날까봐 운동량을 쉽게 줄이지 못한다. 심지어 2~3시간 이상 걷기 같은 의미 없는 운동에 많은 시간을 허비하기도 한다. 결국 골병이 들며 갑자기 무너진다.

- 위의 경우들이 지속되다가 어느 순간 의지력이 무너지면서 '될 대로 되라!' 상태가 된다. 다이어트를 머리에서 싹 지워버린 사람처럼 갑자기 폭식이 터지거나 이전 생활로 돌아가 버린다. 미네소타 기아 실험에서처럼 이전보다 체중이 더 늘기도 한다. 하지만 내년에도 같은 실수를 반복한다. 가장 흔한 경우다.

- 의지력이 강해 다이어트 모드에서 탈출하지 못하고 몇 년째 죽지 않을 만큼만 먹으며 겨우 버티고 있다. 골다공증, 생리불순, 저근육, 주변과의 마찰 등 갖은 문제를 다 떠안고 있다.

- 최악의 경우 거식증이나 폭식증, 강박적 운동과 같은 식이장애로 발전하기도 한다.

다이어트의 마무리 단계에 어떤 문제가 벌어지는지에 대해서는 미네소타 기아 실험 같은 여러 사례를 통해 잘 알려져 있지만 문제를 해결하거나 최소화하는 방법이 체계적으로 잡혀 있지는 않습니다. 대신 보디빌더나 모델처럼 직업적으로 체중을 관리해야 하는 사람들이 경험으로 터득했거나 이런저런 실험을 통해 나온 방식들이 제시되고 있을 뿐입니다.

위의 흔한 문제들은 다이어트를 처음부터 정상적으로 했다면, 본인이 미리 알고 대비했다면 피해가거나 가능성을 최소화할 수는 있는 것들입니다. 그렇다면 일단 체중을 다 빼서 목표치까지 다다랐다면 이제 어떻게 다이어트에서 탈출해야 할까요?

이 때의 방식을 흔히 '리버스(逆逆) 다이어트'라고도 합니다. 리버스 다이어트는 당초 보디빌더들이 극도의 감량 후 경기를 치르고 정상 체중으로 늘려 일상에 복귀하는 방법을 찾는 과정에서 등장했습니다. 일반인에게서도 다이어트 목표를 달성한 후 다이어트를 마무리하거나 다이어트 중에 신체적, 정신적 문제가 생겼을 때 두세 달 이상 다이어트를 쉬고 일상으로 돌아갔다가 되돌아오기 위한 일종의 휴가 기간을 말합니다.

다이어트 탈출의 기본 원칙은 다음과 같습니다.

- 다이어트의 체중 목표치가 있다면 그보다 2~3kg 더 줄인 후 다이어트 탈출을 시도한다. 감량 중일 때 체중은 글리코겐이 빠진 허수 체중이기 때문이다. 대용식으로 살을 뺐다면 수분이나 장속 내용물 등이 일상식을 했을 때보다도 적을 테니 더 줄여야 할 수도 있다.
- 체중을 10kg 이상 감량했다면 뺀 체중에서 20~30%는 되돌려줄 각오로 시작한다. 다이어트 직후 일정량의 체중 증가는 당연하며, 대용식으로 뺐다면 되돌림이 더 크다. 감량 직후 되돌림 하는 체중은 물과 글리코겐, 장속 내용물 증가 외에 근육량 같은 긍정적인 요소도 있다. 신진대사를 높여 관

리를 용이하게 하고, 윤곽을 살리고, 미니 컷으로 2차 다이어트를 시작하는 데 도움이 될 수 있으니 약간의 되돌림은 무조건 나쁜 것이 아니다.

- 리버스 다이어트 기간에는 다이어트 기간에 수분이 빠져 쪼그라졌던 근육이 집중적으로 커지고 윤곽이 살아난다. 장기간 다이어트 후에는 인슐린 민감성도 높다. 이때 탄수화물 섭취는 글리코겐으로 인한 근 부피 증가를 불러오고, 장기적으로는 근 성장으로 직결된다. 체중이 최하점이었을 때보다 체중이 약간 늘었을 때 몸 전체 윤곽은 보기에 더 좋아진다. 보디빌더들이 고강도 감량을 마치고 경기에 들어가기 전에 다량의 탄수화물을 섭취해 근육을 도드라지게 하는 '밴팅로딩'과 같은 원리다.

- 뺄 체중이 많을수록 다이어트를 한 번에 끝낼 생각은 접는다. 비만이 심하다면 한 번에 목표 체중을 달성해 이를 유지하며 일상으로 복귀하는 건 매우 어렵다. 현실에서는 몇 차례의 체중 되돌림과 작은 미니 컷을 반복하며 목표 체중에 수렴해 안착한다. 위아래로 치고받는 과정에서 새로운 필요 열량을 학습하고 몸에 익힌다.

지금부터는 다이어트를 끝내는 방법을 설명하려고 합니다. 다이어트 후 관리법에 대한 이론에 지금까지의 상담과 지도 사례, 제 개인적인 경험을 추가한 것입니다.

식사 관리

줄어든 체중의 이론적인 필요 열량을 계산합니다. 앞에서 언급한 다이어트 원칙들을 지켰다면 아마도 다이어트 중에 섭취한 열량에서 10~20% 정도를 늘려야 할 겁니다. 한 방에 늘릴 수도 있지만 그만큼 체중의 요동도 극심합니다. 전문 보디빌더처럼 다이어트를 여러 번 해봐서 그 상황에 익숙한 전문가가 아니라면 자칫 심리적으로 무너지기 쉬우니 천천히 늘리는 편이 심리적으로 부담이 덜합니다.

무난한 마무리를 원한다면 목표치에서 2~3kg 낮은 체중의 목표치를 달성한 후, 매주 50~100kcal씩 열량 섭취를 늘려갑니다. 단백질보다는 지방과 탄수화물을 위주로 늘려갑니다. 밥으로 치면 세 끼니 중 가장 허기진 한 끼에 밥을 추가합니다. 이렇게 매주 같은 수준의 열량을 늘려갑니다. 단, 비만의 경험이 있는 이들은 언제든 식사 관리가 흐트러지면 도로 살이 찔 위험을 안고 살아야 하므로 간식으로 열량을 늘려서는 절대 안 됩니다. 간식 습관이 붙는 건 요요라는 최악의 결과를 불러올 수 있습니다.

대부분은 한 달이면 이론적인 필요 열량에 다다를 겁니다. 한 달 동안 체중이 3~4kg 이내로 증가했다면 극히 정상입니다. 이는 수분과 글리코겐 회복 외에 근육량 증가도 감안한 수치입니다. 제대로만 진행했다면 몸은 보기에 더 좋아집니다.

체중이 이보다 더 늘어났다면 하루 100kcal만 다시 줄여서 계속 섭취합니다. 반대로 체중이 1~2kg도 늘지 않았다면 그 역시 근육이 제대로 회복되지 않는다는 의미이므로 열량을 하루 100kcal 늘립니다.

3개월 이상 그 체중에서 상하 2kg 이내를 유지한다면 그 식단을 유지합니다. 그 이상 증가한다면 미니 컷을 실시해 다이어트 후 1개월의 체중에 맞춥니다. 이후 1년간 계속 체중을 추적하며 필요할 때 미니 컷을 반복합니다.

해당 체중에 안착했다면 이전처럼 매일 동일한 양을 섭취해 관리할 필요는 없습니다. 과도한 체중 관리 스트레스도 장시간 지속적으로 관리하는 것을 어렵게 만듭니다. 정상 범위 체중에 안착한 상태에서는 칼로리 사이클링을 통해 주간 총량 단위로 3대 영양소와 열량을 관리하는 편이 더 현실적이고 지속 가능성이 높습니다.

| 다이어트 탈출 식사 관리 예제 |

키 175cm에 체중 100kg이었던 수현이는 식사 조절과 운동으로 1년 반 동안 30kg을 감량해 70kg이 되었습니다. 다이어트 끝자락에 있는 수현이는 매일 1,900kcal를 먹고 있었습니다. 이제 이쯤에서 다이어트를 중단하려 합니다. 앞으로도 73~74kg 정도만 유지할 수 있다면 걱정이 없을 것 같습니다.

지금 수현이의 이론적인 필요 열량은 2,380kcal(70×34)입니다. 이걸 바로 늘리자니 덜컥 겁이 납니다. 그래서 1주에 70kcal씩만 늘리기로 합니다. 계산해 보니, 대략 밥 50g 정도씩 늘리면 될 것 같습니다.

운동을 지속하며 식사량을 늘리기 시작했습니다. 그런데 열흘 만에 체중이 2kg이 불어났습니다. 가슴이 철렁 내려앉지만 글리코겐 때문에 처음에 확 늘 수 있다고 하니 일단 지속해봅니다. 다행히 갑작스러운 증가는 그쯤에서 멈춥니다.

한 달 후, 수현이는 하루에 약 2,100kcal를 먹고 있습니다. 73kg이 되었습니다. 지금이 딱 원했던 수준이라 불안하지만 계속 밀어붙입니다. 당연히 운동도 계속합니다.

두 달 후, 수현이의 체중이 75kg을 넘었습니다. 이론적인 필요 열량이 수현이에게는 과했나 봅니다. 이번엔 100kcal를 줄여 약 2,300kcal만 먹기로 합니다. 다행히 체중 증가는 멈춥니다.

세 달 후, 여전히 2,300kcal를 먹고 있는 수현이의 체중은 74~75kg 사이를 오갑니다. 거의 안정된 것 같은데 1~2kg만 뺐으면 좋겠습니다. 당장은 이 정도를 유지하면서 조금 더 지켜보기로 합니다. 여기서 먹는 것을 더 줄이면 스트레스가 될 것 같습니다. 그래서 다음 달까지 이 상태라면 딱 2주 정도만 미니 컷에 도전해볼 참입니다.

운동 관리

다이어트 탈출에서 식단만큼 중요한 것이 운동입니다. 여기서는 지금까지의 상식을 깨야 합니다. 많은 분들이 다이어트 후에도 다시 살이 찔지 모른다는 걱정에 이전의 운동량, 특히 유산소운동의 운동량을 줄이지 못하고 심지어 더 늘려야 한다는 유혹에 빠집니다. 하지만 정확히 그 반대로 가야 합니다.

다이어트 직후에 식사량을 늘리는 기간은 감량 중에 줄었던 근육량과 낮아진 근력을 가장 빠르게 회복하는 시기입니다. 이때의 운동 방식은 저체중인의 운동법과 유사합니다. 체중이 목표치에 다다르면 제일 먼저 해야 할 것이 운동 시간의 70%를 근력운동으로 채우고, 유산소운동의 비중을 최소로 줄이는 것입니다.

늘어난 열량이 모두 근육 성장에 쓰일 수 있도록 고강도 근력운동을 실시합니다. 이전에 스트렝스 트레이닝 경험이 있다면 다시 시도하기에 좋은 때입니다. 비만이었던 사람들은 입이 짧고 마른 사람보다 회복도 빠른 경향이 있으므로 높은 분할 수보다는 주 3~4일의 무분할이나 주 5일의 2분할이 잘 맞습니다. 이때는 상체가 상대적으로 부실한 경우가 대부분이므로 상체에 더 큰 비중을 둡니다.

이미 6개월 이상 운동을 해와서 근력운동이 충분히 익숙해진 중급자라면 《헬스의 정석》 근력운동편 3부에서 제시하는 H3, H4 같은 병행 루틴(내추럴 보디빌딩 루틴)이 가장 잘 맞습니다. 《다이어트의 정석》에서는 이제 막 운동 자세를 갖추고 다이어트를 갓 마무리한 초·중급자를 위해 주5일 스트렝스-근벌크 병행 루틴을 추가합니다. 주당 상체 3일과 하체 2일로 구성합니다.

특이한 점은 하체운동의 구성입니다. 이틀 중 하루는 스트렝스를 강화한 구성이고, 하루는 플라이오매트릭스(점프)와 아이소매트릭스(중심 잡기와 버티기) 운동에 주력합니다. 기능적으로 유용하면서도 보통의 근력운동에 비해 근 부피에 영향이 적은 운동들입니다. 또한 허벅지 앞면보다는 뒷면을 단련하는 비중이 큽니다. 이 역시 허벅지가 최대한 덜 굵어 보이기 위한 방편입니다. 다이어트에서 탈출할 무렵의 사람들은 대부분 굵은 허벅지 때문에 고민하기 때문에 들어간 변형입니다.

하지만 사람마다 요구 사항이 다 다르기 때문에 허벅지가 굵어 보이고 싶거나, 미용과는 무관하게 크고 강한 하체를 원한다면 금요일의 하체운동은 일반적인 보디빌딩 방식으로 수정해도 됩니다.

	종목	중량	횟수	첫 2개월 중량 설정
월 / 상체	벤치프레스	20kg봉+중량 경량봉(여성)	5회/5세트	매주 2~3kg씩 증량
	덤벨 체스트 플라이	남성 5kg 여성 3kg	10/3세트	펙덱플라이로 대체 가능
	덤벨 오버헤드 프레스	남성 6kg 여성 4kg	8회/4세트	좌우 합쳐 벤치프레스의 50%
	바벨 로우	20kg봉(남성) 경량봉(여성)	8회/4세트	벤치프레스의 70~90%
	턱걸이	맨몸	12회까지/4세트	12회 이상 수행 가능해지면 무게 추가
	바벨컬	경량봉	10회/4세트	컬바 사용 가능
유산소운동 : 운동 전, 워밍업 10분(걷기나 일립티컬)/운동 후, 기발라 인터벌 트레이닝 25분(달리기나 헬스 사이클 중 택일)				

화 / 하체 · 코어	스쿼트	20kg봉+중량	5회/5세트	매주 5kg씩 추가
	바벨 런지	11회 겨우 가능한 무게	10회/5세트	스미스머신도 가능 레그프레스로 대체 가능
	레그컬	13회 겨우 가능한 무게	12회/3세트	TRX 한 다리 스쿼트(홈트레이닝)로 대체 가능
	백 익스텐션	맨몸	10회/3세트	슈퍼맨, GHR로 대체 가능
	버티컬 레그레이즈	맨몸	10회/4세트	리버스 크런치로 대체 가능
	트위스트 크런치	맨몸	15회/3세트	바이시클 매뉴버로 대체 가능
	유산소운동 : 운동 전후로 워밍업과 쿨다운 10분씩(걷기나 일립티컬)			
목 / 상체	데드리프트	20kg봉+중량	5회/3세트	매주 5~7kg씩 추가
	덤벨 로우		10회/4세트	케이블 로우로 대체 가능
	랫풀다운	13회 겨우 가능한 무게	12회/3세트	스트레이트암 풀다운으로 대체 가능
	덤벨 벤치프레스	양손 각각	10회/4세트 8kg 이상(남성) 5kg 이상(여성)	좌우 합쳐 벤치프레스의 50~60%
	인클라인 벤치프레스	20kg봉(남성) 경량봉(여성)	10회/3세트	벤치프레스의 70%
	사이드 래터럴 레이즈	양손 각각 3kg 이상(남성) 2kg 이상(여성)	10회+α/3세트	드롭세트 기본 무게로 10회 후 20% 낮춰 한계치까지
	스컬크러셔	컬바	10회/3세트	라잉 덤벨익스텐션으로 대체 가능
	유산소운동 : 운동 전, 워밍업 10분(걷기나 일립티컬)/운동 후, 달리기 20~30분			
금 / 하체 · 코어	점프 스쿼트	맨몸 or 경량봉	8~10회 /7~10세트	연속 박스 점프로 대체 가능
	한 다리 데드리프트	맨몸 or 20kg봉	좌우 각 10회 /5세트	힙쓰러스트, 킥백으로 대체 가능
	점핑 런지	맨몸 or 경량봉	좌우 각 10회 /5세트	스미스머신도 가능
	플랭크	30~90초	4회	롤아웃으로 대체 가능
	케이블 크런치	한계치까지	15회 이상 /4세트	볼/머신 크런치로 대체 가능
	유산소 : 운동 전후로 워밍업과 쿨다운 10분씩(걷기나 일립티컬)			

토 / 상체	벤치프레스	20kg봉+중량 경량봉(여성)	6~10회/5세트	화요일 중량의 80~90%
	딥스	맨몸	10회/3세트	딥스가 불가능하면 푸시업
	오버헤드 프레스	20kg봉+중량 경량봉(여성)	5회/5세트	월요일 벤치프레스의 60~70%
	벤트오버 래터럴 레이즈	양손 각각 3kg 이상(남성) 2kg 이상(여성)	10회+α/3세트	드롭세트(기본 무게로 10회 후 20% 낮춰 한계치까지)
	T바 로우	12회 겨우 가능한 무게	10회+/5세트	마지막 한 세트는 한계치까지
	머신 컬, 프레스다운 슈퍼세트	각각 13회 가능한 무게	각각 10회/3세트	케이블 컬, 스컬크러셔 슈퍼세트
	유산소운동 : 운동 전, 워밍업 10분(걷기나 일립티컬)/운동 후, 기발라 인터벌 트레이닝 25분(로잉머신, 케틀벨 스윙 중 택일)			
* 세트 사이 휴식 시간 : 세트당 5회 이하(2~5분), 6~10회(90초 이내), 11회 이상(60초 이내)				

다이어트 마무리 후 트레이닝 프로그램(D4)

이 프로그램은 영양 섭취를 늘려가는 리버스 다이어트 기간에 맞췄으므로 다이어트 도중에는 맞지 않습니다.

운동 일수가 많으므로 2~3개월 이상 장기간 수행하기는 체력 부담이 큽니다. 3개월 이상 체중이 안정되었다면 그때는 표준체중에 준해서 본인이 원하는 대로 자유롭게 운동법을 선택합니다.

지금부터 키 162cm, 80kg의 비만소녀 영미가 성공적으로 살을 빼는 1년 간의 과정을 시뮬레이션해 보겠습니다. 이 내용은 블로그를 운영하며 상담을 받은 수천, 수만 건의 사례들을 조합해 가장 가능성이 높은 상황을 연결한 시뮬레이션입니다. 실제 적용에서는 사람에 따라 다를 수 있습니다.

1

하루 2,500kcal 이상을 먹으며 살이 쪄버린 20대의 취업 준비생 영미 는 올해는 꼭 살을 뺄 결심을 합니다. 이전에도 뺄 생각을 안 했던 건 아닙니다. 고구마가 다이어트에 좋다기에 한 끼에 두세 개씩 먹어봤는 데, 빠지기는 고사하고 더 불었습니다. 영미는 분명 작은 고구마라고 생각했는데, 알고 보니 한 개에 250g(300kcal)이라 밥 한 공기 열량이었 던 겁니다. 바나나는 배부르게 먹어도 안 찐다기에 정말로 배부를 때 까지 먹었더니 한 송이가 하루 새 뱃속에 다 들어갔습니다. 바나나나 고구마 따위로 배가 부를 수 있는 사람은 아무래도 영미와는 다른 종 의 생명체인가 봅니다.

수십만 원을 들여 무슨 다이어트 쉐이크로 끼니를 때워도 봤지만 섬 유소가 많고 특수한 성분이 들어서 배가 안 고플 거라는 광고와는 달 리 너무너무 허기가 져서 결국 때려치웠습니다. 운동을 해보고는 싶은

데 방법을 잘 모르겠고, 개인 트레이닝을 받을 만큼의 경제적인 여유는 없습니다.

영미는 내년에 대기업 공채 시험과 면접을 위해 최대한 빨리 살을 빼고 싶습니다. 이번에야말로 과학적인 다이어트를 하겠다고 다짐하고 예습도 많이 했습니다. 이번에는 하루의 필요 열량부터 산출해봅니다. (〈얼마나 먹어야 하나?〉 참조) 지금 상태에서 영미의 하루 유지 열량은 2,400kcal(80×30)쯤 됩니다.

2

고도비만이라 뺄 체중이 많은 만큼 영미는 강도 높은 다이어트를 시도합니다. 매일 하루에 한 시간씩 운동을 하고, 열량은 30%를 줄여서 먹기로 합니다. 지금 체중에서 바로 달리기를 하는 건 관절에 위험하다고 하니 일단은 집 주변의 공원을 40분씩 걷고, 홈트레이닝으로 근력운동을 30분씩 하기로 합니다. 수영이 좋다고들 하는데, 영미의 동네에는 수영장이 없고, 설사 있어도 수영복을 입을 자신이 없습니다. 고정 자전거가 낫다고도 하지만 자신처럼 뚱뚱한 사람이 헬스장이나 스피닝 클래스에 등록하면 주눅이 들고 눈치가 보일 것 같아 이것도 포기합니다.

영미가 매일 1시간 이상의 운동을 한다고 고려했을 때 하루 필요 열량은 2,640kcal(80×33)입니다. 오늘부터는 여기서 30%를 줄인 1,848kcal를 먹어야 합니다. 그런데 뭘 먹을지가 문제네요. 전처럼 고구마와 닭가슴살을 먹어볼지, 아니면 전에 포기한 무슨 쉐이크인지를 눈 딱 감고 다시 살지 말이죠.

친구에게서 추천받은 '수피 블로그'라는 블로그에 들어가 뒤져보니 그런 것 다 필요 없고 그냥 집밥 딱 한 공기만 먹고, 군것질만 끊어도 된답니다. 그래서 아침과 저녁은 집에서 엄마가 해주는 집밥을 한 공기씩만 먹고(대신 반찬은 가려서 먹는 걸로요), 점심은 독서실에서 가까운 편의점에서 도시락을 사먹기로 합니다. 시판 도시락은 열량이 표시되어 있어 관리하기에 그나마 편할 것 같습니다. 한 끼에 600kcal만 넘기지 않으면 된다고 스스로를 위로합니다. 마지막 보루인 믹스 커피만은 남기기로 합니다.

하루의 열량 부족분은 대략 800kcal이고, 체지방 1kg은 7,700kcal를 내니까 이론적으로는 열흘에 1kg 정도가 빠질 것 같습니다. 대충 한 달에 3kg쯤 빠지리라 기대는 하지만 이건 체지방만 빠졌을 때의 추산치이고, 먹는 양을 줄이면 신진대사도 더뎌질 게 뻔하니 실제로 다이어트를 할 때 살이 얼마나 빠질지는 아직 아무도 모릅니다.

3

다이어트 3일째입니다. 놀랄 일이 벌어집니다. 체중 3kg이 훅 빠지고 얼굴도 작아졌습니다. 영미는 시작부터 살이 너무 잘 빠지니 한두 달이면 연예인 몸매가 되는 게 아니냐며 야무진 꿈까지 꿈니다. 하지만 실제로는 글리코겐과 물이 빠진 일시적인 체중 감소입니다. 아직 체지방은 뒤에서 '니가 참이나 날 빼겠다?'며 콧방귀를 끼고 있습니다.

4

첫 3kg이 빠진 후 일주일 동안 변화가 없습니다. 영미의 애가 타기 시작합니다. 다음 이삼일간은 거꾸로 500g이 불어나 영미는 멘붕에 빠집니다. 그런데 갑자기 생리를 시작합니다. 영미는 그제야 체중이 안 빠진 건 생리 직전 부종으로 늘어난 수분 무게가 체지방 감소분을 상쇄

했기 때문이었음을 알게 됩니다.

5

생리 후반에 접어들며 자연스럽게 체중이 훅훅 빠지기 시작합니다. 생리 직전에 늘어난 수분이 빠지고, 지난 며칠간 감춰져 있던 체지방 감소까지 반영되었기 때문입니다. 생리가 끝나고 일주일 즈음에는 생리전 최저점에서 2kg이 다시 빠집니다. 다이어트 시작 한 달이 지난 지금, 영미는 시작점에서 5kg이 빠진 75kg입니다. 생리의 장난질에 제대로 속은 영미는 이젠 한 달 전의 체중과만 비교하기로 합니다.

6

다음 달 체중은 지난달 같은 생리 주기에 비해 고작 2kg밖에 안 빠졌습니다. 친구들은 정체기가 되었다고 난리를 칩니다. 누구는 저탄고지(저탄수화물 고지방) 다이어트가 좋으니 해보라고 하고, 누구는 원푸드 다이어트를 해보라고도 합니다. 솔깃하지만 곰곰이 생각해보니 체중이 7kg이나 줄었는데 영미는 여전히 체중 80kg이었을 때 계산했던 양을 먹고 있었습니다. 지금 체중인 73kg에 맞춘 유지 열량을 다시 산출해보니 2,475kcal(75×33)입니다. 이제부터는 여기서 30%를 줄인 1,730kcal쯤 먹어야 할 것 같습니다. 집밥도 한 숟가락을 줄이고, 전에 사먹던 편의점 도시락도 열량이 낮은 제품으로 바꿉니다. 마지막 보루였던 믹스커피는 블랙으로 바꿨습니다.

7

다시 감량이 시작됩니다. 이제 영미는 한 달에 한 번씩 섭취 열량을 새

조정합니다. 그랬더니 처음 목표한 대로 한 달에 2~3kg씩 꾸준히 빠집니다.

8

6개월 후, 영미의 체중은 63kg이 됩니다. 이젠 고도비만을 벗어나 과체중 범위입니다. 슬슬 운동에 자신이 붙어 걷는 중간에 뛰기도 해보려 합니다. 대신 유산소운동 시간을 절반으로 줄이고, 그동안은 체조수준에 불과했던 근력운동의 강도를 높여 덤벨과 기구를 써서 30분을 할애하기로 합니다.

열량 감소분도 30%는 과한 것 같아 20% 정도만 줄이기로 하고, 영양 관리도 자신이 붙어 이제부터는 칼로리 사이클링을 시작합니다. 영미는 지금 고강도 운동을 하고 있으므로 유지 열량은 2,142kcal(63×34)이고, 여기서 20%를 빼면 하루 평균 1,714kcal를 먹으면 됩니다. 주중에는 독서실에서 혼자 관리할 수 있으니 식단을 바짝 관리해 1,550kcal를 먹고, 모임이 많은 주말 이틀간은 유지 열량 비슷한 2,100kcal를 먹기로 합니다. 남들 앞에서 다이어트 한다는 티를 내기는 싫습니다.

9

한 달에 2~3kg씩 꾸준히 빠지던 체중이 7개월 차에는 제자리입니다. 영미는 이게 진짜로 정체기가 아니냐며 두 번째 멘붕에 빠집니다. 그런데 줄자로 재보니 허리 사이즈는 분명히 줄었습니다. 다시 곰곰이 생각해보니 지난달 근력운동을 늘리면서 근육량이 일시적으로 빠르게 늘어 체중 감소가 상쇄한 것입니다. 하지만 근육량이 계속 그 속도로 늘지는 않습니다. 결국 8개월 차부터는 다시 체중이 1~2kg씩 줄기 시작합니다.

10

다이어트 1년째를 맞은 영미는 이제 체중 53kg이 되었고, 운동 강도도 훨씬 높아져서 얼마 전부터는 크로스핏도 배우고 있습니다. 영미의 하루 유지 열량은 1,855kcal(53×35)이고, 여기서 20%를 줄여 하루 평균 1,484kcal를 먹고 있습니다. 사람들도 다들 날씬해졌고, 얼굴이 조막만 해졌다고들 합니다. 영미의 체지방률은 22%니까 분명히 표준입니다.

친구들은 기왕 시작한 거 더 빼서 연예인 프로필처럼 48kg을 만들라고 합니다. 영미도 그 말에 귀가 솔깃합니다. 사실 영미에겐 새로 사야 하는 옷값 말고도 고민이 생겼습니다. 분명 키와 체중만 보면 영미는 완벽한 몸매여야 합니다. 그런데 영미보다 체중도 더 나가는 크로스핏 인스트럭터의 몸이 훨씬 멋져 보입니다. 지금 영미는 허벅지가 끼어 바지는 28인치 아래로는 못 입습니다. 갈비뼈가 보일 정도인데, 정작 허리선 위아래로 군살이 주먹만큼 잡힙니다. 허벅지 안쪽과 뱃살도 가뭄 만난 사막마냥 쩍쩍 터서 목욕할 때마다 속이 상합니다.

원수 같은 군살까지 없애고 다리도 날씬해지려면 친구들 말대로 48kg이나 그 아래로까지도 빼야 할 것 같습니다. 영미는 인터넷을 검색해 지난해 다이어트 시작할 때 도움을 받았던 '수피 블로그'를 다시 찾아가 혹시 관련된 내용이 없는지 찾아봅니다.

알고 보니 지금 영미의 상태는 지극히 당연하답니다. 옛날에 80kg을 떠받치며 걷던 다리가 바로 확 줄 수는 없기 때문이랍니다. 그만큼의 무게가 하체에 몰렸으니 뒤집어보면 상체는 부실할 수밖에 없습니다. 영미는 그제야 같은 체중의 트레이너 몸이 훨씬 보기 좋았던 이유를 알게 됩니다. 한마디로 영미는 상하 균형이 무너져 있습니다. 뚱뚱할 때는 몰랐지만 막상 빼고 보니 영미 몸의 진짜 문제가 하나 둘 드러나기 시작합니다.

게다가 영미는 몸이 가장 무거웠던 감량 초반에 하체에 부담을 덜 주는 수영 같은 다른 운동들을 기피하고 체중이 하체에 실리는 걷기와 달리기로만 살을 빼려 했습니다. 영미의 다이어트는 전반적으로는 성공이지만 처음에 주눅이 들어 잘못 택했던 운동이 악영향을 준 것 같습니다. 영미는 체중을 늘려 상체를 키울지, 체중을 더 줄여 하체를 뺄지 딜레마에 빠집니다. 30kg 가까이 체중을 감량하고 다이어트에 성공한 영미에게 남은 마지막 숙제입니다.

수피의 조언

만약 이 상황에서 영미가 제게 상담과 처방을 요청해온다면 전 이렇게 답을 할 겁니다. "지금이라도 옳은 방향을 간다면 시간이 해결해줄 겁니다"라고 말이죠.

결국 몸은 주어진 상태에 적응하게 마련입니다. 영미는 지금 상태에서 2kg만 더 줄여 51kg을 만든 후 바로 다이어트 탈출에 들어가야 합니다. 매주 열량을 80kcal씩을 늘려 한 달 후에는 1,850kcal에 맞추며, 최종 체중은 52~54kg 사이에 안착하면 성공입니다.

다이어트 탈출에는 전통적인 보디빌딩 방식이나 스트렝스 방식의 근력운동을 권하고 싶습니다. 상체운동의 비중을 60~70%로 유지하되, 리버스 다이어트에 올려둔 운동 프로그램을 참고해도 됩니다.

굵어진 하체와 부실한 상체는 상체운동에 상대적으로 주력하면서 체중을 그대로 유지하면 결국 영미의 워너비인 트레이너의 몸처럼 상하 균형을 찾아갈 겁니다. 실수로 굵게 남아버린 지금의 하체도 시간이 더 지나고, 몸이 더 이상 80kg을 버틸 필요가 없다고 판단하면 계속 굵게 남겨둘 이유가 없을 테니까요. 다만 시간이 필요할 뿐입니다.

군데군데 남은 군살 덩어리도 마찬가지입니다. 살이 훅훅 빠질 때 온몸에서 균일하게 빠지지는 않으니까요. 살을 빼고 난 후엔 대부분이 체지방률 수치와 무관하게 살이 몰린 부분을 마주하게 됩니다. 겨드랑이인 사람도 있고, 옆구리나 등인 사람도 있고, 허벅지 안쪽이나 아랫배인 경우도 있고, 가슴만 늘어지는 경우도 있습니다. 이는 선천적으로 결정되며, 잘 감추는 사람이 있을 뿐 이런 부위가 아예 없는 사람은 없습니다. (저도 당연히 있습니다.)

이 역시 체중을 유지하며 시간이 지나면 처음 살을 뺐을 때보다는 조금씩 작아집니다. 단, 솔직히 털어놓자면 완전히 없어지는 경우는 극히 드뭅니다. 미용적인 면이 중요한 업종이라면 차라리 성형외과의 도움을 받는 편이 현실적일 수 있습니다. 지방흡입 수술이 정말 유용한 때는 살을 뺀 후 몇 년이 지나도록 끈질기게 버티는 마지막 남은 살을 처리할 때입니다. 뚱뚱할 때의 지방흡입 수술은 비효율적입니다. 돈과 시간, 노력 낭비입니다.

그렇게 마지막 손질까지 마치려면 적어도 2~3년은 더 걸리겠지만 그때는 영미도 트레이너보다 멋진 몸매를 가질 수 있을 겁니다. 지금까지 영미의 1년은 그 과정의 시작일 뿐입니다.

다이어트, 그 뒤

다이어트에 성공한 뒤에 일상이 어떻게 변할지, 무얼 먹고 얼마나 움직일지까지 살펴봤습니다. 혹시 다이어트가 끝나면 힘든 운동도 그만두고, 다이어트 중에 못 먹었던 것도 실컷 먹겠다고 벼르고 있지는 않나요?

지금의 체중은 내 지난 과거의 생활상이 모인 총합입니다. 지금 체중이 80kg이라면 지금까지 평생 먹은 식사량과 활동량의 차액이 그만큼이라는 의미입니다. 지금 먹는 식사와 활동은 미래의 체중을 결정합니다. 당장 50kg이 되었다 해도 80kg에 걸맞은 생활을 한다면 몇 달 후에는 80kg 혹은 그 이상으로 돌아갈 겁니다. 내 몸이 50kg이 되었다면 생활 패턴도 거기에 맞춰야 합니다. 그렇지 못하면 내년 이맘때는 80kg+α의 체중을 부여안고 또 다이어트를 고민하고 있을 겁니다. 하지만 현실에서는 마음가짐이나 생활태도보다 몸이 앞서 변하니 탈입니다. 사람들이 힘든 감량을 마치고 십중팔구 이전으로 회귀하는 것도 그 때문이죠.

이런 도돌이표 삶을 끝내고 싶다면 가장 중요한 첫 번째 전제 조건은 유지 가능한 현실적인 체중을 목표로 해야 한다는 점입니다. 연예인 프로필에나 등장하는 터무니없는 체중 목표는 버리세요. 체중은 그 수치를 찍는다고 끝나는 게 아닙니다. 이 글을 읽는 분들 대부분은 몸매에 생계가 걸린 처지가 아닐 겁니다. 그런데도 체중을 유지하려고 남은 평생 식욕과 씨름하고, 주변 사람들에게 짜증내고, 하루에 몇 시간씩 운동에 매달려 살면서 과연 얼마나 행복할지 생각해보기 바랍니다.

두 번째로, 유산소운동 시간은 최소로 줄이고 근력운동을 하세요. 체중 관리의 주연은 식사 관리와 평상시 활동량입니다. 동호인이라도 된다면 모를까 건강과 심폐능력 관리가 목적이라면 유산소 운동은 이 책에서 제시한 정도 이상은 필요 없습니다. 근력운동은 멋진 몸매를 만들기도 하지만 장기적으로 신진대사를 유지하는 무기가 됩니다. 근력운동의 기본은 '점진적 과부하'이며, 조금씩 강도를 높이거나 변화를 주며 전진하지 않으면 거꾸로 뒷걸음친다는 것도 명심하세요.

세 번째로, 몸은 상황에 적응하려 든다는 사실을 잊지 마세요. 하루 섭취 열량이 1,000kcal도 안 되는 혹독한 다이어트를 지속하면 그것만으로도 살 수 있는 몸으로 변신합니다. 하루 서너 시간의 운동으로 몸을 혹사하면 앞으로는 한 시간짜리 운동으로는 몸이 반응하지 않을 겁니다. 지속할 수 없는 상황에 몸이 적응하게 만들지 마세요. 결국 막다른 길과 만나게 됩니다. 운동이나 몸매가 직업이 아닌 한 체중과 근육이 관리되는 한도에서 최대한 먹고, 운동은 필요한 만큼만 해야 정말 필요할 때 쓸 패가 내 손에 남습니다. 혹시라도 이미 막다른 길을 만났다면 그간의 감량을 포기하고 뒷걸음쳐 나오는 전략상 후퇴가 필요할 수도 있습니다.

마지막으로 가장 강조하고 싶은 말이 있습니다. 유행하는 다이어트에 휩쓸리지 마세요. 지금 방송을 타고, SNS를 오가며 유행하는 수많은 다이어트법도 파고들어 보면 이미 한물 간 방식이 돌고 돌았을 뿐입니다. 이번에 실패한 사람들이 망각에 늪에 빠져들 즈음이면 다시 나타나 계속 재탕 삼탕하며 사람들을 현혹할 겁니다. 살을 빼는 진짜 방법은 원칙을 지키되, 대신 그 수단을 현명하게 선택하는 것뿐입니다.

위의 내용들만 지켜도 일평생 다이어트와 요요를 쳇바퀴처럼 오가는 의미 없는 싸움에 종지부를 찍을 수 있을 겁니다.

주

1 마황, 마인 등 일부 한약재는 반도핑위원회에서 규정한 금지 약물이므로 선수의 경우 주의가 필요합니다. 한편 슈도 에페드린은 알러지, 감기약에도 자주 포함되는 성분으로, 도핑에서 문제가 될 가능성이 있습니다.

2 보디빌더들이 근육의 선명도를 올리기 위해 한동안 탄수화물을 끊었다가 시합 직전 다량을 섭취해 근육을 일시적으로 부풀리는 기법을 흔히 '밴딩-로딩'이라고 합니다. 이는 'Banting+Carbo Loading'이 국내에 들어오며 변형된 단어로, 정확히는 밴팅-로딩이라고 해야 합니다.

3 Theory of Cognitive Dissonance(인지적 부조화 이론, 1957), Leon Festinger

4 Wansink B : Bottomless bowls: why visual cues of portion size may influence intake : Odesity Reserch (2005)

5 Lichtman SW : Discrepancy between self-reported and actual caloric intake and exercise in obese subjects. : The New England Journal of Medicine (1992)

6 The Biology of Human Starvation : University of Minnesota Press (1950)

7 당과 알코올이 결합해 잘 소화가 되지 않는 특수한 형태의 당분으로, 대개 단맛을 내는 첨가물로 쓰입니다. 말티톨, 솔비톨, 자일리톨처럼 대개 '-올'자로 끝납니다.

8 Stanhope KL : Consuming fructose-sweetened, not glucose-sweetened, beverages increases visceral adiposity and lipids and decreases insulin sensitivity in overweight/obese humans : The Journal of Clinical Investigation (2009)

9 고기를 많이 먹으면 방귀 냄새가 유독 구려지는 것도 장내 미생물이 단백질을 소화·분해하고 난 부산물의 악취 때문입니다. 특히 계란은 황이 든 아미노산이 많아서 냄새가 더 구립니다.

10 Mark A. Herman : Adipose tissue de novo lipogenesis : ASBMB (2012)

11 Regina M McDevitt : De novo lipogenesis during controlled overfeeding with

sucrose or glucose in lean and obese women1,2,3 : American Society for Clinical Nutrition (2001)

12 Matthew Harms & Patrick Seale : Brown and beige fat: development, function and therapeutic potential : Nature Medicine (2013)

13 장간막 손상보다 비만으로 인한 위험이 더 심각한 초고도비만인에게 시범적으로 장간막 제거 수술(Omentcetomy)을 실시한 사례는 있습니다.

14 지방 흡입술 후, 뽑아낸 본인의 피하지방을 몸에 다시 주입해 근간지방으로 만들기도 합니다. 여성의 경우 주로 안면 주름 제거에 사용하지만 남성의 경우 삼각근이나 흉근 등 근육층 밑에 주입해서 실제보다 볼록하게 보이도록 만들기도 합니다.

15 Erica M. Schulte : Which Foods May Be Addictive? The Roles of Processing, Fat Content, and Glycemic Load (2015)

16 Rossow LM : Natural bodybuilding competition preparation and recovery : a 12-month case study : International Journal of Sports Physiol Perform (2013)

17 Ramírez-Campillo : Regional fat changes induced by localized muscle endurance resistance training : Journal of Strength and Conditioning (2013)

18 Scotto di Palumbo A : Effect of combined resistance and endurance exercise training on regional fat loss : Journal of Sports Medicine and Physical Fitness (2017)

19 Spalding KL : Dynamics of fat cell turnover in humans : Nature (2008)

20 Tchoukalova YD : Regional differences in cellular mechanisms of adipose tissue gain with overfeeding : Proceedings of the National Academy of Sciences of the United States of America (2010)

21 《헬스의 정석》 이론편, 수피 지음, 236쪽 참고

22 생체전기저항분석법을 이용한 체성분 분석기의 정확도 비교 : 건양의대 학술지 (2009)

23 최근의 보디빌더나 지도자들은 경기 전 과도한 저염식과 수분 제한이 지금까지의 믿음과는 달리 펌핑과 근선도를 저해한다고 주장하며 염분을 충분히 섭취하라고 권장하기도 합니다.

24 SHA Holt : A satiety index of common foods : European Journal of Clinical Nutrition (1995)

25 Christian von Loeffelholz : The Role of Non-exercise Activity Thermogenesis in Human Obesity : Endotext (2014)

26 Michael Rosenbaum and Rudolph L. Leibel : Adaptive thermogenesis in humans : International Journal of Obesity (2010)

27 Herman Pontzer : Constrained Total Energy Expenditure and Metabolic Adaptation to Physical Activity in Adult Humans : Current Biology (2016)

28 트랜스지방은 0.2g 미만은 0으로 표기할 수 있습니다. 트랜스화한 지방산은 세상 모든 지방에 미량씩 존재하기 때문에 완전한 0이 될 수는 없습니다. 또한 열량이 없다고 표시한 다이어트 음료 등도 실제로는 미량의 열량이 있지만 그 정도는 무시할 만한 수치입니다.

29 대한민국 식약처 식품안전나라 〈외식 영양성분 자료집〉

30 실제로 '물 마시기' 대회나 마라톤 후 급하게 많은 양의 물을 마셨다가 사망한 사례가 있습니다.

31 일부 당뇨 환자는 케톤체가 과도해지면 혈액이 산성화되는 케톤산혈증이라는 위험한 증상이 나타나기도 합니다. 당뇨와 무관한 건강한 일반인은 단기간의 케토시스로는 케톤산혈증까지 가지는 않지만 극단적인 저탄수화물 다이어트를 장기간 지속하는 경우는 아직 안전이 확인되지 않았습니다.

32 목초육은 특성상 근내 지방이 적고 다소 질깁니다. 국내에서는 근내 지방을 기준으로 고기 등급을 매기는 판정제도와 고지방육에 대한 선호 때문에 일부 수입산을 제외하면 목초육을 찾기가 어렵습니다.

33 Bisschop PH : Isocaloric carbohydrate deprivation induces protein catabolism despite a low T3-syndrome in healthy men : Clinical Endocrinol (2001)

34 팔레오 다이어트는 '팔레오리틱Paleolithic(구석기시대)'에서 왔지만 자연적으로 생산된 식자재를 먹는다는 상징적인 의미일 뿐 실제 구석기 인류의 식단은 아닙니다. 고고학 연구에 따르면 구석기 식단은 지역에 따라 편차가 컸으며, 대부분은 어쩌다가 가끔 육식을 하는 세미-베지테리언으로, 팔레오 다이어트에서 금하는 곡물, 감자나 고구마, 콩류는 농업 이전부터 주된 식재료였습니다. 팔레오에서 애용하는 육류나 생선은 실제 당시는 얻기 힘든 재료였습니다.

35 Byrne NM, A Sainsbury : Intermittent energy restriction improves weight loss efficiency in obese men: the MATADOR study. : International Journal of Obesity (2018)

36 글리코겐 로딩에 대해서는《헬스의 정석》이론편 262쪽 참고

37 John F. Trepanowski : Effect of Alternate-Day Fasting on Weight Loss, Weight Maintenance, and Cardioprotection Among Metabolically Healthy Obese Adults : JAMA Internal Medicine (2017)

38 Features of a successful therapeutic fast of 382 days' duration : Postgraduate Medical Journal (1973)

39 Soenen S : Relatively high-protein or 'low-carb' energy-restricted diets for body weight loss and body weight maintenance? : Physiology & behavior (2012)

40 Christopher D. Gardner : Effect of Low-Fat vs Low-Carbohydrate Diet on 12-Month Weight Loss in Overweight Adults and the Association With Genotype Pattern or Insulin Secretion : JAMA (2018)

41 Edward Melanson : Exercise improves fat metabolism in muscle but does not increase 24-h fat oxidation : Exercise and Sport Sciences Reviews (2009)

42 Misconceptions about Aerobic and Anaerobic Energy Expenditure : Journal of the International Society of Sports Nutrition (2005)

43 Angelo Tremblay : Impact of exercise intensity on body fatness and skeletal muscle metabolism. : metabolism (1994)

44 Febbraio M. A : Effects of carbohydrate ingestion before and during exercise on glucose kinetics and performance : journal of applied physiology (1985)

45 Daniel Hackett : Effect of Overnight Fasted Exercise on Weight Loss and Body Composition : A Systematic Review and Meta-Analysis : Journal of Functional Morphology and Kinesiology (2017)

46 Antonio Paoli : Exercising fasting or fed to enhance fat loss? Influence of food intake on respiratory ratio and excess postexercise oxygen consumption after a bout of endurance training : international journal of sports nutrition and exercise metabolism (2011)

47 Tabata, Izumi : Effects of moderate-intensity endurance and high-intensity intermittent training on anaerobic capacity and VO₂max : Medicine & Science in Sports & Exercise (1996)

48 《타바타 트레이닝》, 이즈마 타바타 지음, 매일경제신문사, 2016

49 Jonathan P Littl, Martin J Gibala : A practical model of low-volume high-intensity interval training induces mitochondrial biogenesis in human skeletal muscle: potential mechanisms : The Journal of Physiology (2010)

50 Vollaard NBJ : Effect of Number of Sprints in an SIT Session on Change in VO₂max: A Meta-analysis: Medicine & Science in Sports & Exercise (2017)

51 Jones AM : A 1% treadmill grade most accurately reflects the energetic cost of outdoor running : Journal of Sports Science (1996)

52 Thompson Coon J : Does participating in physical activity in outdoor natural environments have a greater effect on physical and mental wellbeing than physical activity indoors? A systematic review : Environmental Science & Technology (2011)

53 《헬스의 정석》 근력운동편, 수피 지음, 90쪽 참고

54 한국 소비자원, 2017년 12월 발표

55 《헬스의 정석》 근력운동편, 수피 지음, 178쪽 참고

56 케틀벨의 규격 제품은 4kg 단위로 중량이 올라가지만, 2kg 단위 중간 범위 제품들도 많이 시판하고 있습니다.

57 국내에서 접할 수 있는 대표적인 단체들로는 RKC, Strong First, IKA, IKSFA, KFKL 등이 있습니다.

58 《헬스의 정석》 근력운동편, 수피 지음, 332쪽 참고

다이어트의 정석

초판 1쇄 발행 2018년(단기 4351년) 8월 6일
초판 4쇄 발행 2023년(단기 4356년) 2월 7일

지은이 · 수피
펴낸이 · 심남숙
펴낸곳 · (주)한문화멀티미디어
등록 · 1990. 11. 28. 제 21-209호
주소 · 서울시 광진구 능동로 43길 3-5 동인빌딩 3층 (04915)
전화 · 영업부 2016-3500 편집부 2016-3507
http://www.hanmunhwa.com

운영이사 · 이미향 | 편집 · 강정화 최연실 | 기획 홍보 · 진정근
디자인 제작 · 이정희 | 경영 · 강윤정 조동희 | 회계 · 김옥희 | 영업 · 이광우

만든 사람들
책임 편집 · 최연실 | 디자인 · 오필민디자인
인쇄 · 천일문화사